AF369837

RECHERCHES

SUR

LES MALADIES
ÉPIZOOTIQUES.

RECHERCHES

HISTORIQUES & PHYSIQUES

SUR

LES MALADIES

EPIZOOTIQUES,

Avec les Moyens d'y remédier, dans tous les cas.

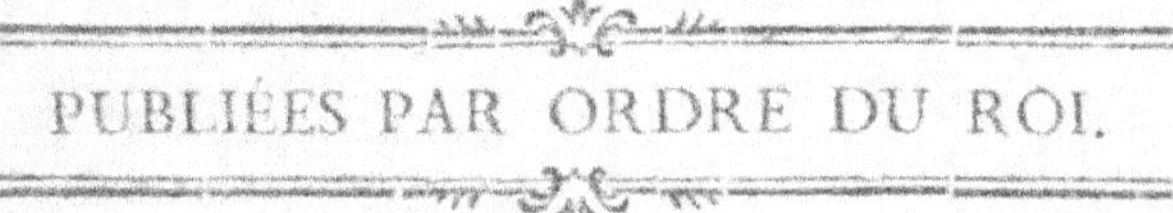

PUBLIÉES PAR ORDRE DU ROI.

Par M. PAULET, *Docteur en Médecine des Facultés de Paris & de Montpellier.*

Nam neque erat coriis usus, nec viscera quisquam
Aut undis abolere potest aut vincere flammâ.

Virgil. Georg. Lib. III.

PREMIERE PARTIE.

A PARIS,

Chez RUAULT, Libraire, rue de la Harpe.

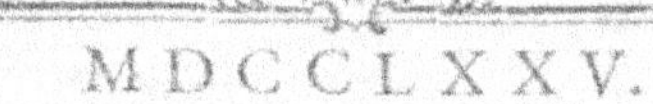

MDCCLXXV.

Avec Approbation, & Privilége du Roi.

AVIS

*Aux Habitans des Provinces méridio-
nales de France, encore infectées ou
menacées de la contagion.*

AVANT d'expofer les raifons qui autorifent
à confeiller les remédes fuivans, on déclare
à tous ceux qui ont intérêt de conferver leur
bien, que le plus sûr de tous les préfervatifs contre la Maladie, eft, 1°. d'enfermer,
s'il eft poffible, tout le Bétail, jufqu'à la fin
de la contagion : 2°. d'éviter toute communication directe ou indirecte entre les animaux fains & les malades : 3°. de tenir leurs
étables très-propres, & de laver fouvent avec
de l'eau chaude tous les uftenfiles qui leur
fervent, comme rateliers, auges, &c. 4°.
d'empêcher les Etrangers, les Voyageurs,
les Maréchaux, furtout, & les prétendus Gué-
riffeurs qui courent d'un endroit à l'autre,
de venir examiner, toucher les Beftiaux, fous
prétexte de maladie : 5°. d'éloigner, les chiens,
fur-tout, de leurs demeures, & de ne pas
leur donner des mêmes eaux qui auront fervi
à abreuver ceux-ci : 6°. de leur fournir un

fourrage où il y ait beaucoup d'oseille , beaucoup de mauve : 7°. de ne leur jamais donner une eau blanche , simple , faite avec le son de froment , qui est très-putride , surtout lorsqu'il est sans addition de vinaigre : 8°. de préférer à cette eau blanche les décoctions de plantes rafraîchissantes , une eau de chiendent ou toute autre semblable : 9°. de ne mettre dans le fourrage aucune plante âcre ou piquante , telle que la sanve , la moutarde, la roquette , le chou , &c. 10°. de leur donner , mais en moindre quantité qu'à l'ordinaire , de la paille , peu de foin , du chiendent , de la trainasse , du laitron , de l'oseille & quelques autres semblables : 11°. de leur donner aussi , de temps en temps , des panais, des carottes , quelques pommes crues , & les herbes ordinaires qu'on mange en salade; un peu de sel , soir & matin , des eaux bien pures , ou des eaux ferrugineuses , s'il y en a : 12°. de les faire bouchonner par quelqu'un qui ne soit pas exposé à en toucher d'autres: 13°. de ne jamais exposer les Bestiaux aux dangers de la contagion , quelque préservatif qu'on ait employé pour les en mettre à couvert ; parce qu'il n'y en a pas d'autre que le soin de les tenir propres & de les éloigner de

tout ce qui eſt infecté : 14°. que parmi les
remédes préſervatifs ou curatifs , ceux auxquels on doit avoir le plus de confiance ſont
les maſtigadours ou freins , tenus dans la bouche de l'animal pendant une heure , matin &
ſoir, entortillés d'un nouet de linge , dans
lequel on aura mis du ſel , du poivre, du vinaigre , de la moutarde , de l'aſſa fœtida, &c.
& les ſétons ou orties , appliqués au bas de la
nape ou fanon des bœufs : 15°. qu'il eſt inutile
de tourmenter ces animaux intérieurement
avec des drogues cheres, échauffantes & parfaitement inutiles pour les garantir de la contagion : 16°. que lorſque la maladie eſt déclarée , le maſtigadour , le ſéton , les lavemens émolliens , les boiſſons abondantes au
commencement avec la décoction des plantes aigrelettes , rafraîchiſſantes , des graminées , des feuilles de ſaule , de jeunes pouſſes
de chêne; les fruits aigres , acerbes; les eaux
ferrugineuſes , le petit-lait , le vinaigre , un
mêlange d'acide & d'un ſpiritueux quelconque , tel que le punch , l'éther vitriolique, &c.
le quinquina , le camphre , le vin, & la thériaque , à la fin de la maladie , ſont les remédes
ſur leſquels on doit le plus compter : 17°. que
lorſque les matieres des déjections ſont ſan-

guinolentes & fétides, il n'y a plus de reſſources, & il faut, le plutôt poſſible, & ſans attendre la mort de l'animal, ou qu'il ait tout infecté par ſes excrémens, le traîner ſur un tombereau, dans une foſſe de dix pieds au moins de profondeur, éloignée des terres labourables ou des endroits cultivés ; & là, après l'avoir tué, & tailladé ſa peau, l'enterrer ſous un monceau de groſſes pierres, d'épines, y jetter beaucoup de ſemences de chiendent & autres plantes graminées, & élever au moins trois ou quatre pieds de terre au-deſſus: 18°. que pour emporter les mauvaiſes odeurs, les odeurs putrides, il n'y a rien de meilleur que la vapeur du vinaigre, ou bien l'eſprit de ſel dégagé ſuivant le procédé indiqué par M. de Morvault, & répété par M. Vicq d'Azir ; mais que pour déſinfecter véritablement des étables ou des uſtenſiles, il n'y a que le feu & l'eau, & l'eau bouillante ſur-tout, ou bien la deſtruction & la réparation à neuf des ſurfaces infectées.

Voilà ce qu'on a cru devoir recommander, en général, avant d'autres détails.

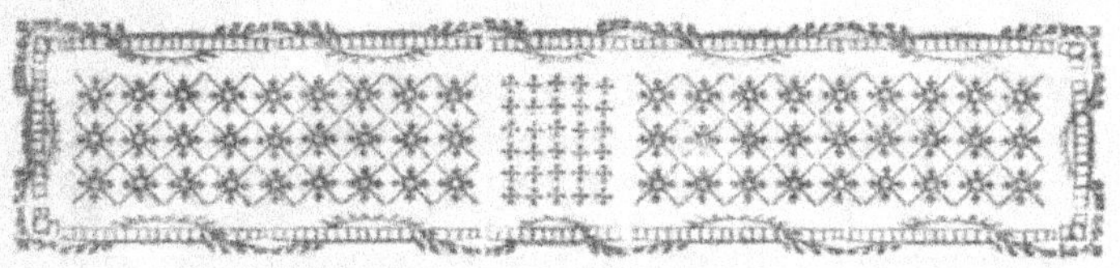

AVANT-PROPOS.

LA Maladie putride & peſtilentielle qui
s'eſt répandue ſur le Bétail dans les Provinces méridionales de la France, depuis
le mois de Juin 1774, a donné lieu à la
publication de cet Ouvrage; le Gouvernement en a ordonné l'impreſſion pour
l'uſage de ceux qui s'occupent des Maladies épizootiques, ſoit pour les traiter,
ſoit pour en préſerver les animaux, ſoit
pour en arrêter les progrès. Ils trouveront
dans ce Traité l'expoſition des ſymptômes
qui caractériſent les différentes Épizooties,
qui ont paru en Europe en différens temps
ſur les diverſes eſpeces d'animaux; les
obſervations qui ont été faites ſur ces
Maladies par les meilleurs Auteurs de chaque ſiécle; les méthodes qu'ils ont indiquées pour les traiter; les préſervatifs qui

A iij

ont le mieux réuffi; enfin tous les faits importans qu'on a pu recueillir, & qui méritent d'être rapprochés pour jetter du jour fur une matiere intéreffante, dont l'objet eft la confervation du grand & du petit Bétail.

Parmi les différentes Epizooties, on pourra fuivre & comparer celles qui ont reparu à différentes époques, fur les Bêtes à cornes, depuis la fameufe pefte des animaux, fi bien décrite dans les Géorgiques de Virgile, jufqu'à celles qui ont été obfervées & décrites dans ces derniers temps.

Pour mettre les Lecteurs à portée d'examiner les rapports que la Maladie régnante peut avoir avec celles qui l'ont précédée, on y a joint une defcription détaillée de cette Maladie, de fes fymptômes, de fon cours & de fes effets reconnus par la diffection des cadavres, compofée fur les différentes pieces qui ont été publiées dans le courant de l'année derniere, tant par les Artiftes vétérinaires que le Gouvernement a fait paſſer dans les Provinces infectées, que par le Collége des Médecins de Bordeaux.

On a cru devoir y joindre auſſi des obſervations importantes qui ont été faites à la Guadeloupe, dans les premiers mois de l'année derniere, par M. Bertin, Correſpondant de l'Académie Royale de Chirurgie, lorſque cette Iſle perdoit ſon Bétail par une contagion, à peu près, ſemblable à celle qui s'eſt manifeſtée, depuis, aux environs de Bayonne, d'où elle a pénétré dans les Provinces limitrophes. Le petit Ouvrage de M. Bertin, imprimé à la Guadeloupe en 1774, eſt d'autant plus intéreſſant, qu'il annonce des accidens ſinguliers dont il eſt très-important de ſe garantir; on y trouve les examens anatomiques de pluſieurs Négres & Négreſſes qui ont péri d'une Maladie, dont la malignité égaloit celle des animaux, pour s'être nourris de leur chair ou pour avoir été employés, ſans précaution, à l'ouverture

de leurs cadavres : on y voit auſſi quelques expériences heureuſes ſur les moyens
de remédier à ces accidens.

Mais , quand même on pourroit en tirer
de nouvelles lumieres , & concevoir quelque eſpérance de parvenir à des traitemens
plus efficaces que ceux qui ont été eſſayés
juſqu'ici , tant par des Médecins habiles
que par des Artiſtes conſommés dans la
pratique de la Médecine vétérinaire , on
ne ſauroit apporter trop de précautions ,
de vigilance & de ſoins pour ſe garantir
d'un fléau ſi redoutable , qui ſe propage
non-ſeulement par la communication des
animaux malades , par leurs étables , par
leurs fumiers , par leurs abreuvoirs communs , par les cuirs détachés de leurs
cadavres ; mais auſſi par les habits des
hommes qui les ſoignent ou qui les
approchent.

C'eſt en conſéquence , que le Gouvernement a fait établir des cordons de troupes , de tous côtés , pour préſerver les Pro-

vinces où la contagion n'a point encore pénétré : en même temps, le Confeil, les Parlements, les Intendants, ont rendu des Arrêts & Ordonnances où les précautions néceffaires font indiquées ; mais ces fages mefures deviendront inutiles, fi les habitans des cantons infectés ne fe portent pas d'eux - mêmes à les faire exécuter à la rigueur, pour conferver le refte de leur Bétail, & pour arrêter les progrès d'une Maladie peftilentielle, qui tend à la ruine entiere du Bétail & de l'Agriculture.

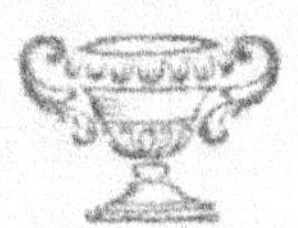

AVERTISSEMENT
DE L'AUTEUR.

En offrant au Public ces Recherches sur les Maladies des Bestiaux, on a cru que le point de vue le plus avantageux sous lequel on devoit les considérer, étoit, de voir d'abord leur description, ensuite leurs causes, enfin les moyens de remédier à leurs effets. Pour cela, on s'est déterminé à suivre l'ordre suivant. On expose,

1°. Un tableau général historique & topographique de toutes les Maladies épizootiques, observées, en différens temps, sur tous les animaux, particuliérement sur le Bétail ;

2°. Les découvertes nouvelles qu'on a faites sur les lieux de leur origine, sur les causes qui les produisent, les renouvellent, ou les perpétuent dans différents climats ;

3°. Tous les secours physiques ou politiques, qui ont le mieux réussi, dans tous les temps, soit à les guérir, soit à les préserver.

Pour mieux remplir ces trois objets, & les rendre plus utiles, sur-tout les deux premiers, il a paru nécessaire de les traiter séparément ;

sans interrompre la suite des descriptions ni l'ordre chronologique qu'on a donné au premier, afin qu'on pût voir successivement & comme d'un coup-d'œil, la naissance, la marche, les progrès, les intervalles de toutes les Maladies épizootiques, observées, & les rapports qu'elles peuvent avoir entre elles.

On a divisé cette premiere partie de l'Ouvrage en trois époques, dont la premiere s'étend depuis les temps les plus reculés, jusqu'à l'Ere chrétienne ; la seconde, depuis J. C. jusqu'au XVIIIe. siécle ; & la troisieme, depuis le commencement de ce siécle jusqu'à nous.

Après l'exposition des Maladies, on entre dans le détail des causes particulieres & générales qui peuvent leur donner lieu ; en parcourant les trois regnes de la Nature.

Enfin, on résume le tout, & on donne un précis des secours les plus puissans qu'on connoisse dans tous les cas.

On a évité par-tout, avec soin, toute prévention, tout esprit de systême ; on n'avance que des faits, des observations faites avec discernement ; dans la persuasion où l'on est que les faits jettent infiniment plus de jour à tout ce qui appartient à la Physique & à la Médecine, que les systêmes les mieux conçus, les plus spécieux.

En considérant l'étendue & la difficulté de ce travail, on seroit presque tenté de dire avec Pline : *Res ardua, vetustis novitatem dare, novis autoritatem, ... obscuris lucem, fastiditis gratiam, dubiis fidem, omnibus verò naturam & naturæ suæ omnia.*

DÉFINITION
ET DIVISION
DES MALADIES ÉPIZOOTIQUES.

Les Maladies épizootiques font pour les animaux ce que les épidémiques font pour les hommes. On peut les définir des maladies fubites, accidentelles, pour l'ordinaire aiguës, qui fe répandent fur un grand nombre d'individus à la fois. Ainfi, une maladie femblable, qui n'exiftoit pas d'abord, & qui devient tout à coup générale, fur une efpece d'animaux ou fur plufieurs, eft *épidémique*, fi c'eft parmi les hommes; *épizootique*, fi c'eft parmi les animaux. Ces termes font formés des mots grecs Επι fur, Δῆμος peuple, Ζωον animal.

Il n'eft pas facile de déterminer au jufte quelles font les maladies, qui méritent exclufivement le nom *d'épidémiques* ou *d'épizootiques*, ni de les diftinguer des autres. La généralité feule paroît en faire la différence. La même maladie qui devient générale dans un lieu, peut exifter fur un fimple individu, dans un autre : elle ne change pour cela ni de nature, ni de caractere ; il ne lui manque, pour porter ce nom, qu'une exiftence fur plufieurs.

Il eſt encore plus difficile de marquer les bornes qui ſéparent les maladies, qui ne ſont que *conta-gieuſes*, de celles qui ſont épidémiques : la plûpart des maladies épidémiques, pour ne pas dire toutes, ſont contagieuſes ; & lorſque les progrès des contagions ſont rapides, elles prennent la forme des maladies épidémiques. Ce qui paroît mettre néanmoins une différence entre elles, c'eſt qu'on entend pour l'ordinaire, par maux *conta-gieux*, des maladies chroniques dans leſquelles on n'obſerve que rarement de la fiévre, qui ſe ré-pandent lentement & indépendamment d'une cauſe commune, qui agit ſur tous : au lieu qu'une mala-die épidémique eſt ordinairement aiguë, affecte pluſieurs individus à peu près dans le même temps & paroît dépendre d'une influence générale. Mal-gré cela, la rapidité des effets d'une contagion inconnue ou de toute autre cauſe particuliere, peut en impoſer facilement pour ceux d'une cauſe commune & induire en erreur. On en a un exemple mémorable dans l'époque de la premiere irrup-tion des maladies vénériennes en France, qu'on prit d'abord pour un mal épidémique, dans le ſens ordinaire, & pour leſquelles il y eût des Ordonnances de Police & des Arrêts rendus, dans la vue d'arrêter ſes progrès. Mais ces reglemens devinrent infructueux , parce qu'ils ne remédioient point à la vraie cauſe , au danger de la communication , qu'on ignoroit. On en a un autre , plus récent , mais auſſi remarquable en Angleterre , au ſujet d'une colique obſervée , ſurtout en 1724, dans la Province du Devonshire , qu'on crut épidémique & dépendant de l'inſalubrité de l'air , tandis qu'elle n'avoit d'autre cauſe que les vaiſſeaux de plomb, dont on fait uſage , dans cette Province , pour préparer le cidre ; comme le Docteur Backer l'a démontré. (*a*)

Cela prouve combien une définition qui comprend la cauſe d'une maladie (preſque toujours incertaine) eſt vicieuſe. Il peut arriver que celle qu'on accuſe , & qui exclut ordinairement toutes les autres, ne ſoit pas la vraie : alors, on eſt obligé de rétrograder , ce qui arrive tous les jours , & de renoncer à la théorie établie ; à toutes les conſéquences émanées d'un pareil principe. Pour éviter une erreur ſemblable , ſujette aux plus grands inconvéniens, on penſe que dans la définition des maux

____

(*a*) Cette découverte a donné lieu à la publication d'un Ouvrage fort intéreſſant ſur les effets du poiſon du plomb , publié à Londres en 1774 , par le Docteur Percival.

épidémiques , on peut se dispenser de faire mention de la cause : c'est néanmoins le défaut ordinaire de presque toutes les définitions qu'on en a données.

On peut diviser les maladies épidémiques ou générales en deux classes , en *épidémiques simples* & en *pestilentielles*.

Les maladies épidémiques simples ne diffèrent des pestilentielles que par dégrés : leurs simptomes sont en tout moins graves , moins dangereux , & se terminent le plus souvent par des évacuations de matieres séréuses , muqueuses ou sanguinolentes du côté du nez , de la bouche , des voies de la poitrine ou des intestins , ou bien par quelque éruption exanthématique simple & d'un bon caractere.

On appelle *peste* ou *maladie pestilentielle*, en général , toute fiévre aiguë , subite , accompagnée de symptômes graves & très-dangereux , très-contagieuse & qui se répand sur plusieurs sujets , en très-peu de temps. Telle est à peu près l'idée que nous en a donné Hippocrate , dans son Traité , *de Flatibus* , où il distingue deux sortes de fiévres ; l'une qui dépend d'une cause commune , qui agit sur tous , & qu'il appelle *peste* (Loymos) ; & l'autre d'un mauvais régime , laquelle

quelle n'arrive qu'à ceux qui le fuivent. Depuis Hippocrate, on a ajouté les effets de la contagion qu'il ne connoiſſoit pas. Malgré tout le reſpect qu'on a pour ce grand homme, on ne peut s'empêcher de dire que ſa définition n'eſt pas exacte, parce qu'elle comprend une cauſe toujours fort incertaine : car une maladie de cette nature peut exiſter & exiſte ſouvent ſans la moindre altération dans l'air, les eaux, ou les choſes dont tout le monde fait uſage ; enfin, ſans cette influence générale ou cauſe commune qui paroît néceſſaire pour la conſtituer ; mais dépend, la plupart du temps, des progrès d'une contagion rapide, qui la tranſmet d'un pays à l'autre, ſans qu'il exiſte pour cela la moindre altération dans les choſes dont tous les animaux font uſage.

Cette remarque a été faite heureuſement en une infinité d'occaſions ſemblables, & a conduit enfin les Gouvernemens d'Europe à un ſyſtême de précautions, au moyen deſquelles on met les hommes & les animaux à l'abri des contagions.

Quelques Auteurs modernes n'ont accordé le caractere peſtilentiel qu'aux maladies qui faiſoient périr beaucoup d'individus en très-peu de temps ; & alors, c'eſt la mortalité ſeule qui en fait la différence : d'autres enfin n'ont donné le

B

nom de pefte qu'à un feul genre de maladie très-aiguë & très-dangereufe, qui fe manifefte principalement par des bubons, des charbons, des taches pourpreufes. Mais pour être d'accord avec toute l'antiquité, avec Hippocrate, avec tous les bons Auteurs Grecs, Arabes & Latins, nous nous en tiendrons à la définition qu'on vient d'en donner : en y ajoutant que ces fortes de maladies ont prefque toujours des mouvemens critiques qui fe terminent en très-peu de jours, ou par la mort ; ou par des fueurs énormes ; ou par quelque évacuation de matiere extrêmement putride ou fanguinolente ; ou par la gangrene, manifeftée fouvent par un emphyfême général ou partiel dans les beftiaux ; ou par des éréfypeles malignes & gangreneufes ; ou par des charbons, des bubons, des puftules ou taches pourpreufes ; ou enfin par une éruption exanthématique quelconque, pour l'ordinaire, d'un mauvais caractere : terminaifons qui peuvent fervir à établir leurs différentes efpeces.

Par le mot *Contagion*, qui fe préfente fouvent dans cet Ouvrage, on entend ou un levain contagieux, *contagium* des Latins ; ou la maladie elle même capable de fe communiquer, & c'eft en ce fens qu'on le prend ordinairement ; ou bien l'action du contact.

Voilà ce qu'on a cru devoir établir d'abord,
pour éviter le reproche qu'on auroit pû nous
faire, d'avoir donné trop ou trop peu d'extension aux termes dont on est obligé de se servir
dans le cours de cet Ouvrage.

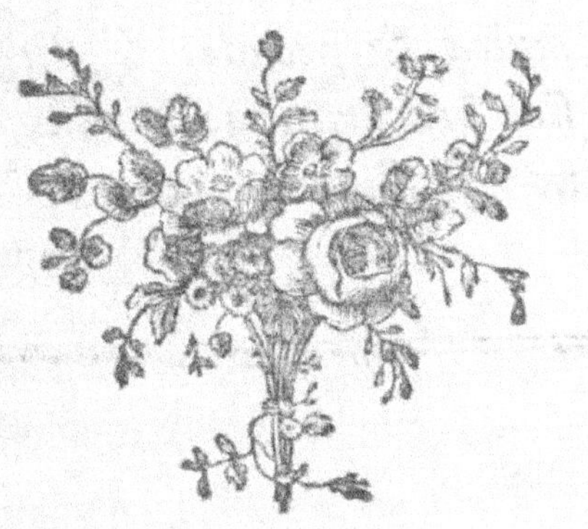

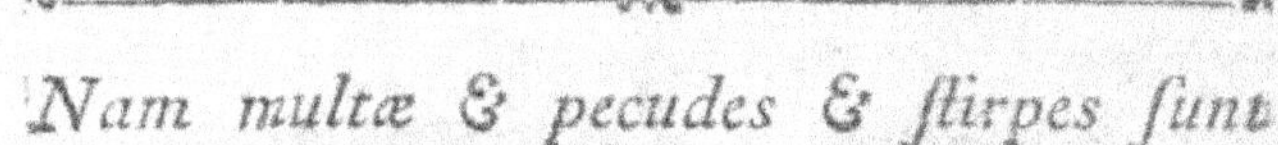

RECHERCHES

SUR

LES MALADIES

ÉPIZOOTIQUES.

PREMIERE ÉPOQUE,

Qui s'étend depuis les plus anciens temps connus jusqu'à J. C.

LEs Maladies épizootiques sont, vraisembla- An. av. J. C.
blement, auffi anciennes que le Monde. Leur origine se perd dans les fiécles les plus reculés. Moïse, le plus ancien Auteur qu'on connoisse, & qui vivoit environ 1751 ans avant J. C., fuivant les Marbres, en fait mention dans ses Écrits. C'est donc au temps, dont Moïse parle, que nous fixerons le commencement de notre premiere époque, n'ayant pas de connoissances antérieures à cet Auteur.

B 3

En ouvrant le Livre de l'Exode, on y voit de quelle maniere Pharaon & son peuple furent punis. Parmi les différentes calamités, connues sous le nom de plaies d'Egypte ; on en trouve deux, concernant les animaux ; la cinquieme & la sixieme. Après la menace que Moïse met dans la bouche de Dieu ; *Ecce manus mea erit super agros tuos, & super equos & asinos, & camelos & boves, & oves pestis valdè gravis :* (*a*) il ajoute que cette Maladie eut son effet, & que tous les animaux d'Egypte en périrent.

La seconde calamité, qui fut la sixieme plaie d'Egypte, consistoit en des tumeurs ou vescies, qui dégénéroient en ulceres. *Erunt enim in hominibus & jumentis ulcera & vesica turgentes ; factaque sunt ulcera vesicarum turgentium in hominibus & jumentis.* (*b*)

Il y a apparence que ces ulcéres qui étoient la suite de tumeurs inflammatoires, n'étoient autre chose que des charbons ou des bubons pestilentiels, sur-tout de charbons, couverts de cloches ou de vescies, qui s'abscédoient, ce qui arrive souvent dans ce cas, & constituoient une peste,

(*a*) Exod. cap. IX. ℣. 3.
(*b*) Ibid. ℣. 9.

vraifemblablement moins meurtriere que la pre- An. av. J. C.
miere, qui fut mortelle pour tous les animaux,
& défignée par ces mots, *peftis valdè gravis*. Ce
qui fuppofe un degré de force de plus. Quelques Auteurs interprétant ce dernier paffage de
Moïfe, ont pris cette Maladie pour le feu facré,
ignis facer : cette interprétation a lieu, fur-tout
dans le Poëme *d'Alcymus Vitus*.

> Mox diræ clades, in cœlum pulvere fparfo
> Surgunt & penitùs turgentia vulnera membris,
> Et facer incubuit percuffis offibus ignis. (*a*)

Nous aurons occafion de parler plus d'une fois
de *l'ignis facer* des animaux, & nous tâcherons
de déterminer le caractere de cette Maladie formidable. Il nous fuffit de faire remarquer ici,
qu'un des plus anciens Auteurs qu'on connoiffe,
Dolus Mendefius, Egyptien d'origine, cité par
Columelle, (*b*) parle du feu facré des brébis,
& confeille, du moment qu'on s'en apperçoit, de
tuer la Bête, & de l'enterrer à l'entrée de la
Bergerie.

Moïfe ne nous apprend plus rien fur les maux

(*a*) Alcymus Vitus, de tranfitu maris rubri, lib. 8.

(*b*) Columell. de re ruftica.

Ans av. J. C. épizootiques. Il recommande feulement dans le Lévitique, de féparer les animaux immondes de ceux qui font purs ; défend à fon peuple de toucher aux premiers, en cas de mort ou de maladie, & prefcrit, dans ce cas, la purification de la peau & celle des vêtemens.

Après une autorité auffi grave, on eft obligé, pour trouver des traces des maux épizootiques, dans les Auteurs, de puifer dans des fources bien différentes, dans les Ecrits des Poëtes, qui facrifiant fouvent la vérité à une idée poëtique, groffiffent les objets, les dénaturent, & placent, la plupart du temps, des chimeres à côté des Etres réels.

Telle eft, à peu près, la maniere dont le Poëte Ovide a décrit, dans fon feptieme Livre des Métamorphofes, la pefte, qui dépeupla entiérement l'Ifle d'Egine. Mais, à travers la fiction, il eft aifé de reconnoître plufieurs traits de vérité. Ce Poëte dit que dans le temps que Minos faifoit la guerre aux Athéniens, (l'an 1295 environ, avant J. C.) l'Ifle d'Egine fit une fi grande perte de fes hommes & de fes animaux, qu'Eacus, Roi de cette Ifle, ayant demandé à Jupiter de la peupler de nouveau, ce Dieu permit que toutes les fourmis qu'il avoit vues en fonge,

1295.

sur un chêne, fussent métamorphosées en hom- An. av. J. C.
mes, qu'on appella depuis *Myrmidons*, à cause
de leur origine.

Tous les Auteurs de la Théologie payenne
s'accordent à dire que l'Isle d'Enone ou Egine,
aujourd'hui Engia, éprouva une si grande mortalité, du temps de Minos, que Jupiter fit une
métamorphose, en faveur d'Eacus, pour la peupler de nouveau. Il y a apparence qu'après la
perte de ses sujets, ce Roi obtint des Isles voisines beaucoup d'enfans de l'un & l'autre sexe;
ce qui donna lieu à la fable des Myrmidons.
Quoi qu'il en soit, le Poëte nous dit que cette
Maladie s'attacha d'abord aux chiens, aux oiseaux, aux bœufs, aux bêtes sauvages, enfin à
tout le Bétail & aux habitans de la Campagne,
d'où elle parvint, par communication, jusques
dans la Ville.

> Strage canum primò volucrumque, aviumque,
>   boumque
> Inque feris subiti deprehensa potentia morbi est.
> Concidere infelix validos miratur arator
> Inter opus tauros, medioque recumbere sulco.

Le Poëte indique ensuite plusieurs symptômes
qu'on observoit sur les bêtes à laine, sur les
chevaux, & enfin sur les hommes.

Lanigeris gregibus balatus dantibus ægros ,
Sponte suâ lanæque cadunt & corpore tabent.
Acer Equus , quondam magnæ in pulvere famæ
Degenerat palmæ veterumque oblitus honorum ,
Ad præsepe gemit morbo moriturus inerti. . . .
Pervenit ad miseros damno graviore colonos
Pestis & in magnæ dominatur mœnibus urbis.
Viscera torrentur primò flammisque satiscunt
Indicium rubor est & ductus anhelitus igni.
Aspera lingua tumet , tepidisque arentia ventis
Ora patent , auræque graves captantur hiatu. . .
Non stratum , non ulla pati velamina possunt
Durâ sed in terrâ ponunt præcordia , nec sit
Corpus humo gelidum , sed humus de corpore fervet.
Corpora devolvunt in humum fugiantque penates.

Les principaux symptômes de la Maladie
étoient donc, suivant le Poëte, une ardeur interne, que rien n'étoit capable d'appaiser, un feu
dévorant ; l'inflammation & la rougeur de la
peau, la sécheresse, l'aridité & l'enflure de la
langue, la difficulté de respirer, la chûte de la
laine dans les brebis, &c. Si le tableau n'est pas
trop chargé, tout dénote une fiévre aiguë, accompagnée d'une inflammation très-vive aux muscles du larynx, sur-tout, enfin une vraie squinancie maligne & gangreneuse, dont une éré-
sypele de même nature étoit le principe ; ce qui

est assez indiqué par l'ardeur, la soif inextinguible, la rougeur de la peau, la chûte de la
laine dans les brebis, & la difficulté de modérer
ce feu par les plus grands raffraichissants. *Nec
moderator adest*, rien ne pouvoit le calmer, ni
la terre sur laquelle les malades se couchoient &
se rouloient, ni l'eau la plus fraîche des fontaines, ni celle des puits où les hommes & les animaux, dit-il, se précipitoient pêle-mêle, mais,
où la vie étoit plutôt éteinte que la soif.

Le Poëte n'a point oublié la prompte dissolution des corps, celle des victimes, dont les fibres
ne pouvoient donner aucun augure certain.

Fibra quoque agra notas veri, monitusque Deorum
Perdiderat ; tristes penetrant ad viscera morbi.

Quant à la cause d'une si grande calamité,
Ovide en assigne plusieurs ; mais celle qui paroît
la plus naturelle, fut la circonstance des chaleurs
étouffantes qu'on observa plusieurs mois de suite,
dans cette Isle, qui corrompirent les eaux, dis-
poserent tous les corps à la putréfaction, & donnerent lieu à la naissance d'une infinité d'insectes, de serpents, &c. qui infecterent les eaux,
les paturages, &c.

Principio cœlum spissà caligine terras,

An. av. J. C.

Pressit & ignavos inclusit nubibus æstus
Dumque quater plenis explevit cornibus orbem ,
Luna quater plenum tenuata retexuit orbem
Lethiferis calidi spirarunt æstibus austri. ...
Constat & in fontes vitium venisse lacusque
Milliaque incultos serpentum multa per agros
Errasse atque suis fluvios temerasse venenis ...
Corpora fœda jacent, vitiantur odoribus herbæ :
Mira loquor, non illa canes, avidæque volucres,
Non cani tetigere lupi ; dilapsa liquescunt
Afflatuque nocent, & agunt contagia latè.

Voilà tout ce qu'on peut tirer d'une description poëtique, selon nous. Une constitution chaude & humide, dans l'air, long-temps continuée, peut donner lieu en disposant tout à la putréfaction, à une Maladie putride, maligne, gangreneuse, qui devient générale sur les hommes & les animaux. (*a*)

En parcourant les Ecrits des autres Poëtes, on trouve encore des traces de Maladies épizoo-

---

(*a*) On trouve quelques exemples de squinancies gangreneuses & pestilentielles dans les Auteurs de Médecine, sur-tout dans les Observations rares de Médecine de Viérus, qui en marque une, à peu près semblable, à l'année 1564, observée en Allemagne : & l'Ecole Vétérinaire de Paris a caractérisé ainsi la maladie des bestiaux de 1770.

tiques. Homére dans son premier Livre de l'Ilia-
de, fait mention d'une semblable, qui se répandit dans le camp des Grecs, durant le siége de
Troye, & qui doit être rapportée à environ l'an
1218, avant l'Ere Chrétienne.

Elle attaqua d'abord les chiens, les chevaux,
les mulets de l'armée, ensuite les hommes, dont
elle fit périr un grand nombre. La peinture que
le Poëte donne de ses effets, qu'il compare aux
traits qu'Appollon lançoit sur le camp des Grecs,
est une image sensible de l'action des rayons du
soleil, ou plutôt des chaleurs excessives qui en
furent la cause. Quant à ses effets contagieux, ils
sont clairement indiqués par les précautions qu'il
prescrit, & les moyens dont on se servit pour
s'en préserver. Ils consistoient à se laver, se
purifier, à jetter à la mer tout ce qu'il y avoit
d'impur dans le camp, &c.

Les Médecins de l'antiquité, plus attentifs aux
maux qui affligeoient l'espece humaine, qu'à ceux
des autres animaux, n'ont parlé de ceux-ci que
lorsque leurs ravages ont été frappans & remarquables, ou communs avec ceux des hommes. Peut-
être aussi, la Gréce, où les principaux monu-
mens de l'Histoire & de la Médecine se sont
conservés, étoit-elle moins sujette à raison de la

An. av. J. C.

1218.

 ſalubrité naturelle de ſon climat, & de la diſ-perſion de ſes Iſles, aux effets des Maladies contagieuſes, que les autres pays. De-là vient qu'Hippocrate, qui avoit recueilli tout ce qu'on avoit écrit ſur la Médecine, avant lui, & qui ouvroit ſouvent des animaux, fait à peine mention de leurs Maladies : & ſi l'on excepte deux ou trois paſſages de ſes Ecrits, on n'y trouve rien à ce ſujet. Dans l'un, il dit que les chevres & les brebis ſont très-ſujettes à l'épilepſie (a), dans un autre que les bœufs le ſont aux luxations de la cuiſſe (b) : mais le plus remarquable, con-cernant les animaux, eſt celui où il ſe ſert de l'exemple des bœufs, des brebis & des cochons, pour prouver que l'hydropiſie chez les hommes dépend ſouvent des hydatides, qui ſe forment dans la poitrine. *Hydropem etiam ex phymatis oriri mihi argumento ſunt boves, oves & ſues : in his enim ferè quadrupedibus pulmonis phymata oriuntur, quæ aquam continent : ſectione namque factâ citiſ-ſimè cognoveris cum aqua effluet.* (c) L'obſerva-tion a appris, depuis Hippocrate, que ces ſortes

(a) Lib. de Morbo ſacro.
(b) Lib. de Articulis.
(c) De internis Affect. §. v.

d'hydatides s'obſervent fréquemment dans les Ma- An. av. J. C.
ladies des Beſtiaux , ſur-tout après de longues
pluies. On leur trouve alors la ſurface des viſceres , ſur-tout celle du foie & des poumons , couverte d'hydatides. C'eſt cette eſpece d'hydropiſie par épanchement qu'on a qualifiée de nos
jours du nom impropre de *pourriture* , pour les
animaux.

L'Italie offre bien plus d'exemples de Mala- 753.
dies épizootiques , que la Gréce. Plutarque nous
apprend dans la vie de Romulus , qu'il y eut à
Rome , du temps de ce Roi , ainſi qu'à Lau-
rente , une mortalité générale parmi les hommes
& les animaux. Tout ſe reſſentit , dit l'Auteur,
de l'influence générale , juſqu'aux productions de
la terre. Cette calamité dut ſa naiſſance à une
ſéchereſſe qui fit périr les fruits , les grains , les
herbages , &c. La Maladie n'étoit pas de longue
durée ; car , on mouroit preſque auſſi-tôt qu'on
étoit frappé. Plutarque ne nous apprend plus
rien de particulier à ſon ſujet : mais , l'inſtitu-
tion de pluſieurs fêtes par Numa Pompilius ,
telles que le *Lectiſternium* , les *Robigalia* ou *Ru-
bigalia feſta* , dont l'objet étoit de détourner la
rouille des bleds ; la fiction du Dieu *Robigus* , pour
le même objet ; les travaux des anciens Ro-

An. av. J. C. mains pour rendre leur pays plus salubre , plus sain;
les nombreux exemples de Maladies épidémiques
& épizootiques, dont il est fait mention dans leurs
Historiens , sur-tout dans Tite-Live , sont autant
de témoignages qui prouvent que l'Italie a été ex-
posée, de tout temps , à ces sortes de maux.

Denis d'Halicarnasse (*a*) & Tite Live (*b*)
parlent dans leurs écrits , d'une maladie de cette
nature , qui , après avoir causé les plus grands
ravages parmi le bétail , se mit ensuite parmi les
hommes , immédiatement après la guerre des
461. Volsques , l'an de Rome 291. L'Historien Ro-
main remarque à ce sujet , que ce qui con-
tribua le plus à répandre la maladie dans Rome ,
fut le grand nombre d'habitans qui se refugioient
pêle & mêle avec les bestiaux dans la Ville. Ces
deux Auteurs s'accordent à dire , que jamais
on n'avoit vû une si grande mortalité sur les
uns & les autres. On trouve beaucoup d'e-
xemples dans l'Histoire Romaine de la même
maladie , qui devenoit en même temps épidémique & épizootique. Tite Live fait mention
de deux semblables , qu'il rapporte aux années

(*a*) Dionys. Halic. Antiq. Rom. lib. IX.
(*b*) Tit. Liv. lib. III. cap. VI.

301 & 322 de la fondation de Rome. Il y a apparence que la coutume des anciens Romains de cultiver eux-mêmes leurs champs, & de soigner leurs troupeaux, leur co-habitation avec eux, l'usage des sacrifices des victimes, & celui de fouiller dans leurs entrailles, pour tirer les augures, étoient les principales causes de communication de ces maladies & de leur passage réciproque des uns aux autres.

Une des plus mémorables de ce genre, dont parle Tite Live, est celle qui se fit sentir l'an de Rome 328. Elle survint à la suite d'une sécheresse générale, qui fit périr presque tout le bétail. Cet Auteur fait remarquer qu'une partie mourut faute d'eau, & l'autre de la gale, qui a été souvent meurtriere en Italie. Il ajoute que cette maladie se communiqua par le contact aux hommes, d'abord aux habitans de la campagne, ensuite aux esclaves, enfin à toute la ville (a). Cet exemple d'une gale épidémique & épizootique n'est pas unique : on a observé depuis la même chose en Italie. Mais il faut remarquer que les Auteurs Latins ont beaucoup généralisé leur mot *scabies*, & qu'ils l'ont appliqué indistinctement à

___

(a) Tit. Liv. lib. IV. cap. 30.

C

An. av. J. C. toutes les éruptions de petites pustules, qui se ré-
duisoient en écailles.

397.   On trouve dans le même Auteur, à l'an de Rome 355, un autre exemple de maladie deve-nue épidémique & épizootique en même temps.

On est étonné qu'Aristote ne soit pas entré dans un plus grand détail sur les maladies épizoo-tiques, dans son Histoire des Animaux. Il fait mention, à la vérité, de la gale, de la rage des chiens, & de la goutte; maladie de tout temps endémique & enzootique à la Grece, la seule à laquelle les chevaux qui ne sont pas domptés & qui vivent en troupe à la campagne, soient sujets, suivant lui. Il fait encore l'énumération de quelques-unes de leurs maladies, du *tetanos*, de la passion iliaque, de la phtisie pulmonaire des bœufs; mais les grands maux épizootiques sont oubliés. Le seul dont il parle & qui pourroit mériter ce nom, est le *Malis*, qu'il n'attribue qu'aux ânes. Ce mot étoit consacré chez les Grecs, pour désigner les maladies les plus graves des animaux, & avoit autant de force pour ceux-ci que leur *Loymos* pour les hommes. Le *Malis* des Grecs se manifestoit principalement par un flux de mucosité épaisse, qui sortoit des nazeaux. Ils croyoient que son siége étoit dans la tête. Si

la maladie tombe dans la poitrine , dit Ariftote , An. av. J. C.
l'animal meurt , fi elle fe borne à la tête , il
guérit.

Avant de quitter cet article , nous remar-
querons au fujet du terme *Malis* , dont on a
abufé dans la fuite , qu'il ne fignifioit autre chofe
dans fon origine , qu'un écoulement morveux.
Les Latins l'ont rendu par celui de *profluvium
atticum* , maladie ou plutôt fymptôme , prefque
toujours funefte dans toutes les maladies des
animaux ; mais qui en caractérife une plus particulierement parmi les ânes & les chevaux , qu'on
appelle *morve* , & qui doit toujours fon origine
à quelque ulcere interne.

Ariftote exclut les poiffons de la claffe des
animaux fujets aux maladies peftilentielles. *Morbus peftilens nullus infidere pifcibus videtur , qua-
lis plerumque hominibus & quadrupedibus , equis ,
& bubus , & reliquis generis nonnullis accidit tum
feris tum urbanis (a)*. Mais on aura lieu de fe
convaincre que c'eft une erreur.

L'Hiftoire n'offre plus rien de remarquable au
fujet des maladies des bêtes , jufqu'au fiége de
Syracufe par Marcellus , qui eut lieu l'an 212 212.

(*a*) Hiftor. Animal. Arift. lib. VIII. cap. 19.

An. av. J. C. avant l'Ere Chrétienne. Tite Live (*a*) rapporte qu'immédiatement après la prise d'Agrigente par ce Général, il s'éleva, dans la Sicile, une maladie pestilentielle, qui fit périr les bestiaux & attaqua indistinctement les hommes & les animaux. C'est au Poëte *Silius Italicus* que nous sommes redevables de la description de cette épidémie générale. Cet Auteur, à l'exemple d'Homere & d'Ovide, débute par dire que les chiens en furent les premiers attaqués, ensuite les oiseaux, &c.

> Vim primi sensere canes, mox nubibus atris
> Fluxit deficiens pennâ labente volucris,
> Inde feri sylvis sterni, mox serpere labes
> Tartarea, atque haustis populari castra maniplis.

Après ce début, les symptômes de la maladie sont clairement exposés.

> Arebat lingua & gelidus per viscera sudor
> Corpore manabat tremulo. Descendere fauces
> Abnuerant siccæ visorum alimenta ciborum
> Aspera pulmonem tussis quatit, & per anhela
> Igneus efflatur sitientem spiritus aura.
> Lumina ferre gravem vix sufficientia lucem
> Uncâ nare jacent, saniesque immixta cruore
> Expuitur; membrisque cutis tegit ossa peresis.
>
> *Silius Ital. Lib. XIV,*

(*a*) Tit. Liv. lib. XXV. cap. 26.

L'on ne fçauroit se méprendre à cette des- An. av. J. C.
cription, quoique poétique, & il est clair que
l'Auteur parle ici d'une péripneumonie maligne,
qui dégéneroit quelquefois en phtisie pulmonaire
qui attaqua également les hommes & les animaux, surtout dans les armées Romaines &
Carthaginoises, qui étoient alors en Sicile. Presque tous les symptômes, qui accompagnent
cette affection, y sont désignés. On y reconnoît
les frissons qui annoncent une suppuration
interne, à la suite de l'inflammation aux
poumons la difficulté de respirer, la toux, la
sécheresse du gosier, l'haleine brûlante, la nature des crachats d'un très-mauvais caractere, &
enfin le marasme qui conduit à la mort.

Tite-Live nous apprend dans quelle circonstance cette maladie parut ; ce fut après des chaleurs excessives, qu'on ressentit en Sicile & qui
corrompirent les eaux, qui servoient de boisson
aux hommes & aux animaux.

Dans de semblables circonstances & sous un
pareil climat, on ne doit pas être étonné d'une
maladie de cette nature. La présence d'un air
trop chaud, qui dilate tout, surtout les vésicules
pulmonaires, alkalise les humeurs, est seule
capable de produire une hémophtisie, soit par

C 3

An. av. J. C. tranfudation , foit par la rupture des vaiffeaux ,
laquelle peut être fuivie d'une fuppuration dans
les poumons : à plus forte raifon , la peripneumo-
nie arrive lorfqu'à cette caufe fe joignent d'autres
circonftances , toutes capables de la produire ;
telle que le paffage fubit d'un air très-chaud à
un air froid , les boiffons froides & co-
pieufes ; l'âcreté d'une bile trop alkalifée dans
les fortes chaleurs , & qui fe porte fur la
poitrine ; la fuppreffion fubite de la tranfpira-
tion par quelque caufe que ce foit , enfin un
virus , un miafme quelconque , qui s'infinue dans
les poumons (a).

Tite Live rapporte encore un autre exemple
d'épizootie qui devint épidémique , l'année d'a-
près , fous le Confulat de Petilius , l'an de Rome
178.   574. *Peftilentia quæ priore anno in boves ingrue-
rat , eo , verterat in hominum morbos.* » Quand

(a) On trouve beaucoup d'exemples dans les Auteurs
de Médecine , de péripneumonies malignes fur les hommes. Guy de Chauliac en marque une à l'année 1348 ;
Viérus une autre , auffi formidable , à l'année 1565 ;
Fracaftor , dans fon Poëme du *Syphilis* , en décrit une
autre , obfervée en Italie ; mais cette maladie eft encore
plus commune parmi les animaux , comme on le verra
dans le cours de cet Ouvrage.

» on en étoit atteint, dit-il, on passoit difficile- An. av. J. C.
» ment le septieme jour : ceux qui étoient assez
» heureux pour aller au-delà, étoient pris ensuite
» de fiévres quartes très-rebelles. Tous les Prêtres,
» les Décemvirs, moururent cette année de la ma-
» ladie regnante ». Il y a apparence que le contact des victimes auquel les Prêtres étoient exposés, fut la seule cause de cette communication.
Quant à son caractere ; on trouve quelque chose
de semblable dans le troisieme livre des Epidémies d'Hippocrate, & elle ressemble encore plus
parfaitement à cette fiévre épidémique, observée
en 1729 dans le Duché de Ferrare, par Lanzoni,
qui prenoit tantôt la forme d'une fiévre tierce,
tantôt celle d'une fiévre ardente & qui dégéneroit
toujours en gale ou en fiévre quarte (a).

Si l'on parcourt les écrits de Caton le Cen-
seur, de Varron, & du Poëte Lucrece, qui vivoient à peu près dans le même temps, on trouve
très-peu de détails sur les maladies des bestiaux.
Le premier ne parle que de la gale des brebis &
recommande de les frotter avec le marc d'huile
d'olive, & d'en répandre dans les pâturages pour
les en préserver. Varron renvoye aux Auteurs

____

(a) Lanzoni, Const. epid. Ferrari. an. 1729.

An. av. J. C. Grecs, lorfqu'il eft queftion des maladies du Bétail, réduit toutes leurs caufes à quatre principales, à l'excès du travail & à l'oifiveté, au travail forcé dans les grandes chaleurs ou les grands froids, & à l'imprudence de ceux qui leur donnent à boire ou à manger, immédiatement après leurs travaux. Les maladies épizootiques n'étoient cependant pas rares du temps de Lucrece, puifqu'il dit :

> Confimili ratione venit bubus quoque fæpè
> Peftilitas, etiam pecubus balantibus ægror.
>
> *Lib. VI.*

Ce Poëte eft le premier des Auteurs Latins qui ait parlé avec quelque clarté du *feu facré* des animaux, une de leurs maladies des plus meurtrieres qu'on connoiffe, c'eft ainfi qu'il la défigne dans fon Poëme :

> Exiftit facer ignis, & urit corpore ferpens,
> Quamcumque arripuit partem, repitque per artus....

Et ailleurs :

> Simul ulceribus quafi inuftis omne rubere
> Corpus, ut eft per membra *facer* cùm diditur *ignis*.
>
> *Lib. VI.*

C'eft peut-être l'idée la plus jufte qu'on ait

donné de cette maladie, & cette defcription eſt An. av. J. C. affez conforme à celle qu'on trouve dans Thucidide & furtout dans Hippocrate, au troiſieme livre des épidémies (*a*), où dans l'énumération qu'il fait des ſymptômes de la peſte qui ravagea l'Attique, de ſon temps, il eſt queſtion de pluſieurséréſypeles ambulantes qui la caractériſoient, *eryſipelata polla* que tous les bons traducteurs Latins ont rendu par *ignis ſacer*. On va tâcher de déterminer la nature & le caractere de ce fléau formidable, dans le compte qu'on va rendre de la maladie épizootique, décrite dans les Georgiques de Virgile : mais, on ne ſçauroit paſſer ſous ſilence les effets de la gale, dont parle le même Auteur, & qui par ſes ravages, par la facilité & la rapidité avec leſquelles elle ſe communique dans les troupeaux, doit faire partie des maux épizootiques.

Cette maladie, qui a été de tout temps endémique & enzootique à l'Italie, y exerce quelquefois parmi les beſtiaux les mêmes ravages que la peſte la plus meurtriere, lorſque la fiévre l'accompagne. Les cauſes de la gale des brebis, ſelon Virgile, ſont les pluies froides, qui ont pé-

---

(*a*) Hipp. ex Foeſio, lib. 3. *epid.* §. II. ſtatus peſtilent.

An. av. J. C. nétré leurs chairs , la gelée blanche , les épines des buiſſons qui les piquent juſqu'au vif , ou bien , une ſueur ſale qu'on laiſſe ſur leur corps après la tonte des laines.

> Turpis oves tentat ſcabies , ubi frigidus imber
> Altiùs ad vivum perſedit & horrida cano
> Bruma gelu ; vel cum tonſis illotus adhæſit
> Sudor & hirſuti ſecuerunt corpora vepres.

Il conſeille de les baigner dans le courant de quelque riviere , ou bien , après la tonte , de les frotter avec un onguent fait d'un mélange de marc d'huile d'olive , de litharge , de ſouffre , de racine de ſcille , d'hellebore , de cire graſſe & de bitume. Mais , il n'y a pas de meilleur remede , ſelon lui , que d'emporter le mal avec le fer , en pénétrant juſqu'au vif.

> Non tamen ulla magis præſens fortuna laborum eſt ,
> Quam ſi quis ferro potuit reſcindere ſummum
> Ulceris os : alitur vitium , vivitque tegendo ,
> Dùm , &c.

Que ſi le mal s'irrite , pénetre les viſceres , & donne la fiévre , alors une ſaignée du pied , à la maniere des Biſaltes , eſt le meilleur ſecours. On connoît qu'elles ont la fiévre , ſi , contre leur ordinaire , elles cherchent l'ombre & le frais , ſi au lieu de brouter, elles ne font qu'ef-

fleurer l'herbe, & d'une maniere nonchalante; si An. av. J. C.
elles se soutiennent à peine, & suivent, de loin,
le reste du troupeau; alors, de peur qu'elles ne
l'infectent, on les tue, sans hésiter, & on les
enterre:

Quàm procùl aut molli succedere sæpiùs umbræ
Videris, aut summas carpentem ignaviùs herbas
Extremamque sequi, aut medio procumbere campo
Pascentem & seræ solam decedere nocti,
Continuò culpam ferro compesce, priùsquam
Dira per incautum serpant contagia vulgus.

C'est immédiatement après que Virgile commence le tableau de cette maladie épizootique qui fit périr tant de bestiaux, sur les Alpes Juliennes, sur les bords du Timave, dans la Baviere, &c.

Hîc quondam morbo cœli miseranda coorta est
Tempestas, totoque autumni incanduit æstu,
Et genus omne neci pecudum dedit, omne ferarum
Corrupitque lacus, infecit pabula tabo.

Celle-ci fut générale, comme on voit, dans les lieux qu'il indique : on conçoit avec quelle facilité ces maladies peuvent le devenir, si on fait attention à celle que les bêtes malades ont d'infecter les pâturages de leur haleine, de leur bave, ou de quelque humeur semblable sortie

An. av. J. C. de leur corps. Rien n'échappa au fléau regnant, suivant le Poëte, pas même les poiſſons. On ne ſçauroit fixer l'époque de cette mortalité par les termes indéfinis dont ſe ſert Virgile , *Hic quondàm , & poſt tantò videat* : ce qui ſuppoſe quelques générations avant le regne d'Auguſte ſous lequel il vivoit. On ne ſeroit peut-être pas plus heureux , ſi on vouloit en découvrir la vraie cauſe. Il paroît que celle qu'il fait dépendre des chaleurs étouffantes d'automne eſt la plus naturelle , & que l'infection des eaux , celle des pâturages , ainſi que la communication la rendirent générale.

En parcourant ſes effets ſur les beſtiaux , on voit que Virgile a voulu déſigner les différentes maladies de chaque eſpece , quoique *l'ignis ſacer* en fût la principale : ſoit que le virus qui le conſtitue ſoit en effet capable de prendre différentes formes à raiſon des eſpeces qu'il attaque , ou du ſiége qu'il occupe ; ſoit que cette peinture ait été un bel effet de l'art dans Virgile , qui pour varier les objets d'un tableau & les rendre plus agréables , donne à chaque eſpece la maladie la plus analogue à ſon caractere , à ſon humeur , à ſa maniere d'être & de ſentir ; en marque toutes les nuances , tous les

traits fur différents fujets , fans jamais fortir An. av. J. C.
de la nature. Quoi qu'il en foit , on diftingue
ici les maladies les plus familieres à chaque
efpece , telles que la péripneumonie des bœufs ,
la fiévre ardente & peftilentielle accompagnée
d'un vertige fougueux dans les chevaux , la rage
dans les chiens , la toux & l'angine qui fuffoque
les pourceaux , &c.

On voit d'abord les effets de la maladie en
général ; & pour en relever la defcription, le
Poëte fait mourir les bêtes d'une maniere extraordinaire.

> Nec via mortis erat fimplex , fed ubi ignea vis
> Omnibus acta fitis miferos adduxerat artus
> Rurfus abundabat fluidus liquor , omniaque in fe
> Offa minutatim morbo collapfa trahebat.

Tel étoit à peu près l'effet de la maladie ,
qui après avoir produit une ardeur extrême dans
l'intérieur , & abforbé la plus grande partie des
liquides , confumoit peu à peu toutes les parties;
fuite inévitable d'une violente inflammation interne. Après quelques traits étrangers à la maladie , Virgile parcourt celles qui font les plus
ordinaires à chaque efpece.

> Hinc canibus blandis rabies venit & quatit ægros
> Tuffis anhela fues & faucibus angit obefas.

 Celle du cheval s'annonce par l'abattement des forces & du courage, un dégoût universel : il porte les oreilles basses, frappe la terre. Avant de mourir, sa peau est séche, dure, il a des sueurs froides & inégales.

Incertus ibidem
Sudor, & ille quidem moriturus frigidus : aret
Pellis & ad tactum tractanti dura resistit.

Voilà les symptômes qu'on observe d'abord sur lui, mais lorsque la maladie fait des progrès, ses yeux s'enflamment, il se plaint, gémit, pousse comme des soupirs, le hocquet survient, le sang lui sort par les naseaux ; sa langue est seche, aride, ainsi que sa bouche ; il touche au dernier période.

Sin in processu cœpit crudescere morbus
Tùm verò ardentes oculi, atque attractus ab alto
Spiritus, interdùm gemitu gravis, imaque longo
Ilia singultu tendunt : it naribus ater
Sanguis & obsessas fauces premit aspera lingua.

Le vin fit du bien à quelques-uns, d'autres entrerent en fureur, après en avoir pris, & se déchiroient les membres avec leurs dents. Il n'est pas étonnant que le cheval, qui est un animal vif, fougueux, sensible, soit affecté plus

vivement que les autres : & qu'il soit aussi plus sensible à l'action d'une liqueur spiritueuse telle que
le vin. La violence des symptômes dans les maladies , est toujours proportionnée au dégré de
sensibilité du sujet , & du siége qu'elles occupent.
Ainsi , dans le cheval tout doit être extrême ,
surtout lorsque la tête , l'origine des nerfs , ou
le diaphragme , siéges ordinaires des plus vives
sensations , se trouvent pris : & si le vin parut
faire du bien à quelques-uns , comme Virgile le
dit , on ne peut l'attribuer qu'à sa vertu antiseptique ; mais cette liqueur ne sçauroit convenir dans une fiévre ardente telle que celle-ci ,
qui se termine souvent par une phrénesie mortelle (a).

L'Auteur décrit ensuite la maladie des bœufs ,

An. av. J. C.

(a) On doit observer à l'occasion de l'usage du vin
dans les maladies pestilentielles , fomentées pour l'ordinaire par une inflammation interne , que cette liqueur
réussit rarement dans ces cas. Tous les Auteurs qui ont fait
mention de la maladie pourpreuse pestilentielle de Hongrie,
Lues Hungarica , observée en 1566 , ont fait remarquer
que tous les malades qui étoient adonnés au vin , ou qui
en prirent dans leur maladie , en moururent , & qu'aucun de ceux qu'on sauva , n'en avoit pris. *Voy. Rulandus , Jordanus , Libavius , &c*

An. av. J. C. qui parut sous la forme d'une hémophtisie, ou plutôt d'une péripneumonie maligne.

> Ecce autem duro fumans sub vomere taurus
> Concidit & mistum spumis vomit ore cruorem.

L'émophtisie est manifeste ici : & quoique le Poëte emploie un verbe qui exprime l'action de vomir, il n'est pas moins vrai que c'étoit un sang expectoré, par la raison que les animaux qui ruminent, ne vomissent pas, & qu'un sang écumeux vient toujours de la poitrine. *Qui spumantem sanguinem sputo rejiciunt, iis ex pulmone educitur.* (Hip. aphor. 12. S. v.) Ces animaux ne périssoient pas subitement, mais ils étoient consumés par une fiévre lente, qui les conduisoit à la mort.

Ima

> Solvuntur latera, atque oculos stupor urget inertes
> Ad terramque fluit devexo pondere cervix.

Il y a apparence que les poumons dans les bœufs, sont l'organe le plus délicat ou le plus susceptible d'être affecté : la péripneumonie & la phtysie pulmonaire, qui en est la suite, ont été régardées de tout temps, comme leurs maladies les plus familieres & les plus redoutables.

Virgile nous représente plusieurs especes d'animaux

nimaux toutes frappées du fléau regnant : il nomme An. av. J. C.
le loup , le cerf, le daim , la vipere , les oiseaux ,
les poissons mêmes. Il dit que rien ne réussissoit
ni le changement d'air ou de pâturage ni les
remedes les plus vantés.

> Prætereà nec jam mutari pabula refert
> Quæsitæque nocent artes : cessere magistri
> Phyllirides Chiron , Amythaoniusque Melampus.

Lorsque le Poëte en vient aux bêtes à laine , il
fait entendre plus clairement qu'elles furent détruites par *l'ignis sacer*. La maladie s'annonce
chez elles par des cris plaintifs , des bêle-
ments continuels , & elles ne tardent pas à mourir ; on les voit périr à tas : leur foiblesse naturelle ne peut résister longtems à la violence d'une
semblable maladie.

> Jamque catervatim dat stragem , atque aggerat ipsis
> In stabulis turpi dilapsa cadavera tabo.

Il faut les enterrer avec leur peau. Ni l'eau ,
ni le feu , rien n'est capable de purifier leur
laine. Que si quelqu'un a l'imprudence de l'employer à des vêtements , il ne tarde pas à en
ressentir les effets contagieux ; & la partie qui
en est couverte , après des sueurs fétides , se

D

 couvre de puſtules ardentes qui dévorent les chairs & les conſument.

> Verùm etiam inviſos ſi quis tentarat amictus,
> Ardentes papulæ, atque immundus olentia ſudor
> Membra ſequebatur ; nec longo deinde moranti
> Tempore, contactos artus *ſacer ignis* edebat.

Tel eſt l'effet de cette Maladie, qu'on a appellé le feu ſacré des hommes & des animaux, ſur-tout des brebis, auxquelles elle s'attache le plus ſouvent. Ce qui la conſtitue, comme on a déja dit, eſt une éréſypele ambulante, ardente & maligne, qui dégénére promptement en gangréne : quelquefois elle eſt accompagnée de cloches, comme les charbons peſtilentiels, ou une partie ſur laquelle on vient d'appliquer le feu. Ses effets ſont à peu près les mêmes ; elle produit en même temps, ſur-tout dans les pays chauds, une fiévre ardente & très-aiguë, & elle ne finit jamais par une ſuppuration louable, mais toujours par la gangréne dans la partie qu'elle occupe. De-là vient que toutes les fois qu'elle attaque les hommes ou les animaux, ils ne peuvent racheter leur vie qu'aux dépens de quelque membre ou de quelque partie conſidérable : c'eſt cette éréſypele maligne qui a cauſé ces horribles

mutilations dont parlent les Auteurs, sur-tout Hip- An. av. J. C.
pocrate, Thucidide & Lucréce ; qui ont décrit
avec beaucoup de soin ses ravages sur le corps
humain : effets bien différents de ceux des autres
pestes, qui se manifestent par des charbons,
des bubons, ou d'autres éruptions, &c. & dans
lesquelles on n'a jamais observé ces grandes
mutilations, si ordinaires à celle-ci. C'est elle
qui a produit sur les hommes & les animaux ce
qu'on a appellé *feu sacré*, *feu S. Antoine*, *mal
des ardents*, &c. Il paroît néanmoins que dans
les pays septentrionaux, elle a moins de force
& est moins meurtriere que dans les climats
plus chauds ; à moins qu'on ne distingue le feu S.
Antoine des brebis, qui paroît être une espece
de charbon, du feu sacré ; car, dans le premier cas, il n'est pas rare de voir, sur-tout
dans le Nord, un troupeau entier de moutons
échapper à ses ravages, mais jamais sans la perte
de quelque partie, comme le remarque M.
Hastfer. Ce feu S. Antoine se manifeste par un
bouton douloureux, enflammé, qu'on apperçoit
dans les endroits dépourvus de laine, comme
dans ceux qui en sont garnis, & qui dégénére
bientôt en gangréne, en détruisant entiérement
la partie qu'il attaque

Columelle donne une idée aſſez juſte du feu ſacré, obſervé chez les Anciens ; lorſqu'il dit : *Eſt
etiam inſanabilis ignis ſacer, quem puſulam vocant
paſtores* : » Si on ne l'arrête, ajoute-t-il, à la pre-
» miere Bête, il infecte bientôt tout le troupeau.
» Il n'y a rien qui puiſſe y remédier, ni le fer, ni
» les médicamens. Le mal s'irrite au moindre
» contact, & il n'y a que le lait de chévre qui
» puiſſe un peu appaiſer ſon ardeur. Il cite *Dolus
» Mendeſius*, qui donne un moyen de le recon-
» noître & d'arrêter ſes progrès. Ce moyen con-
» ſiſte à viſiter ſouvent le dos des brebis, & ſi
» on y apperçoit la moindre rougeur, de tuer
» promptement la Bête & de l'enterrer avec ſa
» peau.

Cette Maladie différe à beaucoup d'égards de
toutes celles qui pourroient avoir quelque rapport avec elle, telles que le claveau, le charbon, le bubon, les dartres ferines & les autres
éréſypeles avec leſquelles celle-ci a été confondue : 1°. Par le danger inévitable de la
mort ou de la perte de quelque membre, dont
elle eſt ſuivie ; 2°. Par la difficulté de la traiter
& de la guérir dans quelque partie qu'elle ſoit ;
3°. Par ſon caractere gangreneux qui ſe manifeſte en très-peu de temps par une eſcarre pro-

fonde qui fuccéde à une rougeur inflammatoire; An. av. J. C.
4°. Par la deftruction totale & conftante de la partie à laquelle elle s'attache.

On n'ignore point que Celfe & Pline ont donné beaucoup d'étendue au mot *ignis facer*, & qu'ils en ont peut - être abufé en l'appliquant indiftinctement (*a*) , l'un, à toutes les dartres ferines & ambulantes , accompagnées d'âcreté & d'ardeur , l'autre (*b*) à toutes les éréfypeles ambulantes , foit aiguës, foit chroniques, & dont on a diftingué plufieurs efpeces , après lui, telles que le *Zofter*, le *Zona*, l'*ignis perficus*, le *Rofa faltans*, le *Macula lata*, &c. mais le véritable *ignis facer* a des caracteres fi frappans, qu'il n'eft pas permis de le confondre avec aucune autre Maladie. Heureufement celle qu'il forme eft très-rare.

(*a*) Voy. Celf. de Igne facro , lib. v.
(*b*) Voy. Pline , lib. 26.

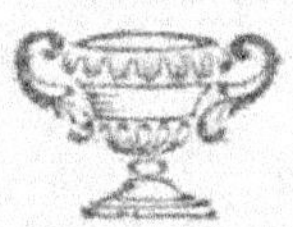

DEUXIEME EPOQUE,

Qui s'étend depuis l'Ere Chrétienne jusqu'au commencement du dix-huitieme siécle.

An de J. C. LES siécles qu'on va parcourir offrent très-peu de ressources pour l'histoire des Maladies épizootiques. Ce n'est pas que ces sortes de maux aient été rares , sur-tout dans le moyen âge ; mais les Ecrivains manquoient. Ce n'est que dans quelques Chroniques , faites au fond des Cloîtres , ou dans la Vie des Saints ; qu'on peut trouver des traces des Maladies de ces temps de ténébres & d'ignorance. Nous les offrirons telles qu'on nous les a laissées , mais dépouillées du merveilleux qui les rend infidéles ou suspectes. Les premiers temps de l'Ere Chrétienne se ressentent encore un peu de l'influence des beaux siécles.

40. En parcourant les Ecrits des Auteurs du premier , sur-tout ceux de Columelle ; après la description , que nous avons vu , de *l'ignis sacer* des brebis, on trouve celle d'une Maladie non moins funeste , qui est la phtisie pulmonaire des bœufs. *Est etiam illa gravis pernicies cum pulmo exul-*

*ceratur, inde tuſſis & macies & ad ultimum phti-
ſis invadit.* Ce que Columelle ajoute ici pour la guérir, eſt très-remarquable : il dit qu'on prévient la mort de ces animaux, ſi on leur met un ſéton à l'oreille, en la traverſant d'un morceau de racine de coudrier, & ſi on leur donne en même temps à boire, pendant pluſieurs jours, une chopine de ſuc de poireau mêlé avec la même quantité d'huile d'olive & une livre de vin. S'il eſt vrai que ce ſecours puiſſe remédier à la phtiſie pulmonaire des bœufs; quel bien ne ſeroit-ce pas pour l'humanité, ſi, en le modifiant, on pouvoit obtenir le même avantage pour l'homme.

Cet Auteur parle d'une tumeur qui vient au palais des bœufs, les empêche de reſpirer librement, & leur fait pouſſer comme des ſoupirs, *ſuſpirioſè laborantes.* Il met cette Maladie au rang des plus dangereuſes & des peſtilentielles. Il recommande d'ouvrir cette tumeur avec le fer; d'y appliquer le ſuc de quelque plante, tel que celui de *l'Ers* pilé avec du ſel; & de leur mettre un ſeton aux oreilles, ainſi que de les faire changer d'air; précautions qu'il n'oublie jamais, mais qu'il recommande expreſſément dans celle-ci. *Suſpirioſè laborantibus auriculæ ferro reſcindendæ, mutandæque regiones;*

 quod in omnibus morbis ac peſtibus fieri debere censemus.

Cet Auteur reconnoît une espéce de peste aux chevaux, ou plutôt aux juments, qui après avoir causé une maigreur subite, les fait mourir en très-peu de temps. Il est utile, alors, de leur injecter tous les jours dans les nazeaux de la saumure de poisson, qui selon lui, leur purge la pituite & les guérit.

Il est encore fait mention dans les Ecrits du même Auteur, d'une affection qui appartient aux maux épizootiques, c'est le *mentigo* ou *ostigo* des bergers, qui consiste en des ulcéres d'un très-mauvais caractere, qu'on apperçoit aux lévres & dans l'intérieur de la bouche des agneaux & des chevreaux. Cette Maladie, qui ressemble beaucoup à ce qu'on appelle parmi nous *bouquet* ou *noir museau*, n'attaque, selon lui, les lévres des jeunes animaux, que lorsqu'on leur a laissé brouter l'herbe, encore couverte de rosée. Elle est mortelle pour ceux qui tettent encore ; *labes mortifera lactentibus.* Il conseille, pour y remédier, de piler ensemble de l'hyssope & du sel, à parties égales, & d'en frotter les parties affectées ; de les laver ensuite avec du vinaigre, & d'y mettre un onguent fait de poix liquide & de saindoux.

On trouve encore dans ſes écrits la deſ-cription de pluſieurs Maladies, qui deviennent générales dans les troupeaux ; telle que la peſte des chevres ; celle que les habitans de la Campagne appelloient de ſon temps *Coriago*, &c. Il indique auſſi la pulmonie des brebis, qu'il faut traiter, ſelon lui, comme celle des porcs : *Ovem pulmonariam ut ſuem curare convenit*, &c.

La peſte des chevres, *caprarum peſtilentia*, eſt une Maladie meurtriere & formidable, qui détruit les troupeaux en très-peu de temps. Ces animaux, pleins de pétulance, ne maigriſſent pas, ne traînent pas en langueur, comme les autres, quand ils en ſont attaqués : ils tombent tout-à-coup, comme s'ils étoient frappés de la foudre, & ne tardent pas à mourir ; du moment qu'on s'en apperçoit ſur une, on les ſaigne toutes, & on leur fait boire les ſucs des racines de ro-ſeau & d'aubepine avec l'eau de pluie. Si cela ne réuſſit pas, on emploie le fer, on tue les malades.

Le *Coriago* conſiſte dans une adhérence ſi forte de la peau ſur les côtes, qu'il n'eſt pas poſſible de l'en détacher. Columelle en attri-bue la cauſe aux eaux de pluie, à laquelle les

An. de J. C.

40.

 Bêtes ont été expofées, au fortir du travail. Il conſeille, pour y remédier, de les laver pluſieurs fois au foleil avec du vin.

Cet Auteur entre dans un grand détail ſur tout ce qui concerne l'économie rurale ; ſur les moyens de conferver les troupeaux. Il donne par-tout d'excellens préceptes, foit relativement à la poſition des Fermes, foit pour le choix des pâturages, des eaux, &c. parmi leſquelles les dormantes doivent être évitées, felon lui, comme une peſte. Après avoir indiqué les remédes particuliers à chaque maladie peſtilentielle ; il en indique un général, qui convient à toutes, & qu'il ne faut jamais oublier. Il conſiſte à mettre un féton à l'oreille, au milieu d'un rond, qu'il figure par la lettre O, & qu'on forme avec un inſtrument pointu, tel qu'une haleine : on pique avec cet inſtrument juſqu'à ce que le ſang vienne, en formant le rond, au milieu duquel on inſére en travers un morceau de racine d'hellebore, *conſiligo* (a). Au moyen de cette ouverture, qu'on entretient quelquefois juſqu'à ce que le rond ſoit tombé, on donne iſſue aux mauvais levains des Maladies. C'eſt de cette

---

(a) Helleborus albus flore fubviridi. C. B. Pin.

opération qu'il parle, lorsqu'il dit *auriculæ res-*
cindendæ. C'est, selon lui, le plus puissant secours qu'on connoisse dans toutes les Maladies
pestilentielles. L'expérience a confirmé, depuis,
l'efficacité de ces sortes de sétons.

L'Histoire Romaine offre plusieurs exemples
de Maladies épizootiques, qui ont regné depuis
l'Ere chrétienne en différens temps, & dont la
plûpart se font communiquées aux hommes. Ta-
cite (*a*), Suétone (*b*), Hérodien (*c*), font mention
de deux, qui furent dans ce cas ; l'une qu'on
observa dans le territoire de Rome, à la suite
d'un ouragan affreux, qui fit beaucoup de dégât
dans la Campagne, sous le regne de *Néron* ; &
l'autre sous l'Empereur *Commode.*

L'Art Vétérinaire, & sur-tout la partie hippia-
trique, étoit encore informe dans le quatrieme
siécle, lorsqu'*Absyrthus* ou *Apsyrthus*, soldat de
Nicomédie, qui servoit dans les troupes de

An de J. C.

60.

190.

330.

(*a*) Tacit. Ann. lib. xvj. *Omne mortalium genus vis*
pestilentia depopulabatur, nulla cœli intemperie quæ oc-
curreret oculis.

(*b*) Sueton. in Nero. Claud. Cæf.

(*c*) Herod. Hist. lib. 1.

 l'Empereur Constantin, s'acquit une grande réputation pour les maladies des chevaux. Il nous reste de cet Auteur Grec, deux Livres sur la Médecine vétérinaire, qui renferment ce que les Auteurs Grecs & Latins avoient dit de mieux sur cet objet; parmi ces Grecs on doit distinguer Hiérocles, Théomnestus, Pélagonius, Anatolius, Tibere, Eumelus, Archideme, un Hippocrate de nom ou de surnom, Œmilius, Hispanus, &c. Le Livre d'*Absyrthus*, (imprimé à Bâle en 1537) a cet avantage qu'il nous fait connoître les maladies qui regnoient alors le plus fréquemment parmi les animaux. On y trouve une courte description du *Malis* ou *Maleos* des Grecs, dont les Auteurs distinguoient deux especes, le sec & l'humide; qui formoient les deux maladies les plus redoutables des chevaux. L'humide toujours accompagné d'un écoulement de morve, l'autre où il n'y en avoit point. On y voit encore la description de l'*elephantiasis* des chevaux; l'*ignis sacer* des mêmes animaux; leur *fiévre pestilentielle*, proprement dite, &c. Il seroit difficile & même hors de sujet de détailler toutes ces maladies; il nous suffit de les indiquer, & lorsqu'il sera question de *Vegetius Renatus*, le pre-

mier Maître de l'Art Vétérinaire, & qui ferma An de J. C.
la porte de cette Science jufqu'à notre fiécle,
nous donnerons un extrait fuccinct des connoif-
fances qu'il a laiffées fur les maux épizootiques.

L'année 376 de l'Ere Chrétienne fut remar- 376.
quable en Europe par une Maladie épizootique,
qui ravagea prefque tous les troupeaux de bœufs,
dans cette contrée. Le Cardinal Baronius en fait
mention dans fes annales, & la rapporte à l'an
376. On ne vit d'autre reffource contre ce fléau,
difent les Ecrivains du temps, qu'un fer repré-
fentant le figne de la Croix, qu'on appliqua tout
rouge fur le front de ces animaux. Par ce
moyen feul, dit-on, on vint à bout d'en guérir
une partie & d'en préferver l'autre. A ne con-
fidérer cette application du feu que comme un
effet phyfique, on ne peut révoquer en doute,
qu'une ouverture faite à la peau, au moyen du
cautére actuel, ne puiffe produire un bien dans
une maladie peftilentielle : & cette feule raifon, fondée fur de bons principes, eft bien capable de juftifier le cri général qu'on entendit alors
en faveur de ce fecours.

Nous avons fur cette maladie un Poëme en
forme d'Eglogue, d'un Poëte Chrétien, *Cæcilius
Sévére*, qui introduit trois bergers, Ægon,

An de J. C. Bubule , & Tytire , déplorant tour-à-tour leur malheur ; on voit de quel genre étoit la maladie. On va rapporter les principaux traits qui la caractérisent.

On y voit d'abord qu'elle parut du côté de la Hongrie, d'où elle se répandit par communication dans l'Esclavonie , la Flandre , la Picardie, & de-là dans les autres Provinces de France , &c.

> Hæc jam dira lues serpere dicitur
> Pridèm Pannonios , Illyricos quoque
> Et Belgas pariter stravit & impio
> Cursu nos quoque nunc petit.

Il n'y avoit aucun signe avant-coureur qui l'annonçât ; elle faisoit périr les animaux, presque aussi-tôt qu'elle les attaquoit.

> Tanti nulla metûs prævia signa sunt,
> Sed quod corripit id morbus & opprimit,
> Nec languere sinit , nec patitur moras
> Sic mors ante luem venit. . . .
> Lævus bos subitò labitur impetu
> Tunc longis quatiens ilia pulsibus
> Victum deposuit caput. . . .
> Hic fontis renuens , graminis immemor
> Errat succiduo bucula poplite,
> Nec longum refugit sed graviter ruit
> Letis compede claudicans. . . .
> Inflantur tumidis corpora ventribus

370.

Albent lividulis lumina nubibus
Tenso crura rigent pede....
Mater mugitus iterans ac miserè gemens
Lapsa est & voluit mori ;
Tunc tanquam metuens ne sitis aridas
Fauces opprimeret, sic quoque dùm jacet....

Bubul.

Dic age Tytire ,
Quis te subripuit cladibus hic Deus,
Ut pestis pecudum quæ populata sit
Vicinos , tibi nulla sit ? . . . .

Tytir.

Signum quod perhibent esse crucis Dei
Hoc signum mediis frontibus additum
Cunctarum pecudum certa salus fuit.

(*Cæcilii Severi Carmen.*)

On voit , par cette description , qui paroît
fidéle , que cette maladie étoit accompagnée des
symptômes les plus graves , de ceux qui caractérisent les pestilentielles les plus fortes. Un
dégoût universel , l'abattement subit , le vertige , des tensions spasmodiques dans les membres ; un gonflement douloureux dans le bas-ventre ; les nerfs violemment affectés à leur origine ,
& à leurs distributions, une mort prompte ; tout
annonce la présence d'un ferment pestilentiel,
qui irrite les solides , infecte , déprave les sucs ,

Ande J. C. porte son action sur le fluide nerveux, & le dé-
sordre dans toute l'économie animale, d'où
résulte enfin la putréfaction générale des humeurs, manifestée ici par le gonflement du bas-
ventre, qui, dans un cas semblable, dépend
presque toujours d'une fermentation putride qui
dégage l'air.

Elle prit son origine dans la Hongrie. En
parcourant cette Histoire & les causes particulieres qui agissent dans certains climats, on aura
lieu de se convaincre que celles de Hongrie sont
très-puissantes, & que les pestes les plus redoutables des bœufs sont presque toutes sorties de
cette contrée. Une maladie de cette nature,
une fois née, se répand bientôt dans tous les
pays. Il y a long-temps qu'on a dit de quelle
maniere cela arrivoit parmi le Bétail. *Namque
inficiunt bibendo fontes, pascendo herbas, stabulo
præsepia.* (*Veget. Ren.*)

Ce qu'il y eut de particulier dans cette peste,
c'est que les vaches qui donnoient du lait, ne
mouroient pas si-tôt que leurs veaux : observation remarquable faite plusieurs fois, depuis,
surtout par *Lancisi*, dans une maladie semblable ; qui prouve, ou que la nature a des ressources qui nous sont inconnues pour garantir

les

les nourrices, en général jusqu'à un certain An de J. C.
point, dans les maladies, ou que le lait qui devoit se filtrer dans les mammelles reste en partie
dans la masse des humeurs & leur sert de correctif contre l'impression du virus qui tend à les
dépraver ; ou enfin que le pis de ces animaux
continuellement irrité par le veau, fait alors
l'office d'un émonctoire avantageux pour les
meres, mais très-dangereux pour les nourrissons.
Dans cette hypothèse, cela confirme qu'une
évacuation quelconque, faite du côté de la peau,
est toujours avantageuse dans ces sortes de cas.
Quant au moyen qu'on mit en usage pour garantir les bestiaux, on doit l'entendre : *inustiones
& setacea plerisque profuerunt.*

Il y eut dans le quatrieme siécle, une noble 380.
émulation, dans l'empire d'Orient, dont le but
étoit la conservation des animaux, & la perfection de l'art vétérinaire. Elle étoit favorisée par
l'Empereur Constantin, à qui plusieurs Ecrivains,
de ce genre, dédierent leurs écrits. *Vegetius Renatus,* ou Vegece, Comte de Constantinople,
connu avantageusement par ses institutions mili-
taires, qui vivoit sous l'Empereur Valentinien,
ne jugea pas un ouvrage sur l'art vétérinaire indigne de lui. Il le composa, comme il nous l'ap-

E

 prend lui-même, tant à la follicitation de fes amis, qu'à caufe des maladies peftilentielles, qui regnoient fréquemment alors parmi les animaux, & contre lefquelles on cherchoit des fecours. Il nous refte de lui fon Traité de *Mulomedecina*, feu *de veterinariâ arte*, qui eft ce que nous avons reçu de plus complet fur cet objet, de l'antiquité. Cet Auteur cite fouvent les Œuvres de Chiron, d'Abfyrthus & de Columelle, dans lefquelles il puifa fa doctrine. Son latin eft clair, fa marche méthodique, fes préceptes fages. On lui reproche d'avoir copié Columelle en plufieurs endroits. Voici un précis de fa divifion des maladies peftilentielles, qui méritent proprement le nom d'épizootiques.

D'abord il comprend fous le nom générique *d'Achanum*, *Malis*, *ou Malleus*, qui felon lui fignifie mal grave, toutes les maladies qui portent un caractere d'épidémie, de pefte ou de contagion, & qu'on pourroit appeller avec lui, Maladies *Malleatiques*. Ce mot formé de celui des Grecs *Malis* ou *Maleos*, lui fervoit donc à défigner toutes les fiévres contagieufes & épizootiques, mais, plus particulierement ce que les autres Auteurs appellent la *fiévre*, ou bien la *maladie peftilentielle* des animaux.

Elle a lieu, selon lui, toutes les fois que l'a- An. de J. C.
nimal est triste, abattu, que le poil change de
couleur, surtout si c'est un bœuf, qu'il bat des
flancs, a la respiration gênée ou précipitée, les
oreilles froides, la tête basse, les yeux fixes &
étonnés, & qu'il cesse de manger ou de ruminer, avec un amaigrissement sensible. Il est très-
difficile, dit-il, de la distinguer dans ses com-
mencements, de la fiévre simple ; mais c'est agir
prudemment que sequestrer l'animal, de peur
qu'il ne communique sa maladie à d'autres ; &
si au bout de quelques jours on s'apperçoit que
ce n'est qu'une fiévre ordinaire, on la traite
en conséquence.

Le même nom de *Malleus* a été employé par
Vegece pour sept ou huit especes de maladies
malléatiques, ou pestes toutes contagieuses ; *l'humide*, la *seche*, la *souscutanée*, *l'articulaire*,
l'éléphantiatique, la *surrenale*, la *farcineuse*, &
la manie. *Malleus humidus, aridus, subtercutaneus, articularis, elephantiasis, subrenalis, farciminosus & mania.*

La premiere, le *Malts* par excellence, *Malleus
humidus, profluvium atticum*, se manifeste principalement, selon lui par un écoulement
morveux, ou flux de mucosité épaisse, gluante,

 de mauvaise odeur , de couleur pâle , qui sort des nazeaux. Alors l'animal a la tête prise , les yeux larmoyants ; la poitrine siffle ; il maigrit , son poil est affreux , il a l'aspect horrible : quelquefois il coule un peu de sang mêlé avec cette mucosité ; d'autres fois , elle prend une couleur de safran , & dans ce cas , l'animal ne tarde pas à mourir.

La seconde espece , ou la seche , *aridus morbus* , *suspirium* , *le soupir* ; il se manifeste par les signes suivants : l'animal pousse comme des soupirs avec peine ; il ne coule aucune humeur des nazeaux , il les a secs & ouverts ; ses flancs se retirent , l'épine du dos se contracte & se roidit ; les testicules , repliés sur eux-mêmes , sont à peine apparents ; l'appétit cesse ; il a une soif inextinguible , les yeux fixes , & regarde obliquement ; il a de la peine à se mouvoir , à se coucher ; cette maladie est regardée comme incurable , si dès le commencement , on n'apporte un prompt secours.

La troisieme espece , *morbus subtercutaneus* , *scabies subtercutanea* , consiste en des ulceres ou excoriations , répandus en diverses parties du corps , semblables à une gale écorchée. Il en suinte une humeur âcre , de couleur verte , qui

cause une forte démangeaison ; l'animal se frotte
continuellement contre les arbres, les murs, &c.
Elle est très-contagieuse ; quelques Auteurs l'appellent la *gale souscutanée*.

La quatrieme espece est la maladie articulaire,
Morbus articularis, elle s'attache surtout aux
pieds ; la peau se colle sur les os ; elle est dure
au toucher ; l'épine du dos se roidit ; le poil est
herissé ; le corps se contracte, se recourbe &
s'extenue de maigreur. Elle augmente de jour en
jour & est très-difficile à combattre.

La cinquieme est la *farcineuse*, *morbus seu
malleus farciminosus*. Dans celle-ci, plusieurs
parties du corps, surtout les postérieures, se
couvrent de grains ou tubercules, ramassés ensemble. Il s'en forme surtout au coxis, aux
parties de la génération, aux côtes, aux articulations : ces tubercules disparoissent dans certaines
parties pour renaître dans d'autres ; l'animal
maigrit sensiblement, quoiqu'il boive & mange,
comme à l'ordinaire. Il paroit d'ailleurs content
comme les autres ; les saignées ne font aucun
bien dans cette espece.

La sixieme espece est la maladie sourena-
le, *morbus subrenalis* ; dans celle - ci, l'animal, comme s'il étoit pris des reins, a toute la

 partie poſtérieure affectée au point de ne pouvoir la mouvoir : ce qui eſt toujours un ſymptôme mortel. Il touſſe avec peine , il a l'aſpect horrible , la peau dure , l'épine du dos roide ; il perd le goût pour tout ; il maigrit à vue d'œil ; & ſi on n'apporte un prompt ſecours , l'animal ſuccombe. Le mal commence toujours par les lombes.

La ſeptieme eſpece eſt la maladie éléphantiatique , *morbus elephantiaſis*. La lépre des animaux. Dans celle-ci , la peau eſt rude & dure au au toucher. Il y a une ardeur brûlante par tout le corps , ſurtout ſur le dos. Il ſe forme de larges écailles , ſemblables à des écorces d'arbres. Les nazeaux , les pieds , la tête ſont couverts de grains ou petites puſtules. Des ozenes fréquentes accompagnent cette maladie.

Outre ces ſept eſpeces dont la plûpart ſont chroniques , d'autres aiguës ; il met encore dans la même claſſe la peſte maniaque. Dans celle-ci , la tête eſt priſe principalement & ſemble ſe troubler. Les animaux alors ne voient ni n'entendent plus comme à l'ordinaire : c'eſt une maladie des plus formidables ; ceux qui en ſont atteints , meurent avant de maigrir.

Tel eſt le tableau de la diviſion que nous a

laiſſé Vegece des maladies les plus à craindre ,
& qui appartiennent en quelque ſorte , à la claſſe
des épizootiques , par la facilité qu'elles ont de
devenir générales dans les troupeaux. On peut
reprocher à cet Auteur de n'avoir pas diſtingué
les chroniques des aiguës dans ſa diviſion ; de
n'avoir pas parlé de la fiévre dont la nature
caractériſe ſurtout les eſpeces de peſtes. Malgré
ces défauts , on y reconnoît la fiévre peſtilentielle des animaux , une gale maligne ; le ſou-
pir ; la goutte ; le farcin ; la morve ; la lépre
des animaux ; une paraplegie , une maladie
comateuſe ou le ſubeth des Arabes , &c.

Parmi les différentes cauſes que cet Auteur
aſſigne à ces maladies , telles que les courſes
dans les grandes chaleurs , la co-habitation des
bœufs avec les cochons , les poules , la chaleur
des étables , &c. il en eſt une que pluſieurs Auteurs ont répétée & qui auroit beſoin d'être
conſtatée. Vegece dit poſitivement, que ſi un bœuf
a mangé malheureuſement de la fiente de porc ,
il eſt bien-tôt attaqué d'une maladie qui ſe communique aux autres beſtiaux ; qu'il faut le traiter
comme un animal peſtiferé , lui interdire toute
communication avec les autres ; traiter comme
ſuſpects ou menacés de la même maladie tous

 ceux qu'on foupçonne l'avoir touché ou approché ; abandonner leur réfervoir , leur pâturage pour un temps , & en cas de mort , les enterrer dans des foffes profondes.

On eſt encore ſi peu inſtruit des véritables cauſes des maladies peſtilentielles ; leurs fources font ſi incertaines , qu'il n'y a que des expériences répétées , qui puiſſent jetter quelque jour fur une matiere auſſi obfcure.

Quant aux fecours & aux précautions à prendre dans toutes ces maladies , qui font contagieufes , cet Auteur recommande les mêmes que ceux de Columelle , les fetons , les cautères actuels ; il inſiſte plus que lui fur le danger de la co-habitation dans tous ces maux , dans les mêmes écuries : recommande de les faire changer d'air , de pâturage : *ne contagione fuâ omnibus periculum generet & negligentia Domini , ſicut folet à ſtultis fieri , divinæ imputentur offenſæ (a).*

Il recommande beaucoup pour le traitement , la racine de l'épine jaune (*) , foit en breuvage , foit

---

(a) Vegetius Renatus, lib. III. cap. 1. §. 1.

(*) Scolymus Chryfanthemos G. B. P. Scolymus Hifpanicus. Lin. Sp. Plant. Eryngium Luteum Monſp.

en bois, les parfums faits avec le soufre, l'origan, la coriandre, &c.

Si on parcourt les écrits du moyen âge, on trouve beaucoup d'exemples de mortalité parmi les bestiaux. Il y en a un dans la chronique de Marius, Evêque d'Avranches, rapporté à l'an 570, qui fit périr presque toutes les bêtes à cornes, en France & en Italie. (*Hoc anno animalia bubula in iisdem locis, maximè interierunt*) (*a*).

Parmi le grand nombre de miracles, que Gregoire de Tours attribue aux cendres de Saint-Martin, il y en a un, arrivé l'an 581, qui prouve qu'il y eut cette année, en Touraine, une maladie épizootique sur les bestiaux. Elle fut chassée, dit notre Auteur, au moyen d'une cérémonie qu'on fit sur eux, qui fut de les frotter avec l'huile & l'eau des lampes de l'Eglise Saint-Martin, & de leur en faire avaler avec une corne. Ces huiles peuvent avoir produit un changement heureux dans le corps de ces animaux. L'huile extérieurement détend, lubréfie, adoucit, calme les douleurs, ramollit les tumeurs, les dispose à la suppuration : intérieure-

An. de J. C.

570.

581.

____

(*a*) Voy. Marii Epis. Chron. an. 570.

An de J. C. ment, elle adoucit, détend, lâche le ventre, corrige l'âcreté d'un virus qui agace les tuniques des inteſtins, & qui peut ſe rencontrer dans les premieres voyes. D'ailleurs l'uſage de l'huile, le marc ſurtout a été recommandé de tout temps pour les maladies contagieuſes du bétail. Caton (a), Virgile, &c. recommandent d'en répandre dans les pâturages : on l'emploie encore aujourd'hui avec beaucoup de ſuccès extérieurement, dans la gale des brebis. Ainſi cette guériſon peut bien avoir eu lieu, ſurtout, ſi c'étoit une gale épidémique, comme il y a lieu de le préſumer, & par le traitement, & par la circonſtance où elle parut, c'eſt-à-dire, à la ſuite d'une ſéchereſſe générale dans la Touraine (b).

581.   Suivant cet Auteur, il y eut, à peu près, dans le même temps, une maladie épizootique, parmi les chevaux, dans le pays Bourdelois ; & la mortalité ne ceſſa à *Marciac*, que lorſqu'on eut fait des vœux à Saint Martin, & qu'on eut appliqué ſur le front des chevaux une clef rougie au feu. S'il faut ajouter foi à ſon rapport, tous les malades furent guéris, les ſains préſervés

---

(a) M. Porcius Cato, de re ruſticâ.

(b) Greg. Tur. de Mirac. S. Mart. lib. III. cap. 18.

de la contagion. On peut appliquer ici ce que An de J. C.
nous avons dit ailleurs de l'effet du fer rouge,
appliqué sur la peau dans la maladie des bœufs.

Gregoire de Tours parle encore d'une autre
maladie épizootique qui regna dans les Gaules
en 592, & qui n'épargna aucune créature. Tous   592.
les troupeaux en étoient frappés ; les bêtes fauves
mêmes mouroient dans les bois, les hommes
dans les villes & les campagnes. La maladie ne
consistoit dans ces derniers qu'en un mal de
tête bientôt suivi de la mort. Cette maladie fut
observée, à la suite d'une grande sécheresse,
dont la Touraine surtout (a). Quoiqu'il ne soit
permis de former aucune conjecture juste sur la
cause de cette maladie, dont il y a très-peu
d'exemples dans l'histoire, on est porté à croire
que l'ouverture des cadavres auroit beaucoup
éclairé. Il y a un exemple, qu'on rapportera
bientôt, qui le prouve.

On a remarqué souvent que les grands
mouvements sur le globe terrestre, soit de la
part des hommes, soit de la part de l'atmosphere ou du globe même, étoient très-propres
à produire des maladies épidémiques & épizoo-

____

(a) Voy. Greg. Tur. Francor. Histor. lib. XI.

tiques. Jamais les hommes ne se sont deplacés impunément : ils ont toujours éprouvé quelque effet du changement des climats ; cela arrive, surtout, lorsqu'ils sont en troupe : les maladies paroissent inséparables des grands attroupemens & des émigrations. Ou l'on apporte dans d'autres pays des principes de maladies, qui y prennent un nouveau degré de force ; ou l'on en rapporte d'autres, toujours plus cuisants que ceux auxquels on étoit déja accoutumé. Les secousses de l'atmosphere, produites par les ouragans, les grandes commotions sur la surface du globe, les débordemens de rivieres, les tremblements de terre, sont autant de causes puissantes qui peuvent agir sur l'économie animale, & produire des maladies. C'est dans deux circonstances semblables, après des guerres meurtrieres & un tremblement de terre, arrivé l'an 801, qu'on observa sur les hommes & les animaux des maladies pestilentielles, qui en firent périr un très-grand nombre, surtout, dans les terres de Charlemagne, immédiatement après le couronnement de cet Empereur à Rome. Le bruit se répandit alors, que Grimoald, Duc de Benevent, envoyoit des hommes avec des poudres, disoit-on, enchantées, qu'ils répandoient dans

801.

les pâturages & fur le bétail. En dépouillant ce récit de tout ce qu'il peut avoir de merveilleux & s'en tenant au feul effet phyfique , il y a beaucoup d'exemples qui prouvent qu'on peut femer ainfi des maladies peftilentielles. L'hiftoire en offre malheureufement une infinité de femblables. On a puni en Allemagne, en France , à Touloufe furtout, des fcélerats pour ce crime. Ainfi le bruit qui fe répandit alors , n'étoit peut-être pas deftitué de vraifemblance , & Baluze (a) dans fes notes, ne paroît pas éloigné de le croire , puifqu'il dit que les coupables convinrent du fait dans les tourmens , & furent punis de mort. On devroit fans doute enfevelir ces faits dans l'oubli, mais la vérité doit être connue , foit pour venir au fecours de tous les êtres vivants , foit pour connoître le crime. On peut mettre tout moyen femblable , foit accidentel , foit déterminé, au rang des caufes propres à repandre ou à perpétuer les maladies peftilentielles.

Les Annales de *Fuldes* , celles de *Metz* & d'*Eginard* ; une *Chronique Saxone* , qui contient les faits les plus remarqnables arrivés en Europe, furtout en Angleterre , depuis le commencement

An. de J. C.

810.

(a) Voy. Annal. de Franc. an. 801.

An. de J. C. de l'Ere Chrétienne jufqu'au milieu du douzieme fiecle ; les Annales de *Baronius*, celles de France, de *Verdun* ; les Chroniques de *Saint-Denis* ; celles de *Saint-Florent*, de *Saint-Maxence*, de *Michel-Saxo*, les Bollandiftes, &c. tous ces monuments qui contiennent les faits du moyen âge, font remplis d'exemples de maladies épizootiques, obfervées en France, en Allemagne, en Angleterre, &c. Mais ils n'offrent aucun détail, rien d'intéreffant ou de remarquable, fi ce n'eft les circonftances, dans lefquelles elles ont paru. On ne finiroit pas, fi on vouloit les recueillir ; il fuffit de les indiquer à leur époque. Nous n'en prendrons que les traits, capables de jetter quelque lumiere fur l'hiftoire de ces maladies.

Dans l'intervalle, compris entre les années 810 & 1316, intervalle de ténébres, d'horreurs & de calamités de toutes efpeces ; l'hiftoire fait mention clairement de vingt maladies épizootiques, plus ou moins meurtrieres, toutes mémorables, qui ont exercé leurs ravages en France, en Allemagne, en Italie ou en Angleterre.

Sur ces vingt, il y en a *quatre*, qui ont dû vifiblement leur naiffance, fuivant les auteurs, aux intempéries trop humides de l'air, à des pluyes

fréquentes, ou à des débordements d'eau con-
sidérables : *une*, qui fut la suite d'une sécheresse
générale & de chaleurs brûlantes : *une* autre at-
tribuée à une éclipse de soleil ; *une* à un hyver
des plus rudes ; *une* autre à une comete, qui
parut vingt-un jours sur l'horison, & enfin douze
autres, dont on n'a point indiqué de cause.

An. de J. C.

Des *quatre*, qui ont dû naissance à un ex-
cès d'humidité & à ses suites, la premiere fut
observée en France l'an 820 (*a*), à la suite de
longues pluyes, sur les hommes & sur les bes-
tiaux en même temps ; la seconde, qui fut éga-
lement meurtriere & commune aux hommes &
aux animaux, parut du côté de la Lorraine, en
889 (*b*) : la troisieme sur les chevaux de l'armée
d'Arnoul en 896 (*c*), à son retour d'Italie, au
passage des Alpes : & la quatrieme, qui fut gé-
nérale sur les hommes & le bétail, en Angle-
terre, en 1125 (*d*).

820.

889.
896.

Celle, qui fut la suite d'une sécheresse & de

(*a*) Voy. Chronic. Saxonic. an. 820.

(*b*) V. Herman, Chronic. 889.

(*c*) V. Annal. Fuld. 896.

(*d*) V. Chronic. Saxonic. seu Annal. Angliæ, ann.
1125.

Ann. de J. C.

chaleurs brûlantes dont on n'avoit pas eu d'exemple précédemment, fut générale en Europe, surtout, en Allemagne, où elle détruisit les troupeaux de bœufs, de brebis, de cochons, &c. les chaleurs durerent six mois, & la maladie parut en Novembre l'an 994 (e).

994.

Celle qui fut attribuée à une cométe, attaqua principalement les troupeaux de bœufs, en France, l'an 943, & les fit presque tous périr (f).

943.

Celle, qu'on attribua à une éclipse de soleil, fut générale en Allemagne sur les hommes & les animaux, en 989 (g).

989.

Celle, qui parut à la suite d'un hyver très-rude, se fit sentir en France, l'an 887 & ravagea presque tous les troupeaux de bœufs & de brebis (h).

887.

Des douze restantes, & dont les Auteurs n'ont point indiqué de cause ; la premiere fut observée en France parmi les bœufs & les *Bêtes*

(e) V. Chronic. Saxonic. an. 994.

(f) V. Chronic. S. Maxentii, an 943.

(g) V. Chron. Sax. an. 989.

(h) V. Annal. Fuld. 887.

aumailles,

aumailles (suivant le langage de la Chronique
de Saint-Denis,) l'an 810 (a).

   La deuxieme parmi les bœufs, l'an 850 : &
peu s'en fallut , dit Mezeray , qu'elle ne dé-
peuplât la France de ce bétail (b).

   La troisieme en 868 sur tous les animaux,
généralement en France (c).

   La quatrieme en 870 dans le même pays, où
elle causa un dommage presque irréparable par
la perte des troupeaux de bœufs (d).

   La cinquieme en 878 , parmi les bœufs du
côté du Rhin , & dans toute l'Allemagne, où
elle fit périr un nombre prodigieux de troupeaux (e).

   La sixieme parmi les chevaux de l'armée
d'Arnoul en Lorraine l'an 888 (f).

   La septieme parmi les Bestiaux en France, en
Italie & en Allemagne, l'an 940 (g).

   La huitieme & la neuvieme en France, où

An. de J. C.

810.

850.

868.

870.

878.

888.

940.

(a) V. Chroniq. de S. Denis , an. 810.
(b) V. Annal. de France , par Belleforest, an. 850.
(c) V. Annal. Verdun. an. 868.
(d) V. Annal Fuld. 870.
(e) V. *ibid.* 878.
(f) V. *ibid.* 888.
(g) V. Herman , Chonic. 940.

E

An. de J. C.
941.
942.

1041.

1103.

1149.

elle fit périr tous les bœufs, l'an 941 (a) & 942 (b).

La dixieme en Angleterre où il y eut une mortalité affreuse parmi le Bétail, l'an 1041 (c).

La onzieme sur les mêmes animaux en Angleterre l'an 1103 (d).

Et enfin la douzieme en Allemagne, sur-tout du côté de la Gueldre, où elle ravagea tous les troupeaux en 1149 (e).

Sur ces vingt, mentionnées, renfermées dans un espace de 506 ans, il y en a cinq ou six sur les bœufs; deux sur les chevaux, & douze sur le Bétail, en général, dont quatre ont été communes aux hommes & aux animaux. De ces vingt, huit ont ravagé la France, autant l'Allemagne, quatre l'Angleterre & l'Italie, d'où on peut conclure, 1°. qu'à circonstances égales, la France & l'Allemagne font plus sujettes aux maux épizootiques, que les autres pays d'Europe, sur-tout que l'Angleterre & l'Italie, &

(a) V. Froffard, Chronic. an. 941.
(b) V. ibid. 942.
(c) V. Chronic. Saxonic. feu Annal. Angliæ, an. 1041.
(d) V. ibid. an. 1103.
(e) V. Bolland. in vitâ S. Gerlaci.

l'Allemagne plus que la France, comme on le verra par la suite : 2°. Que les troupeaux de bœufs font plus fouvent ravagés que tout autre bétail, & que leurs maladies font toujours plus redoutables. 3°. Que celles qui naiffent d'une caufe froide ou humide, font bien plus fréquentes dans la partie tempérée & feptentrionale d'Europe, que celles qui dépendent de la féchereffe & même de toute autre caufe.

On doit obferver encore que prefque toutes celles des bœufs vinrent du côté de l'Orient, (obfervation que Pline avoit déja faite en Italie, au fujet de la pefte des hommes (a) & qu'elles n'étoient pas de longue durée, parce qu'elles détruifoient entiérement les troupeaux. D'où naît ce problême à réfoudre : favoir s'il eft plus avantageux pour un Etat de ne point prendre de précautions, du tout, ou de n'en prendre qu'à demi ? D'un côté, on eft certain de voir bientôt la fin de la maladie en facrifiant tous les troupeaux ; d'un autre, on n'eft jamais certain de la voir finir. Mais il y a un milieu à faifir entre ces deux partis.

On regrette beaucoup la perte des defcriptions de toutes ces maladies. On fait bien à peu

____

(a) Voy. Hift. Nat. Plin. lib. vij. cap. 50.

 près la nature des maux auxquels l'humidité ou la sécheresse exposent le corps animal ; mais on ne connoît encore qu'imparfaitement le genre de maladies que telle ou telle constitution, tel ou tel climat, sont capables de produire. En général, l'humidité relâche les fibres, intercepte la transpiration, cause un refoulement, une surabondance d'humeurs, qui inonde le corps ; de-là l'inertie des solides, le défaut de consistance dans les fluides surchargés de sérosités, d'où résultent nécessairement des maladies humorales proprement dites, l'œdème, l'anasarque, l'hydropisie, soit par épanchement, soit par infiltration, les diarrhées colliquatives, les dyssenteries, enfin toutes celles qui peuvent dépendre d'un excès d'humidité. On trouve alors les viscères des animaux couverts d'hydatides ; c'est ce qu'Hippocrate (*a*) & Willis (*b*) ont observé plusieurs fois, à l'ouverture de leurs corps. Mais ces sortes d'affections, qui paroissent être l'effet d'un trop grand relâchement dans les fibres, d'un épanchement de sucs dans différentes cavités, méritent-elles proprement le nom de mala-

(*a*) Hippocrat. de Affect. internis, §. v.
(*b*) Willis opera, de Hydrope pectoris.

dies peſtilentielles ? Sont elles contagieuſes ? An. de J. C.
Lorſque cela arrive ou que la malignité s'en
mêle, n'eſt-on pas obligé d'avoir recours à des
cauſes plus puiſſantes, à la préſence de quelque
venin, qui porte en très-peu de temps le déſor-
dre dans toute l'économie animale, déprave
tous les ſucs, le fluide vital lui-même, agace
les nerfs, produit l'érétiſme, les criſpations,
des ſtaſes d'humeurs, l'engorgement, l'inflammation, la gangréne & la mort ; enfin des
maux capables de ſe communiquer de proche
en proche, d'un individu à l'autre, d'une Province à l'autre, &c. Des maladies de cette
nature peuvent-elles être l'effet de la ſeule action
phyſique de l'humidité, à laquelle on attribue
tant de maux ? C'eſt ce dont on nous permettra de douter, juſqu'à ce que nous ayons acquis
des connoiſſances nouvelles.

Quoique l'Angleterre contienne les meilleurs
pâturages peut-être de l'Europe, le bétail n'y eſt
point à l'abri des Maladies épizootiques. André
Ducheſne, dans ſon Hiſtoire d'Angleterre, rapporte l'exemple d'une épidémie générale, qui
dut ſon origine à une conſtitution trop humide
de l'air ; ou plutôt à de longues pluies, qui inon-
derent les Campagnes, pourrirent les grains, les

F 3

 fruits, les herbages, &c. fous Edouard II, l'an
1316. Le tout fut fuivi d'une dyffenterie cruelle
parmi les hommes & les animaux (a).

 Michel Saxo ou Saxon, dans fa Chronique des
Céfars, rapporte à l'année 1441 fous Frédéric
III, un événement de cette nature, arrivé en
Allemagne fur tous les Beftiaux, & dans les
mêmes circonftances, c'eft-à-dire, après de longues pluies, des débordemens d'eaux, &c. Il
attribue la maladie à la corruption des eaux &
à celle des fruits, mais il n'entre dans aucun
détail.

L'hiftoire de ces fiécles eft remplie d'exemples de femblables maladies ; on en trouve dans
la Vie de S. Goflin, dans la Chronique de Mé-
chonius, &c. &c. mais, fans la moindre defcription.

Le feizieme fiécle, qui fe reffentoit de l'influence des beaux Arts qu'on commençoit à cultiver, offre des traces de Maladies épizootiques,
mais vues avec fagacité & décrites avec exactitude.
Fracaftor, Médecin célébre d'Italie, témoin des
 ravages d'une, qui n'attaqua que les bœufs en 1514,

(a) Voy. Hift. général. d'Angl. par André Duchefne,
in-fol. p. 728.

nous en a laissé l'histoire. Suivant cet Auteur, elle An. de J. C. fut d'abord observée dans le Frioul, d'où elle parvint par communication dans le territoire de Venise, & de-là dans celui de Vérone, sa patrie. Dès qu'un bœuf en étoit atteint, il ne mangeoit plus, sans qu'on s'apperçût d'aucune cause manifeste de ce dégoût. En examinant l'intérieur de sa bouche, on s'appercevoit d'une inégalité rude, formée par de petits boutons qui couvroient le palais & toute la surface interne de la bouche. Il falloit le séparer promptement des autres, sans quoi, la contagion ne tardoit pas à gagner tout le troupeau : peu à peu le mal se jettoit à l'extérieur, sur les épaules & les pieds; & lorsque cela arrivoit, ils guérissoient presque tous. Ceux en qui cette éruption à l'extérieur n'avoit pas lieu, mouroient pour l'ordinaire (a).

On voit, par cette courte description, que la maladie en question, n'étoit autre chose qu'une fiévre pestilentielle exanthématique, qui se terminoit par une éruption critique aux parties antérieures du corps, de la même manière que les fiévres éruptives qu'on observe sur les

______

(a) Voy. Fracastor, de Contagione, lib. I. cap. 12.

 hommes , telles que la petite vérole , la rou-
geole , les fiévres pourpreufes ; mais elle reffemble encore plus particuliérement à cette fiévre de
Sydenham , (*a*) ou miliaire maligne , décrite
par Hamilton (*b*) , Allioni (*c*) , & fur-tout par
Walthierus (*d*) , qui a obfervé que toutes les
fois que l'éruption fe faifoit du côte du vifage ,
ou qu'elle occupoit les oreilles , le cou , les
bras , c'étoit la meilleure crife qu'on pût efpé-
rer , & celle qui fauve ordinairement les malades. Hippocrate porte le même prognoftic dans
les fquinancies , lorfque l'humeur morbifique
fe manifefte au-dehors.

1515.   Au commencement du feizieme fiécle , on
parloit beaucoup en France d'une maladie des
brebis , qui reffemble , à beaucoup dégards , à
celle des bœufs, dont on vient de parler , connue fous le nom de *Tac* , *febris peftifera* , *vari
nigri* , maladie extrêmement contagieufe , &
formidable pour les Bêtes à laine , qu'on dif-

(*a*) Sydenh. de novæ febris ingreffu fchedula moni-
toria.
(*b*) Hamilton , de febre miliari.
(*c*) Allioni , febris mil. tractatio , nº. 76.
(*d*) Medic. Germani. pag. 151.

tinguoit très-bien de la Clavelée , puisque Ra-
belais dit plaisamment , en raillant ceux qui font
de trop grands souhaits ; *ne nous avient souvent que le Tac & la Clavelée* (a). Un des premiers Auteurs, après Gesner (b) , qui ait parlé
du *Tac*, c'est Bélon (c) , savant Médecin du
seizieme siécle ; cet Auteur à l'occasion de *l'huile
de Tac* , *oleum Tacum* , ainsi nommée parce
qu'on l'employoit dans la maladie de ce nom ;
ajoute que » c'est un mal pestilentiel, qui s'atta-
» che aux brebis & les tue. Les paysans de la
» Gaule Celtique , dit-il, plus savans que nous ,
» pour les guérir , viennent chez les Apoticaires
» demander du *Tac* , qui est une huile empy-
» reumatique tirée du bois de geniévre , qu'on
» appelle dans la partie méridionale de la Fran-
» ce , du *Cade Serbin* , nom emprunté des
» Juifs. * «

____

(a) Voy. Rabel. Prolog. du quatrieme Livre de Pan-
tagruel.

(b) Gesner , Histor. animal. lib. I.

(c) Belon , de Medicamentis servandi cadaveris vim
obtinentibus , cap. 1.

* Aujourd'hui cette même huile porte en Languedoc
le nom d'*oli de Cade* , ou d'huile de geniévre.

Il paroît que le nom de *Tac* a été donné à la maladie qu'il désigne, à cause de l'extrême facilité qu'elle a à se répandre par l'attouchement, ou le *Tac*; ou bien, suivant l'opinion de Scaliger, à cause des marques ou taches pourpreuses qui paroissent sur la peau dans cette maladie, comme si l'on étoit couvert de taches (*a*). Mais ce qui paroît confirmer la premiere opinion, c'est l'identité de nom qu'on donna à une maladie qui se communiquoit de même parmi les hommes, & qui devint générale en Europe, sur-tout en France, en 1411. On en peut voir la description détaillée dans les Recherches de Pasquier, au Chapitre XXVIII des maladies extraordinaires; mais il est aisé de se convaincre que le *Tac* des hommes & le *Tac* des brebis ne se ressemblent que de nom & point du tout par leurs effets; car, ce qu'on appella le *Tac*, dans le quinzieme siécle, ne consistoit qu'en une toux continuelle, une fiévre, un dégoût, & une hémorrhagie critique, qui terminoit constamment la maladie au bout de quelques jours, mais

(*a*) On peut consulter à ce sujet les Remarques curieuses rapportées dans le Dictionnaire Etymologique de Ménage, au mot *Tac*, ainsi que le Dictionnaire Celtique.

fans danger, puifque perfonne n'en mourut : au lieu que le *Tac* des brebis eft une maladie éruptive, ou le pourpre qui fe manifefte par des taches rouges, livides & noires, & fe joint quelquefois à la clavelée, ou une gale très contagieufe, comme on le croit aujourd'hui. Quoi qu'il en foit, il eft certain qu'on a abufé du terme, & le mot *Tac* a fervi non-feulement à exprimer les taches pourpreufes ; (tel eft l'ufage qu'en a fait Ambroife Paré (a) & d'autres,) mais encore la gale, appellée *rogne* ou *Tac*, & la *pourriture* des Beftiaux, qu'on a appellé auffi le *Tac*.

Le premier Auteur de notre connoiffance qui ait défigné clairement le *claveau* ou *clavelée*, la *picotte* ou petite vérole des moutons, c'eft Laurent Joubert, Médecin célébre du feizieme fiécle. Il la confidére comme une maladie qui eft ordinaire au Bétail : *Monfpelienfes peftem pecoribus familiarem, picottam appellant (b)*. Picotte eft en effet le nom qu'elle a toujours confervé & qu'elle porte encote non-feulement

An. de J. C.

1578.

(a) Ambroife Paré, au Chapitre du pourpre & autres affections cutanées.

(b) Laurent Joubert, lib. II. de pefte.

 à Montpellier , mais dans tout le Languedoc. Nous reviendrons à cette maladie.

C'est encore au temps de Laurent Joubert, qui vivoit en 1578 , qu'il faut rapporter l'époque de deux Maladies épizootiques, dont l'une n'attaqua que les chats, dans Paris , & l'autre les poules.

S'il y a des exemples de communication des maladies des bêtes aux hommes , malgré l'assertion contraire de Laurent Joubert; en voici un qui mérite quelque attention.

Thomas Wiérus (a) rapporte que sur la fin de

1552. Mai de l'an 1552 , on observa dans le territoire de Lucques , en Italie, tout près d'un Village appellé Messabia , une peste si dangereuse parmi le Bétail, que sitôt qu'une Bête en étoit atteinte , elle mouroit toute gonflée en très-peu de temps. Les paysans de ce canton, effrayés d'un semblable accident , s'empressèrent de tuer promptement toutes celles qui avoient le moindre soupçon de la maladie. Ce fut alors, qu'on observa , dit Wiérus , que lorsque le sang de ces animaux jaillissoit sur quelque partie du corps à nud, il survenoit de véritables charbons : l'Au-

____

(a) Voy. Th. Wiérus, de præstigiis Dæmonum, lib. II.

teur, un peu superstitieux & crédule à la vérité, An. de J. C.
ajoute que les charbons qui n'étoient point
ouverts, n'étoient pas dangereux, & qu'au contraire, ceux qui l'étoient, sans former promptement une escarre, se répandoient bientôt aux
parties voisines & donnoient quelquefois la mort.
Jusqu'ici, il n'y auroit rien de bien surprenant
dans ce récit; mais lorsqu'il ajoute que la chair
de ces animaux, fraîche & bien cuite, ne causoit aucun mal, & que le bouillon qui en résultoit en étoit mortel, il rend son rapport un peu
suspect. Quoi qu'il en soit, il faut suspendre encore
son jugement sur tous ces faits. Des observations plus récentes ont constaté qu'il est possible que dans certains cas, le sang d'un bœuf
malade cause un charbon à celui qui le touche,
sans que la chair cuite produise des accidens à
ceux qui en font usage (a). Le même Auteur fait
encore mention d'une peste qui se mit parmi les
bœufs de son temps en Allemagne, (il étoit à
Francfort sur le Mein en 1562.)   1562.

Si le contact du sang des animaux est toujours
à craindre dans tous les cas, il y a d'un autre

(a) Voy. Mémoires de l'Académie des Sciences, ann.
1766.

An. de J. C. côté beaucoup d'exemples qui prouvent que l'u-
sage de leurs chairs ou des autres alimens qu'ils
fournissent à l'homme, est également dangereux.
C'est pour en prévenir les suites & les dangers
qui en résultent, que dans une peste des bœufs
1599. observée dans les Etats de Venise en 1599,
le Sénat de cette Ville rendit un Edit, par
lequel il étoit défendu à tout particulier, sous
peine de mort, de vendre ou distribuer de la chair
de bœuf, du beurre, du lait ou du fromage,
d'aucune espece, sous quelque prétexte que ce
fut. Il ne fut permis de faire usage que de chair
de mouton, jusqu'à ce que la contagion eût entiérement cessé. Ramazzini dit que ce fait étoit
consigné & écrit de la main de Faccio, dans les
registres de la Ville de Padoue, à l'article qui
concerne les fonctions des bouchers (a).

Ce fut à l'occasion d'une dyssenterie, qui devint générale parmi le peuple de Venise & de
Padoue, qu'il s'éleva autrefois une dispute entre les bouchers & le peuple de ces Villes. La
maladie fut attribuée à l'usage qu'on avoit fait
des chairs de quelques bœufs malades, emmenés

(a) Voy. Ramazzini, de contagiosâ epidemiâ boum.
1711. p. 459.

de Hongrie (*a*). En parcourant cet Ecrit, on aura
lieu de se convaincre qu'il n'y a rien de si dangereux que la nourriture des chairs d'animaux pestiférés ou malades, & que ce point essentiel
mérite toute l'attention des Magistrats.

Le Pere Kircher rapporte qu'en 1617, de
grandes pluies ayant fait déborder les rivieres,
elles avoient couvert de limon toutes les prairies ; que les herbes, ainsi enduites de vase,
avoient causé aux bœufs, qui s'en étoient nourris, des tumeurs à la gorge, qui s'étoient abcé-
dées, & les avoient suffoqués ; il ajoute que
cette maladie s'étoit communiquée aux gens de
la Campagne qui s'étoient nourris de leurs
chairs (*b*).

Les Villes de Venise & de Padoue, qui, de
temps immémoral, tiroient leurs bœufs de la
Hongrie & de la Dalmatie, pour leur usage
ordinaire, ont été si souvent exposées aux dangers qui résultoient d'un pareil commerce, soit
pour les hommes, soit pour les animaux, qu'elles ont été obligées enfin d'y renoncer entiérement.

(*b*) Voy. Schenkius, in histor. humor. gen. cap. II.
(*c*) Voy. P. Kircheri Scrutinium physico-med. pestis,
lib. C. pag. 97.

On peut ajouter aux exemples déja cités du danger de cette communication, celui d'une contagion obfervée aux environs de Venife en 1630, & rapportée par Ripamontius, Auteur d'une Chronique fur Milan, cité par Ramazzini (a).

On remarque pour l'ordinaire, que les maladies changent de forme, n'offrent plus les mêmes fymptômes, en paffant d'une efpece à l'autre, quoique le principe en foit le même. A la vérité, plus les efpeces fe rapprochent, moins cette cette différence eft fenfible : mais elle exifte. On lit dans la Chronique de Godefroy, un exemple de cette transformation. Cet Auteur rapporte qu'en 1655, des hommes ayant fait ufage de poiffons qu'on avoit trouvés morts dans des lacs, furent attaqués d'une maladie peftilentielle, qui en fit périr un très-grand nombre, & que tous les chiens qui s'étoient nourris des chairs des cadavres, qu'on n'avoit pu enterrer, furent attaqués de la rage (b).

Si les caufes des Maladies épizootiques font fouvent ignorées ; fi l'ouverture des cadavres eft capable quelquefois d'éclairer, voici un exem-

(a) V. Ramazzini, de contagiosâ epidemiâ.
(b) V. Gothofred. Chronic. an. 1655.

ple qui fert à le prouver. Thomas Bartholin , **Au de J. C.**
Médecin célébre du dix-feptieme fiécle , rapporte
dans fes Lettres , qu'après un Été fort chaud &
très-fec , obfervé en Dannemark , fur-tout à
Coppenhague en 1661 , il furvint une efpece de   1661.
phrénéfie parmi les Beftiaux , qui les rendoit
comme enragés. Cette maladie fut obfervée
principalement fur les chevaux , les bœufs & les
brebis. L'ouverture des cadavres apprit qu'elle
n'étoit produite que par un ou plufieurs vers
qu'on leur trouva dans la fubftance du cerveau (*a*).
La Maladie dont Grégoire de Tours a fait mention, & qui fut obfervée dans une circonftance
femblable, peut bien n'avoir eu d'autre caufe.

Les années 1663 , 64 & 65 , furent funeftes   1663.
au Bétail dans toute la Franconie. Une Mala-   1664.
die épizootique fit les plus grands ravages parmi 1665.
les Bêtes à laine de tout âge. Elle n'attaqua
que les veaux & les geniffes au-deffous de deux
ans , fans toucher aux vaches ni aux bœufs. Elle
épargna de même les chevaux , les chevres &
les cochons ; mais les brebis en furent fi mal-
traitées, que les fœtus même qu'elles portoient
en furent atteints. M. Fromann , Médecin de

(*a*) Voy. Th. Barthol. epift. Med. Centur. III.

An. de J. C. Cobourg, qui nous a tranfmis ce fait, n'entre dans aucun détail fur les fymptômes de la maladie ; il fe contente de nous rappeller ce que l'ouverture de ces animaux offrit à l'infpection. On remarqua dans tous ceux qui en étoient morts, des vers cucurbitains, logés principalement dans le foie & les conduits de ce vifcere. Ces vers qu'on appelle *douves*, *fafciola ovata* de Linnæus (*a*), & qu'on trouve très-fréquemment dans le canal choledoque des Bêtes à laine, furent regardés comme la feule caufe de cette mortalité. On en trouva dans le foie, les conduits cyftiques, hépatiques, dans les inteftins, dans les poumons même, fur-tout dans ceux des liévres & des cerfs qu'on trouvoit morts dans les bois. On en trouva jufques dans le foie des fœtus que les brebis portoient ; & la plupart de ces vifceres pourris ou confumés comme s'ils en avoient été rongés (*b*).

L'obfervateur ajoute que ce qui donna lieu à la formation de ces vers, furent les grandes pluyes qu'on obferva en 1663, fuivies de cha-

---

(*a*) Amœnitates acad. Linnæi.

(*b*) V. Ephémérid. de l'Acad. des Curieux de la N. Déc. 1. an. 6. 7. 1615. Obf. 182.

leurs excessives , ainsi que la rouille des plantes , An. de J. C.
ou plutôt les nielles qu'on observa cette année ,
qui favoriserent la génération de ces vers. Mais
M. Fromann a pris ici l'effet pour la cause ,
comme il est aisé de le prouver.

Le peuple d'Allemagne nomme la maladie
dans laquelle on trouve ces vers, *Egeln*, parceque
ces insectes ressemblent en quelque sorte aux
sangsues , dont le nom All. est *Egel* ; ou bien
parce qu'on croit que le bétail en est rongé,
lorsqu'il mange de la nummulaire , *nummularia
major lutea*, que les Allemands appellent *Egel
krant* ; opinions absurdes que M. Fromann réfute
avec raison ; car la nummulaire , bien loin d'être
nuisible au bétail , est au contraire un excellent
vulnéraire.

Ces vers ont donné lieu dans d'autres pays à
des préjugés semblables. On les a regardés quelquefois comme le présage d'une grande calamité. C'est ce qu'on voit dans les Œuvres de
Cornelius Gemma , à l'occasion d'une maladie épizootique observée en Hollande en 1562. On a cru 1562.
longtemps en France que les bêtes à laine n'en
avoient que lorsqu'elles avoient mangé de la cra-
paudine, *Syderitis arvensis latifolia glabra*, à cause

G 2

 de la reſſemblance de ſes feuilles avec ce ver (a).
Mais quel rapport peut avoir la figure de ces
feuilles avec la formation d'un ver dans le corps
animal, à moins qu'elles ne ſoient chargées des
œufs qui lui donnent naiſſance ? Il eſt bien plus
probable que les œufs de ces vers, qui habitent
les marais ſuivant Linnæus, étant avalés par les
brebis, dans le temps le plus propre à leur reproduction, comme dans les ſaiſons pluvieuſes,
éclosent dans leur corps, ſe nichent dans les
premieres voyes, pénétrent juſques dans le foye,
par le canal choledoque, le conduit cyſtique,
où on les trouve le plus ſouvent, & qui contiennent vraiſemblablement les ſucs les plus propres
à leur nourriture & à leur reproduction. De quelque maniere qu'ils parviennent dans le corps des
bêtes à laine, il n'eſt pas moins vrai que rien
n'eſt ſi fréquent que ces ſortes d'inſectes chez
elles : on en trouve preſque toujours, ſoit
qu'elles ſoient malades ou non, ſurtout en automne : & il paroît que Geſner eſt l'auteur d'une
partie des erreurs qu'on débite à leur ſujet.

(a) Voyez à ce ſujet une Lettre de M. Pecquet, inſé-
rée dans le Journal des Savans, 1668.

On a souvent demandé la raison pourquoi certaines maladies, n'affectoient souvent qu'une espece particuliere d'animaux , tandis que les autres en étoient à l'abri ? La principale qu'on puisse donner , selon nous , est la susceptibilité d'un virus, jointe à la communication. La cause d'une maladie épizootique & contagieuse quelconque , ayant produit une fois son effet sur l'espece qui en est la plus susceptible ; il suffit qu'un seul individu en soit attaqué, pour la communiquer à mille autres : & comme les animaux de la même espece vivent ensemble , il n'est pas étonnant qu'elle se communique plutôt dans les individus qui la composent, que parmi les autres. Ainsi l'analogie du virus avec les humeurs jointe à la co-habitation suffit pour rendre raison de ce phénomene. On en trouve un éxemple frappant dans une gale épizootique qui ne fut observée que sur les chats , en Westphalie, l'an 1672. M. Wolfgang , Auteur de cette observation , dit , sur le rapport de Jean Prætorius, qui en fut le témoin oculaire, que cette gale dura deux ans sur les chats, dans la Westphalie , & qu'elle en détruisit presqu'entierement l'espece dans l'espace de quelques milles. Cette gale leur couvroit la tête , particulierement les

An. de J. C.

1672.

G 3

 oreilles, mais ne defcendoit pas plus bas que le cou. Il paroiffoit aux yeux, une efpece de taye, qui ne les empêchoit pas cependant de voir. L'œil tomboit enfuite en fuppuration. L'animal étoit toujours affoupi. Cette maladie étoit très-contagieufe, & gagnoit d'une maifon à l'autre. On crut en avoir fauvé quelques-uns, en les frottant avec de la graiffe de baleine ; mais la vérité eft, qu'il n'en réchappa qu'un bien petit nombre. Cette gale fut d'abord obfervée en automne, & l'hiftoire en fut envoyée à M. Wolfgang (a).

1682.   On lit dans le Journal des Sçavans du mois de Novembre 1682, que le gros bétail fut ravagé, cette année, dans plufieurs Provinces de France, par une maladie épizootique, qui commença en Eté, dans le Lyonnois & le Dauphiné, d'où elle fe répandit avec fureur dans plufieurs Provinces de France.

Les animaux qui en étoient attaqués, mangeoient, travailloient comme à l'ordinaire, jufqu'au moment où on les voyoit tomber morts tout à coup. Il fe formoit fur la langue une veffie

____

(a) Voy. Ephémérid. de l'Acad. des Cur. de la N. Déc. * an. 3. 1672. Obf. 140.

noire ou violette , qui formoit escarre , en
quatre ou cinq heures de temps ; après la chûte
de l'escarre, l'animal mouroit. On en ouvrit plusieurs dont on trouva les intestins comme pourris , ou plutôt gangrenés. La langue de la plûpart étoit dans le même état & tomboit quelquefois par pieces. Le meilleur remede qu'on
trouva contre ce mal , fut de ratisser la partie
jusqu'au sang avec une piece d'argent & de laver la playe avec du vinaigre assaisonné de poivre
& de sel : quelques-uns ajouterent de l'ail & du
poireau avec le même succès. Ce mal étoit si
contagieux qu'un homme mourut pour s'être
servi d'une cuillier d'argent qu'on avoit employée à cet usage. Un autre homme fut attaqué
du même mal , pour avoir porté dans sa poche
& manié une piéce d'argent dont on avoit ra-
tissé la langue d'un bœuf. Il fut traité & guéri
avec le même remede qu'on avoit employé pour
les animaux (a).

Cette maladie s'étendit avec une rapidité
étonnante des frontieres d'Italie , par la Suisse
& l'Allemagne jusqu'en Pologne. En 1683 ,

An. de J. C.

1683.

(a) V. Journal des Savans , an. 1682.

G 3

 Le Docteur Wincler (a), premier Médecin du Prince Palatin, dans une lettre adreffée au Docteur Frederic Slare, dit qu'elle ne fe déclaroit point au même moment dans des lieux fort éloignés, mais qu'elle avoit une marche reglée, & qu'elle faifoit environ deux milles d'Allemagne en vingt-quatre heures, fans épargner une feule Paroiffe fur fon chemin & aux environs. En ouvrant les cadavres des animaux qui en étoient morts, on leur trouvoit la langue fphacelée & corrodée ; dans quelques-uns on trouvoit comme des traces d'une fquinancie maligne ; dans d'autres la rate pourrie. On obferva en Allemagne, ainfi qu'en France, que ceux qui foignoient les beftiaux ainfi malades fans fe précautionner contre la contagion, en étoient bientôt frappés eux-mêmes & périffoient ainfi que leurs bêtes, de la même maladie. On employa fur plufieurs, le même traitement qu'on avoit fuivi en France, & toujours avec le même fuccès. C'eft cette même maladie, obfervée plufieurs fois depuis, qu'on appelle *charbon à la langue* ou *chancre volant*, pour laquelle il n'y a qu'un traitement à fuivre & qui réuffit toujours.

(a) V. Tranfact. Philofoph. n°. 145. art. 5.

Il s'éleva sur la fin de ce siécle, parmi les Médecins d'Allemagne & d'Italie une noble ardeur dont le but étoit de découvrir la cause des constitutions épidémiques. Une société de Médecins & de Physiciens, à la tête desquels étoit Scroëkius, sçavant Médecin, recueillit avec beaucoup de soin toutes les observations météorologiques, physiques & médicinales, qui lui furent envoyées d'Italie & d'Allemagne : ce recueil, ajouté aux Œuvres de Sydenham, contient l'histoire des maladies qui ont regné, principalement en Allemagne, depuis 1690 jusqu'en 1729 : on y trouve quelques traces de maladies épizootiques, quoique celles-ci n'ayent point été l'objet particulier de leurs recherches.

Une des plus intéressantes, est celle que Ramazzini (a), Professeur de Médecine à Padoue, observa dans le territoire de cette ville, en 1690, & 1691. On remarqua, selon cet Auteur, que les quatre ou cinq années, qui précéderent cette époque, furent accompagnées de fortes chaleurs, ce qui rendit les moissons abondantes en Italie, suivant l'ancienne remarque de Virgile :

Magnaque cum magno veniet tritura calore.

(a) Voy. Constitutio epidemica Mutinensis D. Ramazzini. Ann. 1690, 91, 92, 93 & 94.

An. de J. C. mais que les années 1689 & 1690 furent très-pluvieufes ; les campagnes inondées , les herbes, les fruits , les légumes tachés de rouille ; ce qui occafionna diverfes maladies fur les hommes & les beftiaux , furtout fur ces derniers. La mortalité s'étendit jufques fur les vers à foye, les abeilles. La maladie du bétail confiftoit principalement en une éruption de boutons , qui fe manifeftoient au cou , à la tête & aux jambes , après quelques jours d'indifpofition. La plupart en reftoient aveugles; ceux qui échappoient à la violence du mal , mouroient enfuite d'épuifement. Ces boutons reffembloient parfaitement à ceux de la petite vérole des enfants , foit par la figure , la couleur , la groffeur , l'humeur qu'ils contenoient ; foit par la maniere dont ils fe terminoient : après la fuppuration , ils fe couvroient d'une croute noire. Les porcs mouroient par troupes comme fuffoqués. Les autres animaux ne furent pas épargnés ; on vit mourir les bœufs à la charrue ; les troupeaux entiers détruits fubitement , ou attaqués de la maladie regnante. Ramazzini ne balance pas fur la caufe ; il l'attribue

la rouille des herbes , principalement. Il prétend que cette rouille devoit être d'une nature acide , ainfi que le virus de la maladie qu'elle

1690.

produifit ; conclufion qu'il tire, par analogie, des An de J. C. expériences qu'il fit avec les acides minéraux fur la plupart des plantes, furtout fur les feuilles de féves qu'ils teignoient en jaune. Mais cette conféquence eft-elle jufte ? Parce qu'un acide minéral teint en jaune la feuille d'une plante, peut-on conclure qu'une maladie, qu'on fuppofe en être la fuite, eft d'une nature acide ? Le phénomene de la rouille, eft un effet phyfique très-naturel. Pour la produire, il fuffit que des gouttes d'eau, répandues fur des feuilles tendres, réuniffent les rayons d'un foleil ardent à un foyer commun. Alors la goutte d'eau brûle la plante, comme feroit une loupe. Il n'eft pas étonnant que des feuilles ramollies par un excès d'humidité, aient été rouillées en Italie en 1690. Mais de quelque maniere que la rouille fe forme, peut-on affurer que la maladie regnante en étoit l'effet? Ramazzini détruit fon fentiment, ou du moins l'affoiblit beaucoup, par l'objection très-forte qu'il fe fait à lui-même, dans l'examen des caufes qui pouvoient avoir donné lieu à la fiévre pourpreufe, épidémique qu'on obferva, dans les mêmes lieux, les années fuivantes, parmi le peuple ; & dans lefquelles on avoit obfervé, de même, de la rouille fur les végétaux.

An. de J.C. *Ego non satis video, (dit-il,) quomodo corrupta alimenta à rubigali peste pro potissimâ causâ culpari debeant. ... quamvis ex Hippocrate (a) in œno, ob esum leguminum crura & genua multis vitiata fuerint ; penes nos tamen, tam qui pane optimo, tam qui confusaneo vescebantur, eadem peticulari febre cum iisdem symptomatibus premebantur.* S'il exclut cette cause pour la fiévre pourpreuse des hommes, pourquoi l'admettre exclusivement pour la maladie des bestiaux ? Si elle en fut la cause, pourquoi les effets de la rouille, si fréquente en Italie, ne sont-ils pas toujours les mêmes ? Ne seroit-il pas plus sage, dans tous ces cas, avant de conclure pour une cause affirmativement, (ce qui est de la derniere importance, surtout dans la bouche d'un homme célebre, tel que Ramazzini, qui peut entrainer tous les suffrages) de peser attentivement toutes les circonstances, de les comparer sans prévention, de les exposer & d'attendre du temps & de l'expérience de nouvelles lumieres.

On n'a insisté sur ce point qu'à cause du risque qu'on coûrt de se tromper souvent & longtemps avec les grands hommes, & nous croyons

______

(a) Hippocrat. 4. in 2. Epid.

qu'on doit compter pour beaucoup, dans la for- An de J. C.
mation de la maladie épizootique en question, la
corruption des eaux stagnantes dont les campagnes
furent inondées, car suivant l'expression de Ramazzini les habitans naviguoient, où ils devoient
labourer;

Ducebant remos illic ubi nuper ararant.

les matieres putrides & étrangeres qu'elles
pouvoient contenir, telles que des insectes de
toutes espéces ; leur corruption, le vice de l'air
qui en pouvoit resulter, le danger de leur usage,
la rouille des plantes, toutes ces circonstances
réunies ont pû former un concours de causes,
dont le résultat fut une maladie générale sur les
hommes & les animaux. Les hommes étoient
attaqués de fiévres tierces très-vermineuses.

L'année 1691 ne fut pas mois funeste au 1690.
bétail, que l'avoit été la précédente ; quoique la
constitution de l'air n'eût pas été la même : car 1691.
celle-ci au contraire fut très-seche & très-ar-
dente. Les bêtes à laine furent presque toutes
détruites : *haud secùs quam anno elapso magna*
fuit animalium strages, ac pecudum præcipuè, ita
ut ovillus grex totus penè deletus fuerit (a). La

(a) V. Ramazin. ibid. pag. 42.

An. de J. C. rage fut obſervée encore parmi les animaux , ſurtout parmi les chiens. *Unde è continuo æſtu nullum levamen , hanc ob cauſam multa animalia , ac præſertim canes agebantur in rabiem* (b). Jamais la gale ne fut ſi commune parmi les hommes : les fiévres intermittentes ne ceſſoient point. Ce qui ſembleroit prouver que la rage & la gale dépendent d'une cauſe ſeche & que les fiévres intermittentes peuvent naître également des circonſtances contraires : ce qui n'eſt point indifférent à obſerver pour le traitement , comme le remarque fort bien Ramazzini. On obſerva que le quinquina , ni la ſaignée ne réuſſiſſoient pas dans les fiévres de 1690 , tandis que la même écorce fit des miracles en 1691 ; d'où il conclut en praticien très-éclairé , que ce remede ne convient pas dans toutes les ſaiſons , ni dans toutes les fiévres intermittentes. On ne trouve rien d'ailleurs ſur le traitement de la maladie des beſtiaux.

1693. En 1693 , la Heſſe eut le malheur de voir périr la plus grande partie de ſes troupeaux de bœufs , par une péripneumonie maligne. L'Hyver précédent avoit été très-pluvieux & très-froid ,

____

(b) Ibid. pag. 46.

le Printemps auſſi chaud que l'Eté, les bœufs An. de J. C.
& les vaches mouroient à tas. On en attribua
la cauſe à une roſée âcre & corroſive, qui tei-
gnoit le linge en couleur jaune, & à la grande
quantité d'eau froide dont ſe gorgeoient les bœufs,
dans le fort de la chaleur ; ce qui eſt tres-pro-
bable ; puiſqu'il eſt prouvé par mille obſervations
que l'alternative du froid & du chaud, dans ces
circonſtances, eſt très-capable de produire une
inflammation à la poitrine. Il fut conſtant par
l'ouverture que les bouchers firent de leurs corps,
que leurs poumons étoient ulcerés (a).

L'année 1695 fut encore malheureuſe pour
la Heſſe. On obſerva vers l'Equinoxe d'Automne, après un Eté pluvieux & nébuleux, ſuivi 1695.
de quelques chaleurs ſubites & paſſageres, des
tumeurs inflammatoires aux pieds de pluſieurs
animaux dont la cure fut abandonnée au ſoin des
Médecins vétérinaires (b).

Si quelque conſtitution épidémique, inférée
dans le recueil dont nous avons parlé, mérite
qu'on s'y arrête par les obſervations ſingulieres

____

(a) V. Conſtitutio epid. Haſſiaca, an. 1693 & 1694.
Michael. Bern. Valentini.

(b) Ibid. an. 1695.

qu'elle préfente ; c'eft celle qui a été donnée par Stegmann , Médecin de Mansfeld. Cet Auteur , après avoir marqué les étonnantes variations de l'air , obfervées dans le ciel de cette ville , l'année 1698 , dont aucun mois ne fut d'une température égale, l'Hyver & le Printemps froids , pluvieux , l'Eté & l'Automne mêlés de froid , de chaud , de vents , de pluyes , de neige , &c. rapporte qu'au mois d'Août, la fureur utérine fut contagieufe parmi les femmes , & qu'au commencement de l'Hyver les petites véroles y furent fi communes , que prefque tous les animaux , les poules-d'inde , les oies , &c. en furent attaqués & en périrent ; mais que les brebis & les porcs , auxquels on donna des cendres des tiges de feves ou de froment avec de l'urine humaine , ou bien du rob de fureau , en rechapperent , pour la plûpart. On conviendra avec nous qu'il y a peu d'exemples dans l'hiftoire d'une influence auffi extraordinaire & auffi maligne (a).

1698.

____

(a) V. Epidemia Mansfeldiana , D. D. Ambrof. Stegmanni , an. 1698.

TROISIEME

TROISIEME EPOQUE.

LE dix-huitieme siecle est le plus remarquable & le plus intéressant pour l'histoire des maladies épizootiques, il fournit une suite de descriptions de ces maux, faites avec soin & par les Médecins les plus célébres. On lit dans l'Ouvrage (a) de la Société des Médecins de Genêve, que la maladie du Bétail, appellée *chancre volant*, qui avoit été déja observée dans le Dauphiné en 1681, y reparut en 1705.

An de J. C. 1705.

Mais la plus remarquable & dont les ravages fixerent l'attention des Peuples & des Souverains, fut celle qui parut d'abord en Italie en 1711, d'où elle se répandit dans différentes parties d'Europe ; elle donna lieu à plusieurs écrits lumineux. Lancisi, premier Médecin du Pape Clement XI, Ramazzini, dont on a déja parlé, Valisnieri, Cogrossi, Morandi, Nigrisoli, &c. ne crurent pas ce sujet indigne de leur plume. Lancisi & Ramazzini en ont laissé chacun un

1711.

____

(a) V. Réflexions sur la Maladie du Bétail, par la Société des Médecins de Genéve, 1715 & 1745, in-12.

H

An de J. C. Traité particulier (*a*). Il résulte de leurs écrits qu'elle se manifestoit par les symptômes suivans.

Elle s'annonçoit d'abord (selon Ramazzini) par un froid subit, des frissons auxquels succédoit une chaleur ardente, générale. Il y avoit anxiété, difficulté de respirer, quelquefois un râlement; au commencement un abattement général : il couloit de leur bouche & de leurs naseaux une mucosité épaisse, d'une odeur forte & désagréable : leurs déjections, qui étoient fréquentes, très-fétides, étoient mélées quelquefois de sang. Ils étoient dégoûtés de tout : la rumination cessoit : il survenoit, le cinquieme ou sixieme jour, une éruption de pustules, semblables à celles de la petite vérole. Ils mouroient pour l'ordinaire le 5e. ou 7e. jour ; presque tous périrent. Ramazzini lui donna le nom de *petite vérole* des bœufs.

Lancisi nous présente un tableau peu différent de celui de Ramazzini, mais qui paroît plus exact. Il avance d'abord que c'étoit la vraie peste des bœufs : il se fonde sur la défini-

____

(*a*) Lancis. Dissertatio historica de Bovilla peste. An. 1711.

Ramazzini, de contagiosâ epidemiâ An. 1711.

tion de la peſte, tirée d'Hyppocrate (*lib. de fla-* *tibus*,) & appuyé d'un paſſage de Geſner & d'Aldrovandus, il ſoutient que c'étoit la même Maladie que le *maſis* des Grecs.

Outre les ſymptômes rapportés par Ramazzini, il fait obſerver que la plupart de ces animaux prenoient la fuite, & étoient comme ſaiſis de terreur, ſitôt qu'ils étoient atteints de la Maladie : d'autres mouroient preſque ſubitement : il y avoit dans preſque tous un larmoiement, des friſſons, des nauſées, des mouvemens convulſifs, une ſoif extrême, le ventre preſque toujours libre, des déjections ſanguinolentes, l'haleine mauvaiſe, des hydatides, des puſtules qui s'abſcédoient dans l'intérieur de la bouche, & qui couvroient la langue & le gozier. Ceux qui alloient au-delà de la première ſemaine, ce qui étoit fort rare, en rechappoient, ſur-tout, ſi, après la chûte du poil, leur cuir devenoit plus ferme, ou ſi le mal, ſe portant ſur les cuiſſes, les jambes, les empêchoit d'aller. On leur trouvoit des vers dans les narines, aux racines des cornes, &c. Lanciſi les attribue à des inſectes qui y avoient dépoſé leurs œufs. Les vaches, qui pouvoient donner du lait à leurs

An. av. J. C.

 veaux, guériſſoient pour la plupart, mais leurs veaux périſſoient.

On leur trouva dans *l'omaſus* une maſſe de foin, noire, ſemblable à ce que Pline appelle le tuf des geniſſes, *Juvencarum tophus*, & dans le langage de l'Art, *agagropile*. Lanciſi l'attribue aux poils que ces bêtes enlevent avec leur langue, & qui tombent, mêlés avec la ſalive, dans leur eſtomac. Ramazzini ajoute que cette maſſe dure étoit fortement adhérente aux parois de l'omaſus, d'une odeur inſupportable, & la regarde comme le foyer du mal & de l'infection, comme le premier produit du miaſme contagieux : *illud verò corpus durum & compactum ad inſtar calcis quod in omaſo obſervatur, primum productum eſſe contagioſi miaſmatis pro certo habeo, dùm tacitè ſævitiam ſuam exercens, ſtomachicum fermentum labefactat & corrumpit* (a).

Dans quelques-uns, on ne trouva d'autre marque de la Maladie que cette maſſe dure ; mais dans le plus grand nombre, on obſervoit des hydatides à la ſurface des viſceres, tels que le cerveau & les poumons, quelquefois des veſſies qui ne renfermoient autre choſe qu'un air infect,

____

(a) V. Ramazzini, de Contag. epid. An. 1711.

& qui frappoit vivement l'odorat lorſqu'on les An de J. C.
ouvroit : on leur trouvoit preſque toujours des
ulceres à la racine de la langue , & à ſes bords
des veſſies pleines de ſéroſité. Dans l'ouverture d'un bœuf , mort le ſixieme jour , on
trouva le foye , les inteſtins , les poumons
ſphacelés ; dans un autre , le cœur & le cerveau
preſque fluides ; dans pluſieurs , quelques taches
livides aux poumons ; mais les ulceres à la bouche ,
au gozier & à l'éſophage , étoient ce qu'on trouvoit le plus fréquemment.

Lanciſi avoue qu'on ne trouva aucun remede
efficace contre une ſi cruelle Maladie. Selon lui ,
les ſétons & les cauteres actuels furent les ſeuls
ſecours qui réuſſirent le mieux. Ramazzini confirme cette obſervation par la ſienne , & prouve ,
en Médecin habile , que l'eſcarre & les ulceres
qu'on procure à la peau , dans ces circonſtances ,
au moyen d'un fer chaud & d'un ſéton , ſont les
moyens les plus capables d'emmener la révolution critique la plus heureuſe : *indiget enim
natura aliquo emiſſario.* Il aſſure que tous les bœufs
dans leſquels un ſéton ou des puſtules avoient
procuré un écoulement de matiere fœtide , épaiſſe
& purulente , en rechapperent ſans retour de
Maladie : ce qui confirme bien ce paſſage de

H 3

 l'Oracle de la Médecine : *quidquid suppuratur non revertitur ipsa namque maturatio simul & judicationis & excretionis rationem habet.* (*Hipp. lib. VI. epid. sect. III. v. 7. p. 1175. Foës.*) Aucun bœuf ne guérissoit, dit Ramazzini, sans éprouver quelque éruption de pustules, qui suppuroient, ou sans quelque ulcere à la peau fait par l'art ou par la Nature.

Lancisi recommande l'usage intérieur des cordiaux mêlés aux acides. Ramazzini celui du quinquina à la dose de trois onces infusées dans douze onces d'eau cordiale : celui du camphre, la décoction des plantes ameres & vulnéraires, telles que le dictam de Crete, la centaurée, la gentiane, la tormentille, &c. Il conseille de leur laver la bouche avec un mêlange de sel & de vinaigre ; & lorsque la déglutition est empêchée par la présence de quelques croutes qui bouchent le passage, on se sert d'un bâton de saule enduit de beurre, qu'on enfonce dans le gosier.

Quant aux remedes externes & préservatifs, Lancisi conseille les sétons, les cauteres ; Ramazzini, la perforation des oreilles ; Fantastus, celle des cornes, par une espece de trépan ; & de percer jusqu'à la moëlle. On recommanda l'usage des fumigations avec le galbanum, les

baies de genievre, les autres plantes aromatiques. An. av. J.C.
Ramazzini conseille de gratter les murs des
étables & d'y passer un nouvel enduit. Ce que cet
Auteur dit touchant la sépulture de ces animaux,
mérite d'être remarqué. Il est d'avis de les enterrer avec leur peau, & d'y jetter dessus beaucoup de semences de chiendent & d'autres plantes
semblables, qui puissent absorber le *liquamen*
des cadavres : il rapporte à ce sujet un passage
mémorable de Forestus (*a*), qui dit, dans ses
Observations, qu'après une peste qui s'étoit ap-
paisée en Hollande, il y eut une consultation
parmi les Médecins pour savoir s'il falloit couvrir de chaux ou de pierre le cimetiere d'un
vieux Temple, qui étoit couvert de cadavres. Le
résultat fut de les couvrir de terre & d'y répandre
beaucoup de semences de diverses plantes, sur-
tout de chiendent, afin que venant à croître,
toutes les ouvertures, tous les vuides fussent
remplis, le *liquamen* absorbé, & les mauvaises
exhalaisons interceptées ; ce qui fut exécuté.

On disserta beaucoup en Italie sur l'origine
de la Maladie : mais il fut constant & consigné

____

(*a*) Lib. 6. Obs. 25. in schol.

 dans les actes publics (*a*) , que des Marchands de Dalmatie ayant , suivant leur coutume , fait passer du gros Bétail de Hongrie dans les terres de Venise en 1711 , abandonnerent un de leurs bœufs dans la campagne ; que ce bœuf ayant été trouvé par un Domestique du Comte Borromée , fut mis avec d'autres dans une étable , où il mourut quelques jours après , & infecta si bien ceux qui y étoient , que tout le troupeau du Comte fut entierement détruit , en très-peu de jours , à l'exception d'un seul , auquel on avoit établi un séton au cou. Du territoire de Padoue , le mal se répandit , en très-peu de temps , dans le Milanez , le Duché de Ferrare , la Campagne de Rome , le Royaume de Naples , &c. où il fit périr presque tout le gros Bétail. On n'avoit ob-servé en Italie aucune altération dans l'air , les eaux ou les pâturages ; les saisons avoient été belles & très-bonnes ; & on fut convaincu que le premier foyer du mal avoit été le bœuf emmené de Hongrie.

Dès-lors on ne s'occupa plus qu'à découvrir les voies de communication : & sur la remar-que que Borromée avoit faite , que sans au-

____

(*a*) V. Ramazzini , ibid.

cune communication vifible d'un troupeau voifin An de J. C.
à l'autre , le mal avoit paffé dans des lieux
éloignés , quoiqu'il y en eût d'interpofés , qui
n'étoient point attaqués; Lancifi , dans une lettre
qu'il lui adreffe , lui répond que le mal a pu fe
répandre par des étoffes , des habits , & même
par d'autres efpeces d'animaux , ou par les
hommes: il s'appuye des obfervations femblables
faites plufieurs fois , en temps de pefte , parmi
les hommes. Il rapporte l'exemple d'un Payfan ,
qui avoit été dans l'étable d'un troupeau infecté ,
& qui étant entré enfuite dans une autre , avoit
fubitement communiqué la Maladie à celui qui
étoit fain. Il rapporte encore ce que lui avoit écrit
le célebre Vallifnieri , que les chiens avoient porté
la Maladie d'un endroit à l'autre , & conclut
que la contagion peut fe répandre ainfi dans
des lieux fort éloignés , & d'une maniere infen-
fible.

Quant au principe de la Maladie , il admet
un levain âcre, mordant, corrofif , d'une nature
arfenicale, capable de produire cette prodigieufe
variété d'accidens qui arrivent aux bœufs , fuivant les divers organes fur lefquels le venin fe
dépofe.

Pour bien établir la cure , il obferve que

 les bœufs les plus maigres & les plus foibles, font ceux qui y font le moins expofés, ou qui en guériffent plus facilement, lorfqu'ils en font atteints ; que le venin occupe d'abord le nez , le palais , les glandes de la gueule , de l'éfophage & de la trachée artere , avant de pénétrer plus avant , & que rien n'a mieux réuffi aux bœufs que les fétons ou les cauftiques appliqués aux environs de ces glandes. Sur ces principes , il propofe de faire enforte , 1°. que les bœufs ne deviennent trop gras : 2°. que le venin ne pénetre pas dans les premieres voies ou dans le fang de ces animaux , fans les avoir préparés par quelque antidote : 3°. que s'il y pénetre, on lui ouvre quelque iffue par les cauftiques & les fétons.

Pour remplir le premier objet , il fait retrancher à ces animaux une partie de leur nourriture: pour le fecond , il confeille d'oindre & d'arrofer deux fois le jour les nafeaux , le palais & la langue des bœufs avec un mélange de vinaigre , d'ail, de foufre , de fel , de fauge , de baies de genievre & d'huile commune ; il allegue l'heureux fuccès de ce remede dans la Tofcane & l'Etat Eccléfiaftique. Il rejette la faignée & la purgation comme des remedes pernicieux. Enfin il recommande extrêmement les fétons au col, aux cuiffes &c. foit avant, foit durant la maladie pour remplir le troifieme objet.

M. Cogroffi, Médecin de Crême, dans une lettre adreffée à Vallifnieri, admet pour principe de la maladie une infinité de vers invifibles, qui caufoient tous les fymptômes : il s'appuye pour faire valoir fon opinion, des obfervations de Redi & de Ceftoni fur les vers qui produifent la gale : du fentiment du Pere Kircher fur le principe de la pefte ; enfin d'une infinité d'obfervations qui femblent fortifier fon opinion, ou la rendre probable. Vallifnieri tombe d'accord avec lui fur cette aithiologie ; & ces deux Auteurs font conduits par cette théorie à l'ufage des antiver-mineux dans la maladie. Ils propofent les fuffu-migations faites avec les matieres fulfureufes ou bitumineufes, propres à étourdir & à écarter, difent-ils, les petits vers ; les onctions d'huiles antivermineufes ; la diette, les fétons & les cauteres comme Lancifi, les précautions les plus exactes contre les effets de la contagion. Vallif-nieri veut que ceux qui ont foigné les malades, brûlent leurs habits ou du moins les parfument avec foin : & il croit que ces mêmes habits, re-pris, l'année d'après, fans précaution, ont été caufe du retour de la même maladie dans le territoire de Padoue. Il propose pour la combattre, les préparations mercurielles, des décoctions faites avec les anthelmintiques & injectées dans les veines des pestiférés. Il finit par dire qu'il ne prétend pas établir ce système comme infaillible, & encore moins assurer que les levains arsenicaux & malins ne puissent être la cause des maladies pestilentielles. Ce Médecin célébre, accoutumé à donner pour douteuses les choses douteuses, pour vraies celles qui le font, pour probables celles qui sont probables, ajoute avec modestie ces paroles si expressives & si dignes d'un grand homme. » Je mets, dit-» il, cette hypothese des vers pestilentiels au » rang, au moins, des choses probables; & comme » nous autres Médecins (à parler entre nous) » dans la recherche des causes internes des ma-» ladies, jouons à qui devinera le mieux, il » nous faut bien d'autres preuves & d'autres ex-» périences avant que d'établir un système pour » évident. Pour moi, je n'entreprendrai jamais » de décider une question si difficile, qu'après » avoir travaillé de mes propres mains sur les » sujets & vu de mes propres yeux. Peut-être » que c'est une de ces choses que Dieu veut

» nous tenir cachées, & sur laquelle notre pos- An de J. C.
» térité travaillera aussi inutilement que nous (a) ».

M. Morandi, Médecin à Final, dans le Duché de Modène, écrit à Vallisnieri que les remedes mercuriels éprouvés sur cinq bœufs & trois vaches malades, avoient déja produit un bon effet, & sembloient promettre un succès complet. Mais, Morandi auroit dû attendre l'effet définitif des remedes mercuriels, avant d'écrire sa lettre ; & la vérité est que ces remedes ne répondirent point à l'idée qu''il s'en étoit formée, & que tous périrent, suivant Lanzoni (b).

Ramazzini ne s'écarta pas beaucoup des principes qu'avoit établis Lancisi : il insiste encore plus que lui sur le danger de la communication, & entre dans les plus petits détails à ce sujet. C'est lui qui est l'auteur de ces paroles mémorables : *Ubi enim de morbo contagioso agitur, numquam satis cavemus, dùm cavemus.* On fut attentif à tout : non-seulement au danger de la contagion, mais à celui qui pouvoit résulter de l'usage de la chair de ces animaux. Il fut prouvé suivant Cogrossi (c), que deux paysans

____

(a) Réponse de Vallisnieri au Docteur Cogrossi.
(b) V. Acta eruditor. an. 1713 & 1714.
(c) V. Journal de Venise, tom. X. p. 141.

 s'en étant nourris, en eurent une diarrhée violente : Vallifnieri ajoute à ce fait un exemple, rapporté par Mercurialis, d'une maladie peftilentielle des animaux, obfervée en 1617, qui avoit paffé de cette maniere aux hommes, & conclut, que quelque expérience contraire qu'il y ait, le plus sûr eft de ne point manger de la chair des bœufs malades.

Les obfervations de tous ces Auteurs ayant éclairé les Magiftrats & les Particuliers fur les moyens qu'il falloit employer pour fe tenir en garde contre ce fléau ; plufieurs perfonnes éprouverent l'effet de leurs fages confeils. Les Princes Phamphile & Borghefe ayant pris les plus fages mefures pour empêcher la communication de leurs bêtes avec tout ce qui pouvoit être fufpect, fauverent leurs troupeaux, au milieu de l'infection.

Tandis que d'un côté la maladie qui avoit pris naiffance en Hongrie, s'étendoit dans l'Italie en 1711, Scroëkius l'obfervoit dans le même temps en Allemagne fur les bœufs. Cet Auteur explique en peu de mots & la maniere dont elle fe communiquoit, & celle dont elle affectoit ces animaux. » Sur la fin de l'Eté, dit-
» il, cette pefte, qui a fait tant de ravages, en

» Allemagne, parmi les bœufs, après s'être éten-
» due de la Hongrie vers le Danube, parvint
» par communication, jusqu'au territoire d'Auf-
» bourg & aux pays voisins, où elle fit un ra-
» vage affreux. Il fut constant qu'elle ne s'étoit
» répandue que par contagion. La bave, que
» les bêtes malades répandoient dans les pâtu-
» rages, les infectoit & communiquoit ainsi la
» maladie à ceux qui venoient paître au même
» endroit : & il est vraisemblable que cette ma-
» tiere âcre, passant par la bouche, l'éfophage,
» les estomacs, les boyaux les infectoit, & y
» causoit une irritation, qui se communiquoit
» bientôt aux nerfs, d'où naissoient des mouve-
» ments spasmodiques. La constriction des vais-
» seaux, qui en étoit la suite, donnoit lieu à des
» stases, des inflammations, & le tout se tour-
» noit en pourriture. Dans les uns, la langue
» étoit enflammée, couverte de vésicules rouges;
» les excrétions sanguinolentes, de la même ma-
» niere que dans les dyssenteries malignes. Les
» principaux symptômes de la maladie, au com-
» mencement, étoient la difficulté de respirer &
» une chaleur plus que naturelle. On trouvoit a-
» près leur mort les boyaux voisins du foye, cou-
» verts de bile, & les estomacs enflammés ».

An de J. C

Scroëkius , pour toutes ces raisons l'appelle *dyssenterie maligne* (a). Ce nom prévalut quelque temps en France & en Allemagne. La dénomination de Lancisi fut pour l'Italie : celle de Ramazzini fut adoptée sur-tout par les Médecins de Geneve. Cette diversité d'opinions sur la dénomination d'une maladie, prouve combien il est difficile de les bien caractériser.

Les premiers Physiciens de l'Europe s'occuperent beaucoup de la recherche des causes qui avoient pû donner lieu à la maladie : mais la plûpart de leurs conjectures furent rejettées : & on fut obligé de s'en tenir aux faits. Le sentiment le plus probable sur son origine, mais qui fut encore combattu par les Médecins de Geneve, fut celui de Gerbezius, Médecin de Laubach, dans la Carniole. Cet Auteur fait remarquer qu'en 1710, on observa dans la Hongrie une grande quantité de cigales & de sauterelles, qui étant mortes sur la fin de l'Eté, avoient infecté les feuilles & les herbes, leur avoient communiqué une qualité pernicieuse & deleterre, capable de produire les maladies des bestiaux : voilà

(a) Voy. D. Lucæ Scroëkii , Constit. epidemica August. an. 1711.

pourquoi

pourquoi les Magistrats de la Carniole défen-
dirent alors de manger de la viande d'aucun
pourceau nourri dans les bois de Hongrie ou
de Croatie, de peur qu'ayant avalé avec le gland
le corps de ces insectes, dont les bois étoient
encore couverts, ils n'en fussent infectés.

En 1714 le Piemont, qui s'étoit garanti jusqu'alors de la contagion, commença à en éprouver les atteintes. M. Fanton, alors Professeur en
Médecine à Turin, fit monter la perte de ce
pays à soixante-dix mille bêtes à corne.

C'est par le Piemont que la maladie s'introduisit la même année en France, & attaqua avec la
même fureur les bestiaux du Dauphiné, du Lyonnois, de la Bourgogne, de l'Orléanois & généralé-
ment de presque toutes les Provinces septen-
trionales de la France : du côté de l'Allemagne
elle pénétra dans l'Alsace. Le Brabant, la Hollande s'en ressentirent également. La Hollande
perdit alors plus de deux cent mille bêtes à
cornes. Le commerce l'introduisit en Angleterre,
où elle fut aussi meurtriere qu'en France & en
Italie.

Elle fut observée en France à peu près avec
le même soin qu'elle l'avoit été en Italie. Le
territoire de Geneve, le Pays de Gex éprouverent

I

An. de J. C. la même calamité. Ce fut à cette occasion que les Médecins de cette République publierent en 1715 leurs refléxionss à ce sujet (a) , & tâcherent d'établir le rapport qu'ils croyoient trouver entre la maladie des bestiaux & la petite vérole des hommes , suivant le sentiment de Ramazzini , dans la vue de conduire à un traitement méthodiqne & plus sûr. Mais malheureusement la malignité de la maladie déconcerta la sagacité des Médecins,& résista aux remedesqui paroissoient les mieux indiqués dans ce cas. On s'en tint à peu près à ceux que Lancisi & Ramazzini avoient prescrits. A la fin on ne vit d'autre ressource , dans quelques parties d'Italie , pour mettre fin à ce fléau , que de tuer toutes les bêtes malades. Ce moyen fut proposé par Lancisi , mais ne fut point exécuté.

Les Médecins de Geneve ont prétendu que si on avoit pris de plus justes mesures du côté du Piémont , la maladie n'auroit pas pénétré en France : mais les ordres qu'on avoit donnés pour empêcher la communication furent négligés ou mal exécutés. Cependant , le Gouvernement s'en

(a) V. Réflexions sur la maladie du Bétail , par la Société des Médecins de Genéve , 1715 ; & Paris 1745, in-12.

occupa très-ſerieuſement : M. Herment, Docteur
en Médecine de la Faculté de Paris, & Médecin du Roi, M. Drouin, premier Chirurgien
des Gardes du Corps, furent envoyés ſur les
lieux infectés, tandis que les Intendants des
différentes Provinces employoient des Médecins
& Chirurgiens éclairés, de toutes parts, au traitement de la maladie. Il parut alors pluſieurs
écrits. Après celui des Médecins de Genève, on
diſtingua en France ceux de M. Herment, de M.
Drouin, & de M. Guillo, qui furent in-
férés dans le Recueil des Médecins de cette
ville. La Faculté de Médecine de Paris porta
ſon jugement ſur quelques Mémoires qui parurent alors, & qu'elle déſaprouva publique-
ment (a).

La maladie préſenta en France les mêmes

____

(a) V. Jugement de la Faculté de Médecine de Paris
ſur les Mémoires qui courent touchant la mortalité des
Beſtiaux. Paris, 1714, in-4. Il paroît que la Faculté de
cette Ville, qui avoit alors M. Hecquet pour Doyen,
eut principalement en vue, dans ce jugement, un Ouvrage ſur cette matiere, dreſſé ſous les yeux de M.
Helvétius, ſur la prétendue bonté duquel elle vouloit
déſabuſer le public.

 accidens qu'on avoit obfervés en Italie & en Allemagne : mais , on rencontra la même difficulté qu'ailleurs , c'eft-à-dire , celle de la bien caractérifer & de la guérir. La diverfité des noms qu'elle reçut , & les mauvais fuccès dans le traitement , font des preuves de ce qu'on avance.

Tant qu'on croira en Médecine que tout ce qu'on a fait eft bien ; que la fcience des phrafes eft celle de l'Art : tant qu'on s'imaginera qu'on doit claffer les maladies à raifon du fiége qu'elles occupent ou d'un fymptôme particulier qu'elles préfentent , fans faire attention à la nature du principe qui les produit , & à l'enfemble des fymptômes ; on verra toujours ce qui eft arrivé en 1714 , c'eft que d'une maladie on en fera trois , & même plus , qui paroîtront toutes différentes entre elles. De-là , la confufion des mots , des idées , des chofes ; de-là , la néceffité un jour d'une fynonimie pour les maladies , femblable à celle du Pinax de Gafpard Bauhin pour les plantes. Ce que Ramazzini appella *petite-vérole* , fut une *dyffenterie* pour Scroëkius , une *pefte morveufe* pour Lancifi. Il faut bien , dit-on , fe conformer à l'ufage. Oui : mais , pour s'entendre , on nous permettra de dire que cette maniere

de voir & de caractériser les Maladies par le An. av. J. C.
symptôme le plus apparent, n'est pas la meilleure. Quand bien même un virus seroit un pro-
tée, qu'il prendroit presque toutes les formes
des maladies, il seroit encore possible de le définir, de le faire connoître, de le distinguer des
autres; mais lorsqu'il n'en prend que deux ou
trois constantes, il est alors bien plus aisé de le
caractériser par ces trois.

Cette maladie se manifesta par trois accidens
remarquables; par un écoulement morveux, par
un flux dyssentérique & par une éruption exanthématique à la peau & à l'entrée des premieres
voies. On est très-porté à croire, avec M. Vitet,
qu'on doit distinguer plusieurs especes de pestes
parmi les animaux, comme parmi les hommes.
Celle-ci étoit donc une peste *dyssentérique*, *mor-*
veuse, *exanthématique*. Lorsque la force du venin agissoit sur la membrane pituitaire ou sur
les parties qu'elle recouvre, il y avoit alors un
écoulement morveux très-considérable, qui formoit ce que Lancisi appelle le *malis* des Grecs:
le mal se bornoit quelquefois à ce seul symptôme, & l'animal mouroit sans en éprouver d'autres. Lorsque le virus se portoit en très-grande
abondance dans les premieres voies, il survenoit

 un flux dyssentérique : enfin, lorsqu'il pouvoit se faire jour du côté de la bouche ou par les voies cutanées, il y avoit non-seulement un écoulement de bave, mais une quantité de boutons dans l'intérieur de la gueule de l'animal ou à la peau ; ce qui arrivoit ordinairement vers le cinquieme ou sixieme jour : avant cette époque, l'animal éprouvoit des alternatives de froid & de chaud, des mouvemens convulsifs, des redoublemens de fievre, & les autres symptômes dont on a fait mention, tel que l'accablement qui accompagne toujours les fievres pestilentielles.

Pour traiter cette maladie aussi heureusement qu'il étoit possible, il falloit donc l'envisager sous ses trois faces principales, & varier le traitement à raison de ces trois grands accidens : c'est ce que MM. Herment & Drouin paroissent avoir fait. Ils la considérerent sous trois points de vue, comme *catharre* ou *fonte*, comme *petite-vérole maligne*, & comme *flux de sang*.

M. Herment avoit observé qu'il distilloit d'abord des yeux & des naseaux une sérosité gluante & corrosive, mêlée quelquefois de sang, & que lorsque cette évacuation se supprimoit, les bêtes périssoient tout d'un coup, par la toux, la difficulté de respirer, le sifflement & le râlement.

Il lui parut donc très-important d'entretenir cet An de J. C.
écoulement : pour cela, il conseille de leur mettre un bâillon de genet vert ou de coudrier,
pour les faire baver pendant une heure, deux
ou trois fois par jour, & de leur laver l'intérieur de la bouche avec un mêlange de vinaigre,
de poivre, d'ail & de sel. Lorsqu'ils peuvent
manger, il est d'avis de leur donner une once
de saffran des métaux, & demi-poignée de grai-
nes de genievre écrasées, avec autant de verjus,
le tout mêlé avec du son. S'ils ne le peuvent pas,
il faut, dit-il, leur donner ce reméde dans du
vin, & deux heures après, leur donner de l'eau
blanche avec un peu de miel, plusieurs fois le jour.
Il recommande les poudres sternutatoires, telles que le tabac, l'hellebore, ou leur décoction
mêlée avec le jus de poirée en injection. Il dit
que ces remédes agissent mieux, si on fait pré-
céder les fumigations avec l'encens, le bois de
genievre, &c. Cet Auteur recommande aussi la
vapeur du soufre, mais on doit le supprimer, à
cause de son action sur les poumons. Il recommande encore la saignée au commencement de
la maladie, & les purgatifs, lorsque ces animaux
sont dans l'accablement ; les purgatifs composés
avec le tartre-émétique, le syrop de nerprum,

 ou bien avec l'afarum ou la gratiole. Après les purgatifs, il conseille un sudorifique, à donner trois jours de suite, fait avec un mélange d'une once de cryſtal de ſuie de cheminée; de cloportes, de cinabre, ou d'enula campana, & d'ariſtoloche en poudre, de chaque demi-once, dans un demi-ſeptier de vin chaud avec un verre d'eau-de-vie.

Pour remédier à la dyſſenterie, il ordonne d'abord les lavemens avec les plantes émollientes, enſuite la rhubarbe, le diaſcordium, & enfin les aſtringens & les eaux ferrugineuſes.

Pour faciliter l'éruption, il preſcrit le cryſtal de ſuie de cheminée.

Parmi les ſecours préſervatifs, on conſeilla l'uſage des eaux ferrugineuſes.

M. Drouin conſidéra la maladie comme une eſpece de petite-vérole, à l'exemple de Ramazzini. Il fonde tout l'avantage du prognoſtic qu'on peut établir ſur une éruption complette de boutons, & aſſure que tous les animaux qui en avoient guéri, avoient été couverts de gale, ou que le poil leur étoit tombé. D'ailleurs, il preſcrit à peu près les mêmes remédes que M. Herment pour remédier aux divers accidens : mais malheureuſement on ignore quel en fut le ſuccès. Quant aux ſymptômes internes,

cet Auteur, qui fut témoin de l'ouverture de
plus de deux cents bœufs ou vaches morts ou
malades, observa constamment que l'estomac de
ces animaux, qu'on appelle le *livre*, *pseautier* ou
feuillet, étoit d'une dureté si considérable, qu'à
peine la hache pouvoit-elle se faire jour à travers. Il ne regarde pas cette dureté comme la
cause de la maladie, mais comme un effet de
la violence de la fiévre. En général, l'épiploon,
le méfentére, les inteftins gréles étoient très-en-
flammés & parfemés de taches livides. La véficule du fiel, dans les uns, contenoit une bile femblable à de la poix fondue, ou au marc de caffé;
dans d'autres, comme une eau claire & fans
confiftance : le cerveau étoit prefque toujours
dans fon état naturel : les poumons fouvent enflammés & ulcérés : le foie, la ratte & les reins
très-peu altérés ; l'inteftin rectum très-fouvent
ulcéré : M. Herment l'avoit obfervé garni de
puftules. Il en conclut que c'étoit une maladie
très-inflammatoire, & regarde la faignée fur-tout
comme le plus grand fecours qu'on pût admi-
niftrer. Ce qu'il y a de plus intéreffant dans l'Ouvrage de M. Drouin, c'eft que parmi les préfervatifs prefcrits, il recommande fur-tout d'herber les bœufs, & de leur mettre des fetons au

 cou & au-deſſus de la queue. Il cite pluſieurs endroits en France où ce préſervatif avoit réuſſi.

C'eſt d'après ces Auteurs, que les Médecins de Genêve chercherent à établir le rapport qu'ils crurent exiſter entre cette maladie & la petite-vérole des hommes, dans laquelle on obſerve quelquefois un flux dyſſentérique & une ſalivation, ſur-tout dans le genre confluent. Sur ce principe & par analogie, ils forment un plan de traitement le plus convenable dans cette maladie, & ſe décident pour la méthode antiphlogiſtique. Mais on ignore ſi ce traitement fut adminiſtré, & ſuivi de quelque ſuccès.

M. Guillo, Profeſſeur en Médecine à Beſançon, dans le rapport qu'il fit de la maladie par ordre de M. l'Intendant, n'ajouta rien de nouveau à ce que les autres Auteurs avoient remarqué ; il confirma leurs obſervations, ſur-tout la bonté du prognoſtic, fondée ſur l'éruption de petits boutons, qui ſe faiſoit conſtamment dans tous les bœufs qui en rechappoient, & qui étoient tous, pour me ſervir de ſes propres termes, extraordinairement galeux, dans ce cas. Il dit que les petites veſcies qu'on obſervoit ſur la langue & dans l'intérieur de la bouche, étoient rouges avec un cercle bleu tout autour. Il en remarqua

aussi dans les naseaux. Dans le système qu'il pro- An de J. C.
pose sur la cause de cette maladie , il agite cette
intéressante question : savoir si la chair de ces
animaux est nuisible à ceux qui en mangent, &c ?
Il rapporte à ce sujet deux faits, dont l'un prouve que l'usage en est très-dangereux , puisqu'une
famille entiere périt en Dauphiné pour s'en
être nourrie ; & l'autre semble favoriser l'opinion contraire. Il recommande les purgatifs faits
avec l'aloës , le jalap , le diagrede , le foie d'antimoine , &c. & les sudorifiques avec les fleurs
de soufre , la suie de cheminée , &c. (a)

Pour traiter les boutons qu'on observoit constamment aux environs de l'anus & de la langue,
& qu'on désigne gros comme des pois , on conseilla de les ouvrir avec une cuiller ou une piece
d'argent , & de les frotter avec du lierre terrestre
broyé.

On remarqua en général dans cette maladie ,
que le sang étoit altéré dans sa couleur , & d'une
consistance plus forte que dans l'état naturel. Le
coagulum se formoit subitement : il étoit quelquefois si épais, qu'en ouvrant la veine , il ne

(a) V. Rapport & système de M. Guillo , dans le Recueil des Médecins de Genève , 1745.

 pouvoit fortir des vaiffeaux. M. Herment dit qu'il étoit toujours gangrené.

Cette maladie fe foutint quelque temps en Europe, parmi les Bêtes à cornes. Jean Meyer, premier Médecin de l'Electeur Palatin, écrivant à Scroëkius, lui marque que des payfans ayant tué un bœuf qui en étoit attaqué, & dont le foie & les poumons fe trouverent viciés, il leur furvint des charbons aux bras, une fiévre aiguë, avec vomiffement & diarrhée putride. Il ajoute que deux chiens ayant mangé de fa chair, en étoient morts le même jour (a). Tous ces exemples devroient bien rendre les hommes un peu plus attentifs aux dangers de la contagion.

On lit dans les *Tranfactions philofophiques*, N°. 358, & dans les *Inftructions & Avis donnés aux habitans des Provinces méridionales de la France*, p. 17 (b), que la Maladie ayant

____

(a) V. Scroëkii, Conftit. Auguft. 1711 & 1712.

(b) V. Inftructions & Avis aux habitans des Provinces méridionales de la France, fur la maladie putride & peftilentielle qui détruit le Bêtail ; publié par ordre du Roi. Paris, 1775, de l'Imprimerie Royale ; in-4°.

Cet Ouvrage de M. de Montigny, Commiffaire du

paſſé en Angleterre en 1713 , le Gouvernement An de J. C.
ne vit d'autre moyen d'en arrêter le cours ,
& de garantir le grand nombre de bêtes ſaines
qui en étoient menacées , que d'immoler toutes
celles qui étoient infectées , en ſuivant l'avis que
Lanciſi avoit donné à ſa patrie. Batz fut envoyé
ſur les lieux pour faire exécuter cet ordre ; &
le ſacrifice fut d'environ ſix mille , dans les Provinces de Midleſex , d'Eſſex & de Sury. La
contagion y fut éteinte en moins de trois mois :
tandis que la Hollande , qui s'obſtina à chercher inutilement des remedes contre elle , eut
le malheur de ne voir la fin de ſes ravages qu'au
bout de trois ans.

Les Anglois ſont donc , comme on voit , le
peuple d'Europe qui a donné le premier l'e-
xemple d'une pareille conduite : & en effet ,
lorſque l'incurabilité d'une maladie ſemblable eſt

Conſeil , de l'Académie Royale des Sciences , renferme
tout ce qu'il y a de plus eſſentiel à connoître ſur les
précautions & les meſures qu'on doit prendre pour mettre
les animaux à l'abri de la contagion. Il eſt fait pour ſervir de guide dans toutes les circonſtances ſemblables.
Tout y eſt marqué au coin de la ſageſſe , & fondé ſur
les meilleurs principes de Phyſique & de Chymie.

 bien conſtatée par des expériences multipliées , c'eſt perdre un temps précieux que de chercher d'autre moyen d'en arrêter le cours.

Outre les raiſons politiques qui déciderent le Gouvernement Anglois à prendre ce parti, comme le plus prompt & le plus ſûr , il y en avoit d'autres bien capables de l'y déterminer : d'une part, la certitude phyſique où l'on étoit que le levain de la maladie avoit été apporté des pays infectés ; & de l'autre , l'exemple des mauvais ſuccès dans les différentes tentatives miſes en uſage par les autres Peuples d'Europe. L'expérience a appris depuis, que le maſſacre des animaux peſtiférés , dans certains cas, eſt l'unique moyen de faire ceſſer entiérement la contagion.

1712. En 1712, on obſerva , aux environs d'Auſbourg , une autre eſpece de peſte parmi les chevaux , qui ſe communiqua aux bœufs, aux bêtes fauves , aux porcs , oyes , poules - d'inde , &c. Elle ſe manifeſtoit principalement par des tumeurs dures qu'on appercevoit ſur la poitrine & aux aînes ; ces tumeurs faiſoient bientôt des progrès , s'étendoient aux parties voiſines , & faiſoient périr ces animaux

en très-peu de temps. On les attribua à la piquûre des frélons, qui furent très-fréquens cette
année, & qui s'étoient nourris dans les chairs
putrides des bœufs, morts l'année précédente,
& qu'on n'avoit pas enterré affez profondément.
Ce qui fortifia cette opinion, fut l'obfervation
de Jean Muralt, inférée dans les *Ephemerides
des Curieux de la Nature* (a), qui prétendit avoir
trouvé un aiguillon noir implanté dans une de
ces tumeurs, à l'aîne d'un cheval. L'humeur qui
y étoit contenue étoit fi cauftique, qu'un païfan
ayant voulu couper d'un coup de hache le pied
d'un cheval mort, qu'on n'avoit pas enterré affez
profondément; le fang qui en fortit, ayant rejailli
fur un de fes yeux, y caufa une tumeur inflammatoire qui fe communiqua en très-peu de temps
aux parties voifines, & fit enfler fa tête au point
de mettre le malade en danger de mort. Parmi
les remédes qui furent employés avec le plus de
fuccès, un mêlange de thériaque, d'ail, de bol
d'Arménie, de nitre & de vinaigre, fut celui
qui réuffit le mieux fur ces animaux : les fcarifications fur la tumeur & l'extirpation fur-tout,
fauverent la vie à d'autres. Cette Maladie épi-

(a) Déc. 2. An 1. Obf. 16.

 zootique ne paſſa pas les environs d'Ausbourg, & dura depuis le printemps juſqu'à la fin de Juillet (a).

A peu près dans le même temps & dans les mêmes circonſtances , c'eſt-à-dire durant & après la peſte des bœufs , on obſervoit en France des tumeurs ſur les chevaux & ſur d'autres animaux qui paroiſſent être de la même nature que celles dont Scroëkius parle. Ce qui pourroit faire conjecturer que c'étoit le même principe de maladie , qui ayant paſſé par communication des bœufs aux chevaux , ſoit par la voie des frélons , ſoit par toute autre , prenoit une autre forme ſur ceux-ci ; ce qui arrive ſouvent dans les paſſages de certaines maladies d'une eſpece à l'autre.

Quoi qu'il en ſoit , M. Herment, dans ſes *Remédes pour préſerver & guérir les Chevaux & les Beſtiaux* , &c. fait mention de tumeurs ſemblables qu'il décrit exactement. » Dans pluſieurs » Provinces, dit-il, on obſerve que les chevaux » & beſtiaux ſont frappés d'une eſpece de bou- » ton de farcin, de la groſſeur d'une noix, qui » prend aux flancs & augmente inſenſiblement ,

____

(a) V. Conſtit. Auguſt. an. 1712. L. Scroëk.

» e

» en se communiquant par des fusées jusqu'aux
» bourses, qui grossissent prodigieusement. Les
» vaisseaux voisins de la tumeur s'engorgent au
» point, qu'ils deviennent comme des cordes.
» Cette tumeur est dure, noirâtre, & ne con-
» tient point de pus : & elle ressemble à ces *an-*
» *thrax* qui arrivent aux hommes dans les mala-
» dies contagieuses.

» Quand cette tumeur, que les paysans appel-
» lent *charbon*, se trouve au poitrail ou aux en-
» virons de la tête, les animaux périssent si
» promptement, qu'à peine peut-on leur appor-
» ter du secours.

» Lorsque cette tumeur est accompagnée de
» chaleur considérable & de battemens de flancs,
» il faut commencer par la saignée, & ouvrir
» ensuite la tumeur, en quelque endroit qu'elle
» puisse être, en croix de S. André; laver la plaie
» avec l'eau salée ou l'eau-de-vie, mettre par-
» dessus de la térébenthine délayée avec un jaune
» d'œuf, du miel & de l'eau-de-vie, & panser la
» plaie deux fois le jour avec l'étoupe ou la corde
» effilée.

Il conseille encore l'usage de la Persicaire ou
Curage, *hydropiper*, qu'on appelle encore *herbe*
à charbon. Plusieurs personnes se servirent avec

K

An. av. J. C. beaucoup de succès, selon lui, d'une plume remplie de vif-argent ou mercure, cachetée par les
deux bouts, introduite au moyen d'une lancette
entre cuir & chair au cou, ce qui produit un
écoulement de pus très-considérable. On se servit avec succès, à Fontainebleau, de la viorne,
dont les paysans donnoient les feuilles & les baies
à manger à leurs Bestiaux, tandis qu'ils en met-
toient un morceau au bas du fanon des bœufs
entre cuir & chair, & qu'ils entretenoient quelque temps comme un cautere *. M. Herment
conseille encore les sétons, qui produisent le
même effet.

1712.   A peine l'Italie commençoit à réparer la perte
de ses bœufs, qu'une maladie d'un autre genre,
mais presqu'aussi meurtriere que la premiere,
fit périr la plus grande partie de ses chevaux.
Celle-ci fut observée principalement dans le territoire de Naples & aux environs de Rome. On
remarquoit dans la même Epizootie deux sortes
d'affections bien différentes ; l'une étoit très-
aiguë, l'autre chronique. Lancisi est l'Auteur
de cette Observation.

Dès qu'un cheval étoit atteint de la premiere,

---

* C'est ce qu'on appelle appliquer les *orties*, sur-tout
lorsqu'à la place de la viorne, on emploie un morceau
d'hellebore.

il éprouvoit un frisson général ; il ne mangeoit An. de J. C.
plus ; l'urine étoit totalement supprimée, ce qui
annonçoit un état de douleur & de constriction
spasmodique dans les viscéres du bas-ventre , sur-
tout du côté des reins : on le voyoit mourir dans
l'espace de quarante-huit heures. Dans l'ouverture
de leurs corps, on trouvoit les intestins , l'estomac, l'épiploon enflammés. Heureusement cette
fiévre fut rare & de courte durée : il n'en fut pas
de même de l'autre.

Le cheval qui étoit atteint de celle-ci , commençoit peu à peu à perdre l'appétit : il refusoit les boissons; il étoit triste , abattu , les yeux
fermés , la tête baissée. Le passage des alimens
n'étoit pas intercepté dès le premier jour , mais
les parties voisines du pharinx & du larinx étoient
tellement durcies & tendues , sans paroître
néanmoins douleureuses , que bientôt il ne pouvoit plus rien avaler : si dans cet état on le fati-
guoit par des remédes irritans, la fiévre devenoit
plus forte ; alors l'anxiété redoubloit, la gorge
s'enfloit , la respiration étoit difficile ; on entendoit comme un râlement & un sifflement ensemble. D'autres étoient plus tranquilles & avoient la
langue jaune.

Le prognostic de la maladie s'établissoit sur les

An. de J. C. ſignes ſuivans : lorſque la peau devenoit rude , que l'urine ſe ſupprimoit, qu'il ſurvenoit des mou- vemens convulſifs avec une ſueur froide , l'animal mouroit pour l'ordinaire. Mais lorſqu'il y avoit un écoulement de mucoſité par la bouche & les nazeaux, que les urines devenoient fétides , ou que les jambes s'enfloient , l'animal en réchap- poit ordinairement.

Cette maladie fut appellée par les Médecins hippiatriques d'Italie , *la fiévre épidémique* des chevaux. Lanciſi prétend que c'étoit la même que le *malis* des Grecs. Le ſang qu'on leur ti- roit étoit coëneux comme dans la pleuréſie. L'ou- verture des cadavres découvrit des concrétions polipeuſes dans les cavités du cœur, dans le pé- ricarde ; & des tumeurs lymphatiques autour de l'œſophage, de la trachée-artére , &c.

Les ſentimens furent partagés ſur les cauſes de ces deux maladies ; les uns les attribuerent à l'al- tération du foin & des avoines ; d'autres à des ſels ignés répandus dans l'air & les pâturages. On remarqua que la bave d'un cheval malade étoit capable de les communiquer à d'autres.

Dans la premiere , la ſaignée faite avant le chaud ou dans le friſſon , étoit mortelle ; au contraire, elle produiſoit le plus grand bien dans

la chaleur de la fièvre. On donna avec succès, An. de J. C.
au commencement du paroxifme ou dans le froid,
une demi-once de thériaque, ou quelqu'eau cordiale : dans le cas de foibleffe, on y ajoutoit le
vin blanc. Après les faignées qui furent faites
aux veines jugulaires, aux latérales ; les diuré-
tiques tempérans achevoient la cure. On leur
donnoit pour boiffon de la tifane d'orge avec
le fel polycrefte ; ou l'eau blanche avec le fel
ammoniac. Lorfque le cas l'exigeoit, on employoit avec fuccès le foie d'antimoine : les mafticatoires réuffirent : les lavemens émolliens de
même.

Dans celle qui étoit chronique, les faignées
réuffirent auffi : on les faifoit à la ganache & aux
veines du palais. On employa avec fuccès les
mafticatoires irritans tenus avec un frein dans
la bouche. Les véficatoires ne firent aucun bien.
Les frictions féches, répétées fouvent, réuffirent
beaucoup mieux. Les fétons au cou furent du
plus grand fecours, contre toute attente. Si la
maladie fe portoit aux articulations, ce qui formoit alors ce que Lancifi (a) appelle, avec Vége-

______

(a) V. Lancifi, appendix, de bovillâ p efte differtatio.

An. de J. C. ce , *malis artritica*. Cette métastase annonçoit une guérison prochaine.

1712. Tandis que Lancisi faisoit ses observations en Italie sur les maladies des chevaux ; Jean Adam Gensel en observoit d'autres sur le Bétail , dans la basse Hongrie. Cet Auteur fait observer que l'hiver de 1712 y fut très-rude & qu'il y eut neuf pieds de neige, dans le mois de Janvier. Cette neige fut fondue , vers le milieu de ce mois , par un vent d'Est. En Février & en Mars , il y eut beaucoup de pluies , de brouillards , de grêle , de neige , des orages , & même un tremblement de terre. Le tout fut suivi d'un débordement d'eaux , qui fit beaucoup de dégât dans les Campagnes. Les mois de Juin & de Juillet furent très-chauds , ce qui favorisa la reproduction d'une infinité d'insectes & de reptiles de toute espece , sur-tout de serpens dont la morsure étoit venimeuse ; car , elle étoit suivie , suivant cet Auteur, d'une enflure à la langue, qui ôtoit aux hommes la liberté de parler. On passe sous silence d'autres phénomènes extraordinaires rapportés par l'Auteur , d'ailleurs très-crédule & superstitieux , pour en venir à des faits plus réels.

Il y eut parmi les hommes beaucoup de fiévres intermittentes , irrégulieres ; parmi le Bétail une

Maladie épizootique qui se manifestoit par des pustules blanchâtres à la peau, accompagnées de difficulté de respirer. Lorsqu'on ouvroit ces pustules, il s'en exhaloit une odeur des plus fortes. L'haleine de ces animaux étoit infecte : elle étoit même sensible à quelques pas de distance. Ils mouroient presque tous en poussant de longs gémissemens. On leur trouvoit dans l'estomac après leur mort, comme des pelottes de la grosseur d'une noix, recouvertes d'une membrane si forte, qu'on avoit de la peine à la couper avec un couteau. * Si les chiens touchoient à leurs chairs, ils devenoient enragés (a). A cette description, on reconnoit la clavelée des moutons.

Cette maladie a été observée plusieurs fois en France, sur ces animaux, & c'est quelquefois une de leurs plus meurtrieres. Les Médecins de Genêve rapportent qu'en 1714, on en observa une attaque sur les moutons à Vernier, Village à une lieue de cette Ville. Ces animaux, au commencement de la maladie, étoient dégoûtés & fort abattus : leurs yeux étoient éteints & larmoyans : au bout de quelques jours, il paroissoit

An. de J. C.

1714.

(a) V. Constit. epidemica Hungariæ inferior. An. 1712.

* Ces pelottes n'étoient autre chose que des ægagropiles.

K 4

An de J. C. à la peau des puſtules , qui augmentoient huit ou neuf jours , au bout deſquels elles commençoient à ſe deſſécher , & laiſſoient après leur chûte des taches & des cicatrices ſur la peau , ſemblables à celles que laiſſe la petite vérole ſur les hommes. On voyoit les croutes des puſtules bien ſéparées les unes des autres , comme dans les petites véroles ordinaires diſcrettes. Elles paroiſſoient ſur-tout très-diſtinctement au muſeau & ſous le ventre ; on les appercevoit au toucher, à travers la toiſon, ſur le reſte du corps. Cette attaque ne fut pas meurtriere. Sur un troupeau compoſé de cent vingt moutons, qu'on cite pour exemple , il n'en mourut que quatre ou cinq, ſans qu'on eût fait aucun reméde. On remarque que les petites foſſes ou cicatrices , qui ſuccédent aux puſtules , leur reſtent toute la vie. La maladie étoit alors connue , du côté de Genêve , ſous le nom de *Claviliere*.

M. Aſtruc , dans une diſſertation (*a*) ſur la peſte , ſur-tout ſur celle de Marſeille , où il prouve que cette maladie ne ſe répandit parmi les hommes que par contagion ou l'effet du contact

____

(*a*) V. Aſtruc, Diſſert. ſur la contagion de la peſte, chap. VI. Touloufe , 1724.

des matieres ou corps infectés , cite la maniere An. de J. C.
dont la clavelée des moutons se communique
d'un troupeau à l'autre , & de ces mêmes animaux , aux lapins qui en sont quelquefois attaqués. Il dit que pour que cela arrive , il suffit
que les lapins viennent brouter l'herbe , la nuit ,
dans un endroit où le troupeau a pacagé le jour.
On voit quelquefois des garennes entieres périr
de cette maladie. On n'a d'autre ressource alors ,
que de les faire sortir de leurs trous avec des
furets , & de les tuer à coups de fusil : on passe
le feu sur les herbes que les brebis ont brouté ,
on purifie leurs étables , & on les fait pacager
ailleurs.

M. Astruc ajoute aux symptômes qu'on vient
de décrire , la foiblesse , l'assoupissement , quelquefois le vertige ; la diarrhée , la dyssenterie ,
la petitesse du pouls , suivis d'une éruption de
pustules ou clous de différentes formes.

Ces observations ont été faites souvent en Languedoc , où la maladie n'est point rare. La salu-
brité naturelle de l'air de cette Province , celle
de ses eaux & de ses pâturages ne permettent
pas de former aucune conjecture sur ce qui la
produit dans cette Province. Mais la maniere
dont elle s'y communique , n'est point douteuse.

An. de J. C. Il y a une observation conſtante & familiere, faite par tous ceux qui ſoignent les brebis; qui eſt, que lorſqu'un troupeau malade a été dans un pacage, celui qui vient après, gagne la maladie. Cela s'obſerve, ſur-tout dans la partie du Languedoc qu'on appelle les Cévennes. Il y a dans la partie montueuſe de ce canton, des pâturages excellens, qui ſont le point de réunion de tous les troupeaux des environs. Dans cette émigration, les conducteurs des troupeaux ſont très-attentifs à ce qui arrive; & s'ils apprennent qu'un troupeau infecté vient de paſſer, ils s'arrêtent où ils ſe trouvent, & attendent au lendemain pour aller en avant. Ils ſont dans la perſuaſion qu'il faut au moins laiſſer paſſer une nuit, dont la fraîcheur, jointe à la roſée qui lui ſuccéde, détruit les particules peſtilentielles, capables de communiquer la maladie. Que cette opinion ſoit fondée, ou non, elle eſt généralement reçue dans ce pays, & l'expérience a convaincu que la précaution étoit très-ſage.

On ignore encore les reſſources au moyen deſquelles la nature vient à bout de détruire les corps nuiſibles qui ſe répandent dans l'air & la ſurface du globe. Ce qu'il y a de certain, c'eſt qu'ils ne reſtent pas long-temps dans cet état à l'air libre : ou ils fe combinent avec d'autres principes capables de détruire leur action, ou ils fe diffipent. Il paroît que le grand moyen dont la nature fe fert pour purifier tout, eft l'eau, dont elle lave l'atmofphere & la furface de la terre.

On ne doit pas paffer fous filence une obfervation curieufe, faite par le Docteur Scheuzer, fur les poiffons du Lac de Conftance. Cet Auteur rapporte qu'ils effuyerent une mortalité générale en 1722 ; ce qui détruit l'opinion d'Ariftote, qui avoit exclu les poiffons de la claffe des animaux fujets aux mortalités.

Elle détruit encore l'opinion de ceux qui ont cru que toutes les maladies épidémiques ou générales venoient de l'air. L'Auteur célébre, qu'on vient de citer, dit, dans une lettre à M. Didier, Profeffeur de Médecine à Montpellier, & inferée dans le *Traité de la pefte, fait par ordre du Roi*, pag. 540, qu'on trouva dans tous ces poiffons, la véficule du fiel extrêmement gonflée, & des puftules rougeâtres dans tous les vifcéres. Le fentiment le plus général fur la caufe de cette épizootie finguliere, fut que des chaleurs fubites, obfervées au mois de Mars 1722, & fuivies d'un froid exceffif en Avril, y

An. de J. C.

1722.

donnerent lieu. M. Scheuzer ne rapporte ce fait que pour faire voir que le gonflement de la véficule du fiel eft un accident ordinaire, tant fur les hommes que fur les animaux, dans tous les cas de maladies peftilentielles.

L'année 1729 fut en général très-pluvieufe en Europe, furtout en Italie, où les pluyes continuerent depuis le mois de Septembre 1728 jufqu'au mois de Mai 1729. Le vin, qu'on gardoit dans les tonneaux, éprouva une nouvelle fermentation, & changa de couleur. On obferva beaucoup de maladies en Italie. La partie Septentrionale d'Europe fe reffentit de cette intempérie. Il y eut un Catharre prefque univerfel en Allemagne; les animaux même s'en reffentirent, furtout les pourceaux. *Frederic Læw* (a), qui a laiffé l'hiftoire de cette fiévre catharrale, dit qu'on l'obferva fur le Bétail en Hongrie & en Autriche. La maladie commencoit par une fiévre très-fenfible, avec un trouble à la tête; & dans l'intervalle de quatre jours, elle fe terminoit par une hémorragie du nez, ou par une dyffenterie, ou par un vomiffement de matieres fter-

____

(*a*) V. Hiftoria febris catharralis Carol. Freder. Læw. An. 1729.

corales. Les mêmes symptômes se manifestoient sur
les hommes, & elle ressembloit à celle du quinzieme siecle, qu'on appella en France le *Tac*
dont on a parlé. Les excréments des sangliers
offroient des traces d'une suppuration interne. On
soupçonna que l'usage de la chair des pourceaux
avoit pû la communiquer aux hommes (*a*),
ainsi que les miasmes élevés de leurs corps. Outre
ce catharre, l'Auteur indique une autre maladie
du Bétail, qu'on observa dans le Lodesan, en
Westphalie, dans l'Evêché de Spire (*b*), la
Boheme, la Haute Hongrie, aux environs de
Presbourg, dans la Lithuanie, la Marche de
Brandebourg, le Duché de Magdebourg &
dans plusieurs parties de la Saxe, dont elle détruisit la plus grande partie des Bestiaux (*c*).

Vraisemblablement, la maladie du Bétail dont
Frederic Lœw a voulu parler, est celle qu'on observa sur les bœufs, dans le même temps, à
Francfort sur l'Oder & dans les environs, &
qui a été décrite par l'illustre Goëlicke. Voici

An. de J. C.

1730.

(*a*) V. Ibid. p. 253.
(*b*) Ibid. p. 360.
(*c*) Ibid. p. 368.

la deſcription que cet Auteur en a laiſſé (*a*).

    L'animal qui étoit attaqué commençoit à devenir triſte : il portoit la tête & les oreilles baſſes : il etoit dégouté. Il éprouvoit un friſſon général, mais qui étoit plus ſenſible dans certaines parties du corps que dans d'autres. Il ſurvenoit enſuite une chaleur des plus vives ; les yeux étoient enflammés & à moitié fermés. La bouche & les naſeaux exhaloient une odeur infecte , la langue s'excorioit & la rumination ceſſoit entiérement La déglutition du foin & même du ſon ne pouvoit plus ſe faire ; la reſpiration dans les uns étoit aſſez libre , dans les autres très-fréquente ; les flancs étoient ordinairement reſſerrés. La fiente avoit , les deux premiers jours , beaucoup de conſiſtance , le troiſieme , il ſurvenoit une diarrhée accompagnée de coliques & ſi forte que le malade rejettoit à un ou deux pas des matieres ſemblables à de la lavure de chair : la diarrhée dégéneroit ſouvent en dyſſenterie , & les matieres des déjections étoient ſi fétides , que le bœuf ſain , en la ſentant , mugiſſoit d'horreur , & s'éloignoit avec précipitation de l'endroit où elles

---

(*a*) V. Andr. Goëlick , Med. de Lue Contagioſa Bovilium. Francof. ad viad. in-4. 1730.

étoient. Le lait tariſſoit dans les vaches : celles qui étoient pleines avortoient : enfin la mort arrivoit le troiſieme ou le quatrieme jour ; quelquefois le ſeptieme.

Les jeunes bœufs , les taureaux & tous les bœufs gras & oiſifs étoient plutôt affectés de la contagion & en mouroient plus promptement que les maigres , les vieux & accablés de fatigue. Les vaches qui avorterent, en réchapperent pour la plûpart ; ce qui engagea les Maréchaux à donner aux vaches pleines , des remedes pour les faire avorter. La ſalivation fut avantageuſe à quelques-uns : pluſieurs de ceux qui eurent des ulceres à la bouche en guérirent. La diarrhée & ſurtout la dyſſenterie furent généralement mortelles.

Goëlicke dans la vue de découvrir le ſiege de la maladie & les moyens d'y remedier, fit l'ouverture de quatre peſtiferés , de deux vaches & de deux bœufs. Il perça le cœur à un bœuf & à une vache malades : les deux autres étoient morts.

La vache donna par ſa bleſſure un ſang noirâtre. On lui trouva beaucoup de ſeroſité jaunâtre dans la cavité du bas ventre : les viſceres paroiſſoient n'avoir ſouffert aucune altération ; mais la véſicule du fiel étoit trois ou quatre fois plus grande que dans l'état naturel , & remplie d'une bile verte d'une odeur insupportable. Les intestins greles étoient arrosés de cette bile & un peu enflammés : le *bonnet* renfermoit beaucoup d'aliments desséchés & comme torréfiés. On voyoit sur la langue des pustules remplies d'une humeur ichoreuse & fétide. La vache morte de la maladie épizootique avoit la panse , le bonnet & les intestins noirâtres & comme sphacelés ; la vesicule du fiel distendue par une bile moins corrompue que dans la premiere vache : la fétidité des autres visceres étoit porté à un si haut point, qu'il ne fut pas possible de les examiner. L'ouverture des autres présenta à peu près les mêmes phénomenes.

Goëlicke ne vit d'autre principe de la maladie, qu'un miasme très - subtil & très-contagieux qui infectoit le sang & produisoit tous les symptômes qu'on observa. Dans la recherche des causes des maladies pestilentielles , il ne sçait comment concilier les différents phénomenes qu'elles présentent avec les causes que la plûpart des physiologistes admettent : comment expliquer , par exemple , dit-il , pourquoi une mauvaise rosée qui infecte des pâturages immenses , ne donne la peste qu'à un bœuf qui

la

la communique à tous les autres ? A travers tou- An. de J. C.
tes les hypotheses, il voit un fait positif, qui
est l'existence d'un miasme ou ferment contagieux, capable de corrompre les humeurs & de
faire naître la même maladie sur d'autres, par
communication.

Empêcher ce virus d'infecter toute la masse
des humeurs, lui faciliter une issue par les voyes
salivaires, furent les deux indications principales
que Goëlicke vit à remplir : la premiere avec
les tempérants, les antiseptiques & les alexipharmaques les plus doux ; la seconde avec les
sialogogues. Il fait observer que les saignées, les
purgatifs, les astringents étoient plutôt nuisibles
qu'avantageux dans cette maladie. Il recommande
en breuvage le petit-lait & la décoction des
plantes émollientes. Parmi les antiseptiques &
alexipharmaques, la pimprenelle, l'angélique,
la scorsonere, le scordium, &c. l'eau dans
laquelle on aura brûlé du camphre ou ajouté
une dissolution de camphre dans l'esprit-de-vin ; le
quinquina, surtout, à la dose de deux ou trois
onces sur dix ou douze livres d'infusion de plantes
aromatiques, en breuvage & en lavement. Pour
exciter la salivation, il conseille un mélange d'ail,
de sel, de sauge & de soufre dans le vinaigre

pour en frotter, plusieurs fois le jour, la bouche & la langue des pestiférés. Il n'oublie pas les setons au cou, au fanon, ainsi que les vésicatoires.

Pour préserver les animaux sains, il défend toute communication médiate ou immédiate entre ceux-ci & les malades. Il ordonne d'enterrer profondément les morts avec leur peau, & de laisser ceux qui sont guéris, long-temps séparés des bœufs sains ; de parfumer les étables, les convalescents & tout ce qu'ils peuvent avoir touché, avec des aromates ; de laver tout avec l'eau & le vinaigre ; les bords des fontaines & les abreuvoirs communs, avec une forte lessive de cendres aiguisée de chaux : de verser tout le lait des vaches malades dans des fosses, & de brûler tout le foin contenu dans les lieux où sont logés les bestiaux pestiférés. Enfin cet Auteur estimable n'oublie rien de ce qui peut contribuer à la guérison ou à la préservation des animaux. Tout est marqué chez lui au coin des meilleurs principes & de la doctrine la plus épurée. Il ajoute avec cette modestie qui n'appartient qu'aux grands hommes, que les bœufs qui guérirent, le durent plutôt aux efforts de la nature qu'aux différentes tentatives de l'Art. Personne jusqu'à lui n'avoit prescrit un plan de traitement ni si simple ni si bien conçu.

La même maladie, qui avoit ravagé les bêtes
à cornes en 1682 & en 1710, se renouvella en
France en 1731 sur les bœufs & les chevaux.
On lit dans les écrits de ce temps (a) qu'elle
parut d'abord en Auvergne, d'où elle s'étendit
dans le Bourbonnois, surtout aux environs de
Moulins, & nommément à Ganat où elle parut
au mois d'Avril. Elle se manifestoit, ainsi que
celle de 1682, par une vessie à la langue, occupant tantôt la base, tantôt la partie supérieure & quelquefois les latérales. Elle étoit
d'abord blanche, ensuite rouge, & en très-peu
de temps, elle devenoit livide & noire. Elle
augmentoit considerablement en grosseur & dégéneroit en ulcere chancreux, qui rongeoit, en
croissant toute l'épaisseur de la langue, ce qui
conduisoit l'animal à la mort. Le mal étoit si
prompt qu'en moins de vingt-quatre heures,
on voyoit quelquefois le commencement, les
progrès & la fin de la maladie. D'ailleurs aucun signe extérieur ne l'annonçoit : il n'y avoit
que l'inspection de la langue qui la fit reconnoître. Ce qu'il y a d'étonnant dans cette
maladie, c'est que l'animal mange, boit, fait

An. de J. C.
1731.

(a) Voy. la Maison Rustique, par Liger.

An. de J. C. toutes ses fonctions comme à l'ordinaire , jusqu'à ce que la langue lui tombe par piéces. On remarqua en 1731 que les chevaux supportoient plus facilement ce mal que les bêtes à cornes. Elle devint presque générale en France. On l'appella *maladie de la langue , vessie à la langue , mal de langue , perce langue , charbon , chancre volant* , &c. Le célébre M. de Sauvages , Professeur de Médecine à Montpellier , qui l'observa en Languedoc la même année , non-seulement sur plusieurs especes d'animaux , tels que les ânes , les mulets , les chevaux , les bœufs &c , mais encore sur les hommes , dans la ville de Nismes , lui donne le nom de *glossanthrax* (a) , ou charbon à la langue. On trouve dans les Epidémies de Baillou , que cet Auteur avoit observé en 1571 une maladie à peu près semblable sur les hommes à Paris , qui fit périr beaucoup de monde. D'abord c'étoient des aphtes , qui dégéneroient en ulceres chancreux. *Mulieres istas aphtas contempserunt tamquam leve malum & inauditum , sed in cancros abiere : testamur innumeros ab istis cancris sublatos* (b).

(a) V. Nosologia methodica , tom. II. p. 360.

(b) Gulielmi Ballonii epidem. & ephemerid. lib. II, Const. IV. an. 1571.

On attribua la cause de cette maladie en An. de J. C.
1731, à la sécheresse de cette année, ce qui
obligea le Bétail de brouter les feuilles des arbres,
qui étoient couvertes de chenilles. Cette maladie est très-contagieuse : elle se communique
non-seulement par le contact immédiat de l'humeur, qui sort de la playe, mais même par les
instruments dont on se sert pour la panser. Il
n'y a qu'une maniere de la traiter, & qui
réussit toujours. On examine souvent la bouche
des animaux, & si l'on apperçoit la moindre
apparence du mal, on ratisse la partie avec un
instrument de bois ou d'argent, on se sert de
préférence d'une cueiller de ce métal. On y
met dessus un mêlange ou une décoction d'ail,
de sel, de poivre, d'assa fœtida dans le vinaigre,
& cela réussit. On suit en cela le sentiment d'Hippocrate, qui dit : *malignorum remedia sunt lac,
allium, vinum fervefactum sal & acetum* (a).
Quelquefois les bords de la playe deviennent
durs & calleux ; pour lors on doit les toucher
légerement avec un linge attaché au bout d'un
morceau de fer trempé dans l'acide vitriolique.
On procure ensuite la chûte de l'escarre, en

(a) Hipp. lib. VI. epid. p. 1192. Foës. interp.

An. de J. C. lavant souvent la playe avec le vin dans lequel on met du miel commun, de l'ail, du sel, & un peu d'eau-de-vie. Les Médecins de Genêve recommandent de donner à l'animal, pendant le traitement, deux ou trois fois le jour, une tête d'ail pilée, deux gros de fleurs de soufre & une once & demie d'assa fœtida (a).

1734. On trouve dans les Essais d'Edimbourg une lettre de M. Ebenezer Gilcrist, Médecin à Dumfreis, adressée à M. J. Stevenson, dans laquelle il est fait mention d'une maladie qui regna sur les bestiaux en 1734, qui avoit quelque rapport, selon l'Auteur, avec les siévres dépendantes de l'irritation du genre nerveux, chez les hommes, mais d'un caractere particulier. Elle n'est point décrite dans cette lettre : mais ce qu'on y lit d'important à connoître, c'est que le meilleur secours qu'on trouva pour en garantir les animaux, fut le changement de pâturage, dont l'effet étoit de les purger : méthode ancienne, dont l'efficacité a été confirmée par le temps & l'expérience.

1740 & suiv. De toutes les maladies épizootiques qui ont mérité l'attention des Peuples & des Souverains,

____

(a) Voy. Réflexions sur la Maladie du Bétail, p. 165.

il n'y en a point qui ait fait tant de senfation An de J. C.
que celle qu'on a vu regner en Europe pendant
plus de dix années confécutives fur les bêtes à
cornes. Ce fut principalement dans les années
1745 & 1746 qu'elle exerça fes plus grands
ravages en France, en Hollande, en Allemagne,
en Pologne, en Angleterre, en Dannemark, &c.
Plufieurs Obfervateurs éclairés en ont laiffé des
defcriptions qui ne laiffent rien à defirer. Tandis
que M. de Sauvages l'obfervoit dans le Gévaudan, & les premiers Praticiens de Paris dans les
Fauxbourgs de cette Capitale, M. Raudot dans
la Bourgogne, M. Leclerc en Hollande, d'autres
Médecins célébres, les Danois furtout, faifoient
leurs obfervations dans le Nord. Mais pour
mettre le Lecteur à portée de comparer les defcriptions tranfmifes par ces Auteurs & d'apprécier le mérite de leurs écrits ; on va expofer le
réfultat de leurs obfervations particulieres.

C'eft dans le deuxieme volume des Mémoires
de la Société Royale des Sciences de Coppenhague (a), qu'on trouve le détail curieux & intéreffant des phénomenes que préfenta la mala-

(a) Voy. Acta Hafnienfia, tom. II. an. 1746.

L 4

 die en Dannemark , & des épreuves auxquelles elle donna lieu.

Du moment , dit-on , qu'un bœuf en est atteint , il porte la tête baffe , ses cornes sont froides ; la langue & le palais blanchissent : le mouvement de la respiration est difficile & précipité ; il perd l'appétit ; la rumination cesse ; & si une mort prompte ne l'enleve , les symptômes deviennent plus graves , la respiration plus difficile ; l'abattement plus considérable. Il éprouve des tiraillements dans les membres , des mouvements spasmodiques , qui paroissent accompagnés de vives douleurs , & empêchent leur libre extension. La soif est quelquefois ardente , & dans ce cas , souvent l'animal ne fiente ni n'urine. Pour l'ordinaire il y a un dévoiement dont les matieres sont teintes de sang : quelques moments avant de mourir , l'animal tombe comme frappé d'apoplexie , sans sentiment , ni mouvement : une mucosité épaisse & gluante coule de sa bouche & des naseaux : on apperçoit autour de la lang u comme des aphtes : ceux qui peuvent resister à la violence de ces premiers symptômes , éprouvent vers la troisieme semaine , une éruption de petits boutons au cou & au dos , qui dégénerent en gale.

L'ouverture des cadavres fit voir des taches An. de J.C.
gangreneuses dans les visceres du bas-ventre, sur-
tout à la ratte & à l'*omasus*. On apperçut toujours des traces d'inflammation, de putridité &
de gangrene. Le sang contenu dans la ratte étoit
un peu plus noir que dans l'état naturel : la vésicule du fiel étoit toujours pleine de bile. On y
trouva souvent des calculs de diverses grosseurs :
dans quelques-uns, de petits vers rampoient dans
le conduit cholédoque ; dans d'autres, on trouva
le cerveau fluide, la surface des poumons semée
de taches livides & gangreneuses. Ce qui parut
le plus extraordinaire dans l'ouverture des cadavres, fut la grande quantité de bile, quelquefois noirâtre, qu'on trouvoit constamment dans
la vésicule du fiel, ainsi que les calculs qu'i y
étoient contenus. Dans l'*omasus* *, on trouvoit

---

* On n'est pas encore bien d'accord sur ce que les
Auteurs Latins ont entendu par *omasus*. Les uns veulent
que ce soit la *panse* ou premier estomac des animaux ruminants ; d'autres, le *feuillet* ou *pseautier*. Néanmoins il
ne devroit plus y avoir de doute sur ce point, depuis que
Théodore Gaza, un des Traducteurs d'Aristote, a donné
dans sa version Latine le nom de *venter* au premier,
celui d'*araneum* ou *reticulum* au deuxieme, celui d'*omasus*
au troisieme, & enfin celui d'*abomasus* au quatrieme ;

An. de J. C. presque toujours une masse dure, aride, de couleur rousse, semblable à un amas de foin, menu, broyé, comme cuit & durci par l'ardeur du mal. Les calculs qu'on trouvoit dans la vésicule du fiel, étoient ronds, pour l'ordinaire de la grosseur d'un œuf de pigeon, mais moins durs que ceux qu'on trouve chez les hommes ; ils étoient formés de plusieurs couches, ou lames posées l'une sur l'autre, qui se détachoient plus facilement que celles des pierres bézoardiques. Ces lames n'étoient solubles ni dans le vinaigre, ni dans l'esprit-de-vin, mais elles prenoient feu à la flamme d'une chandelle. Le cœur étoit quelquefois rempli de concrétions polipeuses.

---

noms qui ont été adoptés par tous les Auteurs. Ainsi par *omasus*, on doit toujours entendre le troisieme estomac qu'on appelle *livre*, *feuillet* ou *pseautier* : c'est en effet dans celui-là que se trouvent ordinairement ces masses dures, semblables à du tan ou à des mottes-à-brûler, qu'on appelle *gâteau*. On est convenu depuis Peyer, qu'on donneroit le nom de *venter* à la *panse* ; celui de *reticulus*, *reticulum*, au bonnet ou rezeau ; celui d'*erinaceus*, *liber* ou *omasus*, au troisieme estomac ; & enfin celui de *perfectibile* ou *abomasus* au quatrieme, qu'on appelle *caillette* ou *franchemule*.

En France, la maladie de 1745 fut examinée avec plus d'attention. D'une part, plusieurs Médecins distingués de la Faculté de Paris, épioient tous ses mouvemens dans les Fauxbourgs de la Capitale, tandis que M. de Sauvages faisoit ses observations dans le Vivarais. Rien n'échappa à des yeux si clairvoyans. Voici ce qui fut observé.

La maladie sembloit couver quelques jours pour se développer ensuite tout-à-coup avec violence. On connoissoit qu'elle alloit se déclarer, lorsqu'on voyoit paître ces animaux d'une maniere nonchalante ; que la rumination cessoit, quoiqu'ils eussent avalé de l'herbe ; que le lait diminuoit sensiblement dans les vaches ; qu'elles étoient tristes & prises d'une petite toux. M. Chomel (a) assure qu'on observa quelquefois dans des vaches que les habitans de la Campagne croyoient parfaitement saines, & qui fournissoient la mesure ordinaire de leur lait, un mouvement de fiévre considérable ; en sorte que le mouvement du cœur augmentoit de vivacité & de vélocité presque du double, sans autre

____

(a) V. la Lettre d'un Médecin de Paris à un Médecin de Province, sur la maladie des Bestiaux. Paris, 1745.

 indice apparent de maladie : à ces symptômes se joignoit souvent une toux. Tels étoient les signes précurseurs de la maladie observée par les Médecins de Paris (a).

Lorsqu'elle se déclaroit, elle s'annonçoit d'abord par des frissons irréguliers qu'on observoit plusieurs fois dans le jour, & auxquels succédoit une ardeur fébrile des plus fortes. Le pouls augmentoit du double en vivacité & en velocité. Les paroxismes de la fiévre ressembloient à des accès de fiévres intermittentes, & dans le frisson il y avoit un tremblement dans tout le corps, ou bien dans les cuisses. Alors, les oreilles, les cornes & le sabot étoient froids. Tandis que l'extérieur étoit froid, l'haleine & les parties intérieures paroissoient brûlantes comme dans les fiévres lypiriques. Il y avoit une toux fréquente, difficulté de respirer, battement de flancs : la rumination cessoit absolument : le lait se supprimoit entiérement dans les vaches, quelquefois il diminuoit seulement des deux tiers par jour. Les yeux étoient souvent larmoyans, rarement ternes, mais toujours fixés vers la terre.

____

(a) V. Registres de la Faculté de Médecine de Paris, année 1745.

Il y avoit un écoulement de morve blanchâtre An. de J. C.
sans mauvaise odeur. La fiente étoit liquide,
muqueuse, teinte de sang : mais ce signe étoit
rare dans les premiers jours : sur la fin les déjections devenoient très-fœtides. Dans les vaches
les lévres de la vulve étoient tuméfiées, & il en
découloit une humeur virulente. On appercevoit à leur pis des taches pourpreuses. Sur la
fin de la maladie sur-tout, on observa des tumeurs emphysématiques, qui étant comprimées,
faisoient un bruit semblable à celui d'un parchemin sec qu'on froisse entre les doigts. On remarqua quelquefois qu'il survenoit des pustules dans
l'intérieur de la bouche & sur la langue. Mais
on observa généralement à Paris, en Bourgogne
& en Franche-Comté une éruption de petits
boutons par toute la peau, qui se convertissoient
en écailles. Ces deux derniers symptômes ne furent
observés que sur le petit nombre des Bêtes qui
en réchapperent : & il n'y eut que quelques
bœufs ou vaches maigres qui furent dans ce cas.

Dans quelques cadavres, on ne trouva d'autre altération sensible dans les visceres que le
gonflement extrême de la vésicule du fiel. Dans
presque tous, la panse se trouvoit remplie de leurs
alimens, un peu humectés, avec une odeur désa-

 gréable ; les feuillets du *pseautier* gangrenés &
contenant une matiere semblable à des mottes-à-
brûler , les autres estomacs gangrenés , & marqués d'espace en espace , de quelques taches
pourpreuses. Le foie , la ratte & les poumons
étoient quelquefois couverts de pustules , d'hydatides & de taches pourpreuses. On trouva quelquefois le cœur ainsi vicié de ces taches, de même
que la matrice, & les fœtus suffoqués par le sang :
le larynx , le pharynx, la racine de la langue ,
l'ésophage , la trachée artére avec les mêmes
taches : les cavités du nez remplies d'une matiere
purulente.

Telles furent les principales observations faites à Paris & aux environs (*a*).

Celles de M. de Sauvages furent conformes à
celles-ci jusqu'à un certain point. Outre le mouvement du pouls , le battement des flancs , le
réfroidissement des oreilles & des cornes , les
tumeurs emphysématiques , &c. qui étoient les
mêmes , il observa que les yeux étoient quelquefois rouges, d'autres fois larmoyans ; que le
troisieme jour la respiration étoit si gênée, que

____

(*a*) V. la Lettre citée p. 12 , & les Registres de la
Faculté. An. 1745.

l'animal soupiroit & souffloit avec un bruit qu'on An de J. C. pouvoit entendre de vingt pas : les urines, suivant lui, étoient presque toujours comme dans l'état naturel. Presque tous frissonnoient de tout le corps, sur-tout aux flancs & aux cuisses, & on voyoit alors leur poil se hérisser successivement & très-rapidement de la croupe à la tête & de la tête à la croupe. Souvent les larmes étoient chassieuses & purulentes, & creusoient un sillon sur la peau depuis les yeux jusqu'aux naseaux. L'espece de vertige qui les faisoit courir dans les champs, observé par Lancisi en 1711, fut observé de même par M. de Sauvages en 1745 (a). En Été, on appercevoit des vermisseaux blancs, longs d'un pouce, de la grosseur d'un fil ordinaire, entre les paupieres & les yeux ; ce qui ne fut point regardé comme un effet de la maladie, mais plutôt celui de la ponte des œufs que des mouches y avoient déposé. La même remarque avoit été faite en Italie en 1711. La morve épaisse, blanchâtre, quelquefois sanguinolente & quelquefois purulente, ne partoit, suivant l'observation de M. de Sauvages, que des glan-

____

(a) V. Mém. sur la maladie épid. des Bœufs du Vivarais, par M. de Sauvages ; in-4°. Montpellier, 1746.

An de J. C. des fébacées du tour de narines : mais outre cette humeur, il en apperçut une autre féreuse, comme les larmes, qui s'y mêloit & qui étoit très-fenfible au commencement & à la fin de la maladie. L'épiderme des nafeaux & de tout le muzeau, fe foulevoit quelquefois avec excoriation, & tomboit par écailles. Cela arrivoit fur-tout à ceux qui en réchappoient. Leur haleine étoit très-puante, leurs déjections liquides, d'un verd foncé, & d'une odeur infupportable ; ce qui n'empêchoit pas les autres bœufs de les chercher de loin & de les renifler. M. de Sauvages obferva en outre que la région lombaire & toute l'épine du dos étoient fi fenfibles, que pour peu qu'on les prefsât avec la main, l'animal tomboit fur fes genoux, reculoit en arriere ou fuyoit avec précipitation. Les emphyfèmes fe formoient quelquefois dans la région des flancs, à quelques pouces des vertèbres. Lorfqu'on ouvroit ces tumeurs par une incifion (comme on le pratique ordinairement), & qu'on froifloit ces parties entre les mains, il en fortoit un air fort élaftique avec un bruit femblable à celui d'un parchemin fec. Lorfque ces tumeurs emphyfématiques, qui n'apportoient aucun changement dans la couleur de la peau, occupoient les parties génitales, ce qui

qui étoit très-rare, c'étoit toujours d'un préſage An. de J. C.
funeſte.

Les ſymptômes les plus dangereux, ſuivant
M. de Sauvages, étoient le dégoût invincible,
l'écoulement de morve trop copieux, & ſur-tout
les déjections ſanguinolentes, ou même le dévoiement ſimple bien établi. Les ſignes qui annonçoient au contraire la guériſon, étoient la
prolongation de la maladie juſqu'à la ſeconde
ſemaine, le goût pour les alimens & les bouil-
lons conſtamment ſoutenu, quoique diminué, la
chûte du poil de la croupe, le redreſſement de
la tête, la chûte de l'épiderme du muzeau,
les puſtules à la bouche; ou bien un dépôt ſur
le fanon ou ſur les jambes; ce qui s'accorde très-
bien avec le prognoſtic donné par Lanciſi &
Ramazzini dans la maladie de 1711, & avec
celui de Fracaſtor dans celle de 1514.

L'ouverture d'un cadavre apprit que la morve
purulente du bout des nazeaux ne venoit point
des ſinus maxillaires ni des frontaux. Cette
obſervation fut faite par M. de Sauvages, ſur
un animal mort le huitieme jour.

Les vers qu'on trouva en France & en Dannemarck ſous les cornes, dans les ſinus ſourcil-
lieres, parurent n'avoir rien de commun avec

M

An. av. J. C.   la maladie. La masse dure qu'on appelle le *gâteau*, fut observée également dans le Vivarais. On y trouva constamment la panse remplie d'un tas immense de fiente jaune, puante & fort féche, & le bonnet ainsi que le feuillet en contenoient une encore plus féche & plus noirâtre. La tunique interne de ces estomacs étoit livide, sans avoir rien de gangreneux. Celle de l'intestin rectum étoit parsemée de quelques taches livides. M. de Sauvages trouva les poumons boursoufflés & rouges en plusieurs endroits. On observa que dans les animaux morts dans la révolution des trois ou quatre premiers jours, on trouvoit très-peu d'altération dans tous les viscères.

1745.   M. le Clerc (*a*) qui observoit la maladie en Hollande, dans le même temps, en donne une description conforme à celle des Médecins Danois & François, mais qui présente quelques phénomenes particuliers.

Premiers symptômes de la maladie.

Suivant cet Auteur, le poil des animaux se

______

(*a*) V. Essai sur les maladies contagieuses du Bétail, par M. le Clerc, Médecin, &c. Paris, 1766. in-12.

hériſſoit : bientôt après , il ſurvenoit un tremble- An de J. C.
ment preſque univerſel : les oreilles & les cornes
étoient froides. Il y avoit une rougeur inflammatoire aux yeux , qui occupoit ſurtout la cornée.
Dans quelques-uns , cette rougeur paroiſſoit au
commencement de la maladie , chez d'autres vers
la fin & aux approches de la mort. La plus grande
partie avoit un écoulement de larmes : d'autres
avoient les yeux ſecs & abattus. Dans pluſieurs, le nez paroiſſoit enflé & il en découloit une
morve continuelle : dans d'autres , les narines
étoient rétrécies & très-rouges , ſans écoulement
d'humeur. M. le Clerc a vu quelquefois le
milieu du nez de travers avec de petites
convulſions ; & peu de temps avant la mort ,
il en ſortoit une humeur ſanguinolente ,
d'une odeur inſupportable. Dans pluſieurs la
levre ſupérieure étoit engorgée , tandis que
l'inférieure étoit pendante & comme privée de
ſentiment : la bouche fourniſſoit une grande
quantité d'humeur & de bave. Les gencives
étoient quelquefois rouges, enflammées , pleines
de varices , & parſemées de petits boutons jaunâtres , d'aphtes , & de petits chancres dont le
nombre augmentoit conſidérablement avant la
mort ; ce qui étoit ſuivi de l'ébranlement gé-

M 2

 néral de toutes les dents. Le palais ainsi que la langue se couvroient aussi quelquefois de pareils boutons, & la salive alors étoit blanchâtre & moisie. Les uns pouvoient se soutenir sur leurs jambes & se coucher. D'autres avoient les jambes si roides qu'ils ne se couchoient point jusqu'à la mort. Quelques-uns ne pouvoient se soutenir que sur les jambes de devant. Celles de derriere étoient si sensibles que l'animal, ainsi que l'avoit observé M. de Sauvages en Languedoc, ne pouvoit supporter l'attouchement pour peu qu'on le touchât avec la main, il se penchoit en arriere & se couchoit. Cette sensibilité paroissoit extrême. M. Leclerc observa le premier qu'il survenoit à plusieurs un bubon, ou une dureté inflammatoire vers le milieu du cou, au fanon & aux aînes. Le battement des arteres étoit très-fort & très-fréquent, en comparaison de celui des bêtes saines.

Progrès du mal.

Vers la fin du second jour, & ordinairement au troisieme, la respiration devenoit difficile, & sa difficulté augmentoit rapidement. Tous les muscles du cou, de la poitrine, du bas ventre étoient dans un mouvement violent &

continuel. L'animal pouffoit des foupirs & gé- An de J. C.
miffoit. La morve & la bave étoient pleines d'é-
cume : elles devenoient fanguinolentes & infectes avant la mort. La plûpart ne dormoient pas
du tout. Prefque tous s'affoibliffoient fort vîte &
mouroient fubitement comme affommés d'un
coup de maffue, le quatrieme, le cinquieme ou
le fixieme jour au plus tard. Les urines diffé-
roient très-peu de leur état naturel : quelquefois elles étoient plus colorées, d'autresfois plus
claires, & quelquefois auffi d'une odeur très-pé-
nétrante. Dans les uns, les excréments étoient fort
durs, depuis le commencement jufqu'à la fin de la
maladie ; d'autres les rendoient durs au commencement & liquides vers la fin. Il y en avoit qui les
rendoient toujours liquides jufqu'à la mort : en
général dans tous, peu de temps avant de mourir, les excréments étoient plus ou moins noirs,
jaunes, purulents & fétides, rarement mêlangés
d'un fang diffous. Boerhaave & M. le Clerc ne re-
marquerent aucune différence fenfible entre le lait
des vaches malades & celui des faines. Le lait des
premieres étoit feulement moins abondant & donnoit plus de crême que celui des dernieres. D'ailleurs il n'y avoit rien dans le goût, l'odeur,

la couleur, la coagulation, l'ébullition, &c. qui pût les faire diftinguer. Les levres de la vulve étoient tuméfiées & rendoient une humeur virulente. Le réfultat de l'ouverture de foixante-dix cadavres fut,

1°. Que le ventre étoit tantôt très-gonflé & tendu, tantôt affaiffé, furtout dans les animaux qui avoient eu de fortes évacuations.

2°. Que le tiffu cellulaire, les endroits gras étoient toûjours attaqués d'inflammation, de fécherefle ou de noirceur.

3°. Que leur chair étoit prefque toujours altérée dans fa couleur après la mort; qu'elle étoit fouvent noire, d'autre fois brune.

4°. Que les glandes du cou, nommément celle qu'on appelle *forme de bouclier*, étoit ordinairement rouge, livide ou gangrenée, préfentoit les marques d'un vrai bubon peftilentiel, & celle qu'on appelle *glande de la gorge* étoit fouvent rouge & enflammée.

5°. Que la fubftance du cerveau étoit rarement altérée, mais que fes vaiffeaux étoient fouvent variqueux & fes membranes enflammées, principalement dans ceux qui avoient eu des infomnies continuelles.

6°. Que les poumons, surtout la trachée-artere n'étoient jamais sains, étoient plus ou moins rouges, livides, érésypélateux, gangrenés & couverts de taches noires.

7°. Que le diaphragme, la plevre & le péricarde étoient toujours enflammés ou gangrenés.

8°. Que le cœur portoit aussi des marques des atteintes de la maladie : que ses cavités n'étoient jamais vuides, mais contenoient un sang brûlé ou un sédiment semblable à une lie brune.

9°. Que le mesentere étoit enflammé ; le foie & la rate d'une couleur noirâtre ou ochracée, ou bien ridés & desséchés.

10°. Que la bile contenue dans la vésicule du fiel étoit caustique & comme brûlée.

11°. Que la panse ou premier estomac étoit ordinairement enflammé, quelquefois gangrené, & rempli d'aliments arides & desséchés ; le bonnet quelquefois sain, quelquefois enflammé ; le *feuillet* couleur de plomb, gangrené & contenant des matieres noires, seches & brûlées ; la *caillette* couleur de *minium*, & remplie, au lieu de chyle, d'une matiere jaune, infecte, semblable aux excréments, quelquefois de sang extravasé, noir & fétide, comme Boerhaave l'avoit observé.

M 4

     12°. Que les intestins étoient toujours vuides & extrêmement distendus par la présence d'une grande quantité d'air, souvent parsemés de taches livides; les gros ridés, retirés ou flasques, remplis d'excréments durs, dans les animaux qui avoient été constipés.

13°. Que les reins étoient presque toujours sains, rarement enflammés, ainsi que les voyes urinaires.

14°. Que dans les vaches la matrice étoit enflammée, & que les fétus qui y étoient renfermés, avoient non-seulement les boyaux endommagés, mais la poitrine & le ventre remplis d'une humeur sanguinolente, de mauvaise odeur.

En Franche-Comté la maladie portoit le nom de *Murie*. (*a*) Chacun la caractérisoit à sa maniere : les uns la considéroient comme une *fievre maligne*, *pestilentielle & pourpreuse* ; d'autres comme une *fiévre ardente*, *éruptive* (*b*) ; enfin quelques-autres comme une simple *dyssenterie* (*c*).

On vit tant de rapports entre cette maladie

(*a*) V. Registres de la Faculté de Paris.

(*b*) V. Dissertation sur la maladie épidémique des Bestiaux, par M. Blondel, Médecin, p. 20.

(*c*) Nosologia methodica Sauvagii, Class. IX. p. 89.

& celle de 1711 & 1714 , que tous ceux qui
les ont comparées , se sont accordés à dire que
c'étoit la même qui s'étoit réproduite de nouveau , ou qui sans cesser de ravager l'Europe
& l'Asie , s'y étoit renouvellée avec une nouvelle
fureur (a). En effet si l'on compare attentivement
les symptômes de l'une & de l'autre , on trouve
que le diagnostic, le prognostic, la marche dans
les progrès , les crises sont à très-peu de chose
près les mêmes : même caractere pestilentiel ;
mêmes difficultés dans le traitement , comme on
va le voir. Mais s'il est difficile d'asseoir un
jugement certain dans cette comparaison , il l'est
encore plus , de décider affirmativement de l'identité de celles de 1745 , dont on vient de rendre
compte. Quoiqu'il soit évident que c'étoit la
même ; néanmoins , on doit distinguer plusieurs
symptômes qui ne se sont pas également montrés
dans toutes : soit que chaque Auteur ait sa maniere de voir , & de rendre les objets; soit que
la différence des climats & des saisons en mette
une réelle dans les symptômes.

____

(a) V. Mém. de l'Académie de Berlin , an. 1768 , & les
Réflexions sur la maladie épidémique des Bestiaux , par
M. Blondel.

Il est certain, par exemple, que l'Épizootie des bœufs observée en Danemarck, celle de Franche-Comté, de Bourgogne & de Paris, ont présenté presque toutes les mêmes accidens & les mêmes suites; tandis que celles de Hollande & du Vivarais paroissent avoir eu beaucoup plus de rapport entr'elles. A peine MM. de Sauvages & Leclerc font-ils mention de quelques boutons, observés dans l'intérieur de la bouche & au museau des bœufs; tandis que tous les autres Auteurs parlent d'une éruption générale de boutons qui rendoient la peau toute galeuse, & sur laquelle paroissoit fondé tout l'espoir de guérison. Les bubons pestilentiels aux aînes, aux glandes du cou, dont parle M. le Clerc, ne se présentent point dans les descriptions des autres Auteurs, à moins que ce ne soient les dépôts naturels ou artificiels dont M. de Sauvages, surtout, a fait mention. Ainsi, on peut dire que celle de Hollande se rapproche plus de celle du Vivarais que des autres, & que celles-ci avoient aussi un plus grand nombre de rapports entre-elles. Il seroit d'ailleurs superflu d'en chercher la cause.

Il y eut deux opinions au sujet de l'origine de cette maladie : les uns prétendirent, les Mé-

decins Danois (*a*), furtout, qu'après avois pris
naiffance dans la Tartarie, où elle fit le double
des ravages d'une pefte ordinaire, elle pénétra
d'abord dans la Ruffie, d'où elle s'étendit d'un
côté, dans la Pologne, la Livonie, le Duché
de Curlande, la Pruffe, la Poméranie, le Duché de Mekelbourg, l'Alface, d'où elle paffa
en Hollande & en Angleterre : tandis que du
côté de l'Orient, ayant pénétré dans l'Empire
des Turcs, elle fe répandit dans la Bohême,
la Hongrie, la Dalmatie, l'Autriche, la Moravie, la Styrie, enfin par le Golfe de Venife,
en Italie, en Efpagne, en France, d'où elle
parvint en Allemagne, & enfin en Danemarck,
où on l'obfervoit en 1745. Mais, l'opinion
la plus générale, en Europe, fut (*b*) qu'après
avoir pris naiffance dans la Bohême durant le
Siége de Prague, elle fe répandit d'un côté dans
la Hongrie, la Baviere, la Styrie, la Carinthie,
le Tyrol, l'Italie, & par les Alpes, en Provence;
tandis que d'un autre côté elle pénétra dans l'Alface, le Luxembourg, la Franche-Comté, la

An de J. C.

(*a*) V. Acta Hafnienf. tom. II.

(*b*) V. fur-tout les Regiftres de la Faculté de Paris,
année 1745.

 Lorraine, les Pays-Bas, la Flandre, enfin la Picardie, d'où elle parvint à Paris, & de-là dans plusieurs Provinces de France.

Quoi qu'il en soit, on ne l'attribua généralement en Europe, à d'autre cause qu'à l'usage des feuilles pourries des arbres dont les bestiaux de Bohême avoient été obligés de se nourrir durant le siége de Prague, manquant de fourrage, qui avoit été enlevé pour les chevaux de l'Armée Françoise.

Il y a peu de maladies épizootiques dont les symptômes ayent été developpés avec tant de soin & de sagacité. Des Ecrivains du premier mérite, tels que MM. de Sauvages, Chomel, Blondel, le Clerc & Raudot exercerent leur plume à ce travail. Malgré la loi que nous nous étions imposée de ne rien rapporter d'hypothetique, on ne peut s'empêcher de rendre compte de deux théories brillantes auxquelles la maladie donna lieu, & qui sont capables de jetter beaucoup de lumieres sur le traitement.

D'un côté, on dit, un virus d'une nature caustique, âcre, inflammatoire, reçu dans les premieres voyes, irrite les tuniques, corrompt les sucs, infecte le chyle : cette liqueur laiteuse,

portée dans la maſſe du ſang , ne peut y parve- An de J. C.
nit ſans paſſer par les routes principales que la
nature a deſtinées à la lymphe : celle-ci en contracte néceſſairement le vice , de-là l'engorgement des vaiſſeaux qui la contiennent, des glandes
conglobées , &c. Si ce virus eſt d'une nature à
l'épaiſſir, la durcir, l'engorgement augmente, la
lymphe ſe déprave par ſon ſéjour , irrite , en-
flamme les tuniques : reportée , dans cet état
dans la maſſe du ſang , elle le corrompt :
de-là la dépravation générale des humeurs , le
gonflement des glandes ; ſymptôme qui indique
toujours que la maſſe des humeurs a reçu le
levain de la contagion. Si le virus ſe borne ou
paroît ſe borner aux premieres voyes , il produira
différents ſymptômes , dans tout le trajet du canal
inteſtinal , des coliques , des tenſions ſpaſmo-
diques , une criſpation dans les bouches des vaiſſeaux lactés , la diarrhée , la dyſſenterie , &c.
c'eſt ce qu'on obſervoit quelquefois au commencement de la maladie , & on a ouvert des
cadavres dont tous les viſceres ont été trouvés
ſains , à l'exception de l'*omaſus* , ou feuillet,
dans lequel paroiſſoit être tout le foyer du mal.
Dans quelques cadavres on ne trouva d'autre
altération ſenſible dans les parties que le gon-

An de J. C. flement exceſſif de la veſicule du fiel. Mais cela ſuffiſoit ſouvent pour donner la mort ; ce qui prouve la malignité & la ſubtilité du levain contagieux qui étoit capable de devenir funeſte , même avant d'avoir infecté ſenſiblemement les humeurs. Tout porte donc à croire que ſon action deletere ſur les nerfs & ſur leur origine , étoit le premier & le plus dangereux effet qu'il produiſoit dans l'économie animale : ce qui eſt toujours le propre des maladies les plus redoutables des hommes & des animaux , & qui décide ſouvent leur nature.

D'un autre côté , en ſuivant la théorie de l'inflammation de Boerrhaave , on admettoit pour cauſe prochaine & immédiate de la maladie , l'arrêt , la ſtagnation du ſang dans les extrêmités capillaires des vaiſſeaux , ſuivie de prompte inflammation & de gangrene rapide. Le ſang , néceſſité de gonfler , dit-on , les extrêmités des arteres ſanguines , les engorge , les oſcillations des vaiſſeaux augmentent , à raiſon de l'obſtacle oppoſé à la circulation , les arteres lymphatiques forcées ſe dilatent , reçoivent la partie rouge du ſang : ce ſang , ainſi engagé dans des vaiſſeaux d'une texture extrêmement délicate , y croupit , les dilate & y cauſe une vraie inflammation. Si on ne rémedie promptement à cet état inflammatoire, les embarras des vaisseaux se multiplient, gagnent les principaux visceres, particuliérement ceux dont le tissu tendre & délicat céde plus facilement à l'impulsion & au tumulte des liqueurs. Les digestions troublées & dérangées ne fournissent plus qu'un chyle aigre, visqueux, dépravé, qui se mêlant au sang, en augmente encore le vice, le déprave de plus en plus. Les humeurs en croupissant contractent un mouvement de fermentation putride. Dans cet état d'engorgement universel, toutes les fonctions languissent, les glandes ne filtrent plus les liqueurs qu'elles avoient coutume de séparer de la masse des liquides : elles se gonflent par la stagnation de celui qu'elles contiennent : le foie ne filtre qu'une bile d'une acrimonie excessive, dont une partie croupit dans la vésicule du fiel, par l'engorgement inflammatoire du conduit choledoque, tandis que l'autre refoulée dans le sang, en augmente la chaleur & l'ardeur. Les intestins enflammés sont si irrités que leurs vaisseaux capillaires se déchirent, & laissent écouler des matieres ensanglantées, qui forment une vraie dyssenterie. M. Raudot (a), surtout, qui fit valoir cette

____

(a) V. Dissertation sur la maladie épid. des Bestiaux, par M. Raudot, Médecin à Dijon, 1745. in-12.

An de J. C.

 théorie, fondée fur l'ouverture des cadavres qui offroient tous des traces d'inflammation , de fupuration ou de gangrene, chercha à établir qu'une difpofition inflammatoire générale étoit l'état le plus conftant dans ces animaux, & que périffant tous d'inflammation dégénérée en gangrene , toute l'efficacité du traitement ne confiftoit que dans les moyens d'y remédier. Cet Auteur ne fut pas d'accord avec le célébre M. de Sauvages fur le prognoftic qu'on devoit porter fur la diarrhée: M. de Sauvages avoit dit que le dévoiement fimple bien établi étoit toujours d'un préfage funefte. M. Raudot prétend avoir obfervé le contraire : mais il avoue que le flux dyffenterique étoit toujours mortel.

Les fymptômes de la maladie ayant été expliqués d'une maniere fi lumineufe : on ne pouvoit manquer de plans de traitement fondés fur les meilleurs principes. Mais malheureufement, pour combattre avec avantage une maladie dont les effets étoient fi rapides , fi dangereux & dont le foin étoit confié principælement aux gens de la campagne , peu faits pour faifir ces vérités , on n'eut pas toujours le temps ni le pouvoir de fuivre les indications. On eft fort heureux lorfque des gens éclairés veulent tracer la marche qu'on

doit

doit fuivre. Mais, on eft obligé quelquefois de céder aux clameurs de l'empirifme, & à prendre des mefures qui ne permettent d'entreprendre aucune efpece de traitement. En France, on n'oublia rien pour conferver ou préferver des animaux fi utiles. La Faculté de Montpellier ayant été confultée à ce fujet, fur le rapport qui fut fait de la maladie par M. de Sauvages, donna l'avis qui fuit.

Elle penfa qu'il étoit plus fûr d'attaquer cette maladie par des remedes préfervatifs, avant qu'elle fut déclarée, que par des curatifs, lorfqu'elle auroit déja attaqué les principes de la vie. Pour cet effet, elle conclut avec raifon qu'il falloit traiter les bœufs fains, qui avoient habité avec les malades, tout comme s'ils étoient déja infectés. » On commencera donc par féparer les » bœufs fains des malades. On aura foin de les » bouchonner, & étriller chaque jour, de ne » pas les tenir dans l'humidité de leurs excré- » ments, comme on faifoit en Vivarais ; pour » cela on changera leur litiere de temps en temps, » on les parfumera dans leurs étables, en faifant » brûler du bois de genievre, du laurier, des » herbes odoriférantes, furtout en jettant du » vinaigre fur une pelle rougie au feu. En Été

An. de J. C.

» il est nécessaire de blanchir ou au moins de
» ratisser les lieux infectés.

» Dès qu'on aura reconnu quelque bœuf ma-
» lade , ou quelque communication avec ceux
» qui le font , on saignera au col ceux même
» qui se portent bien , pour en tirer une livre
» & demie ou deux livres de sang. Les saignées
» qu'on fait à la langue , aux oreilles , à la queue
» n'en fourniroient point assez.

» Le jour même de la saignée , on leur don-
» nera une médecine purgative ordinaire faite
» avec une des drogues suivantes , telles que le
» senné , les feuilles de gratiole , les racines
» d'hieble , d'iris , de bryone , d'azarum , de
» turbith gommeux , d'aloës. On peut mettre en
» poudre une once & demie de l'une de ces
» drogues , & avec deux poignées de farine d'orge
» ou de blé , en faire trois ou quatre boules qu'on
» met dans la crêche , ou bien on en fera la
» décoction dans le jus de pruneaux qu'on leur
» fera avaler avec une corne ou un entonnoir ;
» réiterant la dose s'il le faut , jusqu'à ce qu'ils
» ayent été bien vuïdés.

» Le lendemain , il convient d'employer les
» médicaments propres à pousser la transpiration
» & la sueur. On s'est très-bien trouvé aux en-

» virons de *Privas*, de donner une once de
» thériaque avec une noix muscade ; du gerofle,
» de la canelle, du poivre, de chaque une pincée
» en poudre dans une pinte de vin..... Pendant
» l'usage de ce remede, il faut tenir les bœufs
» chaudement, les couvrir, les parfumer & leur
» donner à boire chaud & souvent.

» D'abord apres le sudorifique, il faut per-
» cer le bas du fanon avec un couteau ou un
» fer rouge, en deux endroits & y passer un
» brin de la racine d'hellebore noir, connu sous
» le nom d'*herbe de feu* ; au défaut duquel on
» peut employer le garou, l'herbe aux gueux,
» le pied de veau, ou le tithymale, pour at-
» tirer sur cette partie un dépôt salutaire. On
» abandonnera cette tumeur à elle-même ; dans
» dix ou douze jours, elle se dissipera.

» Voilà pour les remedes préservatifs, durant
» lesquels on fera boire à la bête de l'eau de
» son, & on lui laissera manger du foin séc ou de
» la paille, mais la moitié moins qu'à l'ordinaire.

» Quant aux bœufs, déja attaqués de la ma-
» ladie, ils doivent observer un regime plus
» exact : bien loin de les faire manger par force ;
» quoiqu'il n'y ait pas grand succès à attendre,
» surtout si la morve & le cours-de-ventre sont

» déclarés, il faut après les remedes généraux,
» diversifier la cure, selon les accidents les plus
» pressants.

» Il faut les saigner au plutôt, sans attendre
» que la gangrene soit formée, mais avant la
» saignée, on leur donnera une once de thé-
» riaque dans une livre de vin rouge ; il ne faut
» pas différer au lendemain pour les purger, s'ils
» ne l'ont pas été auparavant ; & en ce cas, on
» pourra mêler au purgatif quelque cordial,
» comme on a coutume de le faire.

» S'ils font des efforts pour fienter, on les
» fouillera avec la main, ou bien on leur don-
» nera des lavements de décoction de son ou de
» mauve avec une vessie ou une seringue. On
» évitera le pâturage frais à cause de la diarrhée.
» Il vaut mieux les nourrir de soupes de pain
» dans le vin ; de farine, surtout de féves risso-
» lées. Le cours-de-ventre étant déclaré, il faut
» de plus leur donner une once de thériaque
» récente ou de diascordium, dans une décoc-
» tion de baies de génievre, & réitérer ce re-
» mede de deux en deux jours. Dans l'entre-
» deux, on leur fera prendre deux onces d'écail-
» les d'huitres bien pulverisées, ou une once
» de briques bien pilées, dans des bols faits

» avec de la farine ou avec du pain & de la pré-
» fure. On foutiendra la falivation avec un bail-
» lon ; on excitera la morve par quelques pincées
» de tabac ou de poudre d'hellebore blanc. Sil y
» a des vers fur les yeux , on les touchera avec
» de la falive & du fel. Il eft bon de faire une
» incifion aux tumeurs emphyfematiques des flancs
» & des cuiffes, & y verfer deffus de l'huile un
» peu chaude.

» Pour remédier à la difficulté de refpirer ,
» on doit leur donner de l'eau de fon , dans
» laquelle on a fait infufer une once de foufre
» vif en poudre, une gouffe d'ail & une poignée
» de fauge , ajoutant un demi-feptier de vinai-
» gre pour trois ou quatre pintes d'eau.

» La plupart de ceux qui en ont réchappé , ont
» eu des dépôts au fanon ou aux jambes.... Ainfi
» il eft bon de leur paffer un féton au fanon de
» bonne-heure , de fcarifier les cuiffes à l'en-
» droit qui paroît douloureux & élevé , & de
» ne point preffer ces animaux de prendre des
» alimens , excepté la boiffon un peu chaude ,
» qui, quand ils n'ont pas la diarrhée, peut leur
» faire du bien.

Délibéré à Montpellier , &c. 1745.

N 3

An de J. C.

Tels furent les secours indiqués par la Faculté de Médecine de Montpellier. Tout concouroit à l'extirpation de ce fléau ; & M. le Nain, alors Intendant de la Province de Languedoc, après avoir pris les mesures les plus justes pour empêcher sa propagation, communiqua à la Faculté un reméde qui avoit été éprouvé avec succès dans la maladie régnante. Ce reméde fut approuvé par la Faculté de Montpellier, & publié à la suite de sa consultation.

Il consiste à faire deux ou trois incisions à la peau, sur-tout aux endroits où il paroît de l'enflure ou des boutons, qu'on ouvre avec le fer, & dans lesquelles on met une pincée de la seconde écorce de *cassis* ou groselier noir. Avant de mettre cette écorce, on passe le doigt dans les ouvertures faites à la peau, pour en faire sortir le pus qui s'y trouve. L'on renouvelle ces tentes pendant trois ou quatre jours, ayant soin, avant de les ôter, de presser la peau tout autour pour en faire sortir la matiere. On purifie en même temps la demeure de ces animaux avec une once d'assa-fœtida, une once de camphre, deux têtes d'ail, le tout bien pilé & mêlé ensemble. On partage cette composition en deux parties, dont on jette l'une sur des charbons ar-

dens dans une baſſinoire avec une poignée de génievre ; & la porte de l'écurie étant bien fermée,
l'on porte cette baſſinoire ſous le nez de chaque
bête malade.

L'on a éprouvé auſſi avec ſuccès qu'en parfu-
mant les étables avec de la graine de génievre,
une pincée de poivre & un verre de vinaigre ſur
une tuile bien rouge que l'on met dans un chau-
dron, les beſtiaux que l'on y met, ont été préſervés de la maladie.

Malgré tous ces ſecours, M. de Sauvages
convient lui-même qu'on ne put trouver aucun
ſpécifique, aucun reméde aſſuré contre cette maladie ; & que ſur vingt bêtes malades, il en mourut dix-neuf.

Tandis que la Faculté de Montpellier s'occupoit des moyens de remédier aux dangers de ce
fléau, pluſieurs Membres diſtingués de celle de
Paris s'exerçoient à la même fonction. Un Particulier de la Capitale, qui faiſoit le commerce
des Bœufs, ayant acheté à la plaine des Sablons
dix-neuf bêtes à cornes, emmenées de Picardie,
où regnoit la contagion ; bientôt la mortalité ſe
mit parmi ſes Vaches, & il en perdit vingt-ſix
en très-peu de temps. La maladie ſe communiqua dans le voiſinage, à la Grand'Pinte, à la

 Ville-l'Evêque & dans quelques Fauxbourgs de Paris. Les Magiſtrats, inſtruits de ce qui ſe paſſoit, demanderent l'avis de la Faculté. M. de l'Epine, alors Doyen de cette illuſtre Compagnie, ayant reçu des avis ſecrets, ſe tranſporta ſur les lieux infectés de contagion, & en rendit compte aux Magiſtrats : mais la maladie ayant fait des progrès, & M. de l'Epine ne pouvant vaquer ſeul à cet emploi, s'aſſocia pluſieurs Confreres. D'abord, on choiſit MM. Bouvart, Cochu, Malouin & Bertin ; enſuite MM. Chomel & Le Moine, enfin MM. Le Monnier, J. Le Thuillier, Ferrein & Procope, qui partoient tous les jours de Paris, & alloient viſiter les bêtes malades. Jamais on ne fit tant d'honneur à ces animaux, & il eût été bien difficile de les mettre en des mains plus habiles.

Dans le peu d'heures que ces Médecins purent donner au ſecours de ces animaux, on fit l'eſſai de pluſieurs méthodes ; on tenta une infinité de ſecours de tout genre ; on fit l'épreuve d'un grand nombre de recettes & de remédes vantés, envoyés de toutes parts ; on donna à propos les fébrifuges, la gentiane, la petite centaurée, le quinquina, le ſel ammoniac, &c. les ſudorifiques, le cryſtal de ſuie de cheminée,

le fang de bouquetin, &c. On faigna les uns An. de J. C.
jufqu'à les faire tomber de foibleſſe ; d'autres
furent enterrés dans le fumier jufqu'à la tête. On
ne put s'empêcher de rire de la manœuvre d'un
Chirurgien, qui adminiſtra les frictions mercurielles, avec précaution, à une Vache. On propoſa les bains; mais les Magiſtrats s'y oppoſe-
rent, objectant que l'eau qui auroit fervi à cet
uſage, pouvoit devenir le véhicule de la contagion. On voulut y fuppléer, en laiſſant une Vache malade au grand air dans la nuit; mais toutes ces tentatives furent infructueuſes : il fallut
renoncer à tous les fecours propoſés, & fuivre
un plan de traitement, fondé fur des principes
que chacun de ces Praticiens poſſédoit parfaitement, mais dont l'effet étoit fans ceſſe détourné,
foit par l'intérêt preſſant des propriétaires, foit
par des ordres fupérieurs, foit enfin par l'empi-
riſme aveugle, qui crioit de toutes parts & pro-
poſoit fes fecrets (a).

Cependant, deux indications preſſantes fe pré-
fentoient à remplir : 1°. débarraſſer les eſtomacs
de la prodigieuſe quantité d'alimens dont ils
étoient farcis, 2°. prévenir l'inflammation ou en

(a) V. Regiſtres de la Faculté, an. 1745, fous le Dé-
canat de M. de l'Epine.

An. de J. C. arrêter les progrès. Pour fatisfaire à ces indications, il falloit la diete la plus auftere : M. Chomel dit qu'on ne put jamais l'obtenir des payfans : on ordonna les faignées ; elles furent fans fuccès, ainfi que les purgatifs, même les plus doux, au commencement de la maladie. Les alexipharmaques, les cordiaux, tels que le vin, la thériaque, la canelle, la mufcade, l'eau-de-vie, la poudre à canon, ne fervirent qu'à accélérer leur mort en augmentant les progrès de l'inflammation. Que faire ? de quel côté fe tourner, dit M. Chomel ? Enfin, la maladie confidérée de plus près & préfentant tous les fymptômes d'une fiévre maligne, dont tout l'effort paroiffoit fe diriger du côté de la peau, on ne vit pas de meilleur parti que de déterminer à l'extérieur des dépôts qui puffent devenir critiques, & détourner ainfi du centre la plus grande partie de la matiere morbifique. On ordonna le cautére potentiel qu'on appelle les *orties*, ce qui revient à peu près à ce que les payfans appellent *herbir*. On perce la peau au bas du fanon avec un inftrument tranchant, on introduit le doigt dans le trou, pour détacher la peau de la chair & former une efpece de loge dans laquelle on introduit un morceau de racine d'hellebore noir. Pour

rendre cette racine plus active , on la roule dans
un mélange de fuppuratif ou d'onguent bafilicum , faupoudré de mouches cantharides : on
anime quelquefois encore cette racine avec le
fublimé corrofif. On faifoit accompagner ce reméde d'une feule faignée , de la grande diette ,
d'une boiffon fréquente avec l'eau blanche : on
faifoit ufage en même temps , deux fois le jour ,
d'un bâillon entouré d'un *maflicadour* , fait avec
le fel , le poivre-long , l'ail & le miel ; on les parfumoit en même temps avec les plantes aromatiques.

Plutôt on déterminoit le dépôt , foit avec les
orties , foit avec le cautere actuel : plus il étoit
gros , plus il fuppuroit, & plus il y avoit d'efpoir
de guérifon. Si le dépôt ne furvenoit pas ; fi
malgré les nouveaux cauftiques appliqués , il fe
flétriffoit promptement , nulle efpérance de fuccès. Lorfque ces Bêtes devoient guérir , on les
voyoit maigrir fenfiblement, & elles ne guérif-
foient jamais fans cette condition. (Obfervation
qu'avoit faite autrefois Hippocrate fur l'homme
dans prefque tous fes maux.) Leurs yeux n'é-
toient plus rouges , ne larmoyoient plus ; leur
dos fe couvroit d'écailles , leur pis étoit parfemé
de boutons. Aux environs du cou & fur-tout

An. de J. C.

 près l'endroit du dépôt , on voyoit une grande quantité de boutons qui tomboient en écailles au bout de quelques jours : elles commençoient à se lêcher les nazeaux ; leur peau & leur poil se raffermiſſoient ; le lait revenoit ; la fiente étoit plus ferme : & on n'en a pas vu qui aient éprouvé des récidives. Quelques-unes eurent auſſi des puſtules sur la langue , qu'il falloit ratiſſer juſqu'au vif & baſſiner avec du vinaigre & du sel.

Ce fut la méthode qui réuſſit le mieux aux Médecins de Paris ; & malgré le peu de temps qu'ils eurent pour viſiter ces animaux , malgré les difficultés preſque inſurmontables de faire obſerver exactement ce qu'on preſcrivoit , on parvint à en sauver neuf ou dix , sur le petit nombre de ceux qui furent traités de cette maniere. Tous les autres en moururent.

L'exemple le plus remarquable de l'efficacité des orties , des ſétons au fanon des bœufs, comme secours préservatif , fut celui d'un Village du Bourbonnois appellé *Bezu-la-Forêt* , à deux lieues de Gournay ; les Habitans préserverent toutes leurs bêtes à cornes des attaques de la contagion qui les ménaçoit de toutes parts , en les herbant de la maniere indiquée plus haut au sujet des *orties*. Dans le cas de maladie ,

on met, en outre, un féton tout auprès pour
faciliter l'écoulement de la matiere, qui forme
le dépôt. On tient l'animal à la diette, à l'eau
blanche, & on frotte fes narines & le derriere
de fa tête avec le vinaigre aromatique. On lui
met un frein ou plutôt un baillon, pendant deux
ou trois heures par jour, autour duquel on en-
tortille un maftigadour, fait avec du fel, du
poivre long, de l'ail & du miel. Ces fecours
conviennent également dans tous les cas.

L'efficacité de ce dernier fecours fut fi auten-
tiquement reconnue, que le Parlement de Rouen,
daus un Arrêt rendu le 13 Mars 1745, crut
rendre un fervice au public en le publiant à la
fuite. Il y ajouta que pour prévenir le mal, il
faut faire infufer des aulx concaffés avec quelques pincées de poivre dans du bon vinaigre
pendant vingt-quatre heures, & laver la gueule
des animaux après leur avoir ratiffé la langue
prefque jufqu'au fang avec une cueiller d'argent ; & que lorfqu'ils commencent à en être
attaqués, après cette opération, il faut leur faire
avaler une chopine de vin, dans laquelle on
aura mis deux gros de thériaque. On y recommande en outre de laver la playe plufieurs fois,
après en avoir ôté la racine, avec du vin chaud,

 dans lequel on aura fait infuſer des herbes odó-
riférantes, & de prendre garde que ce qui ſort
de la tumeur ne ſoit point renverſé par terre,
de crainte que d'autres animaux ne le léchent.

Cette derniere remarque eſt d'autant plus importante, qu'elle tombe ſur un moyen certain
de communication de la maladie, & que per-
ſonne ne l'avoit faite.

S'il faut ajouter foi à M. Raudot, qui ſe flatte
dans ſon Epître dédicatoire aux Etats de Bourgogne, d'avoir eu quelques ſuccès de ſa méthode,
& à l'avis du Libraire, qui croit que c'eſt rendre un ſervice eſſentiel au Public que de publier
ſon reméde ; il paroît qu'il ne fut pas malheureux dans le traitement de cette maladie. Sa
méthode conſiſte à viſiter ſouvent ces animaux,
& du moment qu'on s'apperçoit que quelqu'un
ne rumine plus, qu'il eſt dégoûté, il faut lui
faire tirer environ deux livres de ſang, (on les
ſaigne au cou, comme les chevaux:) ſix heures
après, on répéte la ſaignée. Il fait obſerver que
ſi l'animal étoit dans le tremblement, qui eſt un
véritable friſſon qui précéde la chaleur fébrile,
au lieu de le ſaigner, il faudroit lui donner une
once de thériaque dans deux verres de vin, &
le bien couvrir. Après le tremblement, on peut

faire les deux faignées. Le lendemain des fai- An. de J. C.
gnées, il conseille de purger les Bêtes malades
avec demi-once de senné & autant de jalap en
poudre, & de trois gros d'aloës, délayés dans
un demi-septier de décoction d'absynthe ou de
petite centaurée ; & de leur donner le soir demi-
once de thériaque délayée dans deux verres de
la décoction ci-dessus. Le lendemain on réitere
le purgatif, & le soir la même dose de thériaque.

Après avoir ainsi débarrassé les premieres voies,
il recommande l'usage d'une opiate de quinquina, faite de la maniere suivante :

On prend une livre de quinquina en poudre,
nitre purifié un quarteron, camphre deux onces.
On mêle le tout avec suffisante quantité d'un
syrop, fait avec l'absynthe, la petite centaurée &
le miel. On donne soir & matin pendant quatre
ou cinq jours une once de cette opiate délayée
dans deux verres de décoction d'absynthe. On
connoît que l'animal est guéri, quand il commence à manger & à ruminer.

Si la dyssenterie survient, on réitére la saignée,
on emploie l'opiate de quinquina. On donne en
outre deux fois le jour des lavemens faits avec
les plantes émollientes & un peu de miel. Il
recommande en même temps la diette, les setons

 au cou, au commencement de la maladie, & de les laiffer encore quelque tems. Pour boiffon ordinaire, une décoction d'avoine, d'orge ou de feigle : les plus grandes précautions pour empêcher la communication des Beftiaux, telles qu'on les trouve dans Lancifi, Goëlicke, &c. Il infifte plus que les autres fur le danger qui peut réfulter de l'ufage de la chair de ces animaux.

Les fecours curatifs indiqués par M. Raudot nous paroiffent avoir un double mérite ; celui d'être très-puiffans , & celui de n'être pas extraordinairement dofés, défaut ordinaire de la plupart des recettes. On doit ajouter encore que, quelque bons qu'ils foient , ils ont befoin d'être dirigés par une main habile, & placés à propos.

M. le Clerc, d'après les principes qu'il avoit établis & dont on a rendu compte, trace un plan de conduite dont on a , dit-il, éprouvé l'avantage en Hollande. Sa méthode confifte , 1°. à diminuer l'action impétueufe du venin, à en émouffer les pointes, le *ftimulus* ; 2°. à prévenir l'inflammation , fuite prefque inévitable de la premiere action; 3°. à maintenir dans un jufte équilibre l'action & la réaction des folides & des fluides ; 4°. à procurer une évacuation convenable à la nature pour la dépuration du fang & des humeurs.

Il remplit la premiere indication avec une nourriture faite de farine de seigle bouillie dans du petit-lait, ou à son défaut avec des pommes & du son qu'on fait cuire ensemble jusqu'à consistance de bouillie, ou bien avec des concombres, des citrouilles & un peu d'herbe verte, dont on leur donnera trois ou quatre fois par jour. Il défend expressément de donner du foin aux malades, parce qu'il se seche & se brûle, suivant lui, dans leurs estomacs. Pour boisson ordinaire il prescrit l'usage du petit-lait ou du lait aigre, & à son défaut de l'eau pure ou une eau de son, à laquelle on ajoute un grand verre d'excellent vinaigre sur trois livres de boisson.

Il remplit la deuxieme indication, avec des saignées faites au cou, & on peut leur tirer en une seule fois cinq, six, & même sept livres de sang, selon l'âge & les forces de l'animal, ou la réitérer le lendemain si les symptômes ne sont pas diminués : si la violence du mal l'exige, on peut faire une troisieme saignée ; mais il faut observer de ne jamais les faire passer le troisieme jour : car, au de-là de ce temps elle est plus dangereuse qu'utile. Si le besoin est urgent, on peut faire saigner deux fois en un jour, ce que M. le Clerc dit avoir fait pratiquer avec beaucoup de succès.

O

An. de J. C.

Les autres vues de l'Auteur doivent se remplir par les évacuans ; parmi les purgatifs, il n'en a pas trouvé de meilleur que l'huile de lin bien fraiche & tiede en boisson, à la dose de demi-livre, & la même huile en lavement à la dose de deux livres, à laquelle on ajoute une once & demie de sel ordinaire dissout dans un verre de bon vinaigre. Cet évacuant convient surtout lorsque l'animal est constipé ou qu'il ne rend que des excréments durcis. M. le Clerc avoue que tous les autres purgatifs ne lui ont point réussi, au contraire qu'ils faisoient plus de mal que de bien. Dans le cas de dévoiement, il s'est bien trouvé d'une grande quantité de petit-lait avec de la farine ou du son.

M. le Clerc recommande sur-tout l'usage des sétons au cou, n'ayant vu périr, dit-il, aucune bête à qui cette opération avoit été faite. Lorsque la chaleur, la fiévre, la difficulté de respirer & l'insomnie sont considérables, il recommande un mélange de nitre, de crême de tartre & de camphre, le tout en poudre, & par dessus un peu de vinaigre & du miel, &c. s'il faut croire les Médecins Danois, ils furent plus heureux que nous dans le traitement.

Après avoir fondé toute l'aithiologie de cette

maladie fur une matiere animée ou vermineufe,
femblable à celle qu'avoit admife le Pere Kircher pour la pefte des hommes, Cogroffi &
Valifnieri pour celle des animaux ; ils furent
conduits à l'ufage des anthelmintiques les plus
puiffants, tels que les mercuriaux & les anti-
moniaux. On fait que la Médecine ne doit fes
remédes les plus puiffants qu'aux tentatives har-
dies qu'on a fait des préparations de mercure &
d'antimoine fur le corps humain, après les avoir
éprouvées fur les animaux. Cet exemple de
réuffite, dans les maladies, même aiguës & inflammatoires, fouvent contre toute attente, ne
feroit point unique. On trouve dans les obfervations de Baillou, un exemple d'un pareil fuccès à Paris en 1579, où l'on s'avifa, dans une
épidémie affreufe de petite vérole, accompagnée de douleurs & de tumeurs qui corrom-
poient jufqu'aux parties dures du corps, de fe
fervir de l'emplâtre de *vigo cum mercurio*, &
d'employer les onctions mercurielles, pour procurer leur fonte, ce qui réuffit d'une maniere
miraculeufe (*a*). Si le pronoftic de cette maladie

____

(*a*) *Itaque itum eft in eam fententiam ut emplaftrum
de Vigo cum mercurio applicaretur, aliis litus levis eft*

 eſt ſi mauvais , que ſur vingt bêtes , il en meurt dix-neuf , ſuivant Lanciſi & Sauvages , on doit tenter tous les moyens poſſibles pour les ſauver : & cela eſt bien capable de juſtifier la conduite du Chirurgien de Paris , qui adminiſtra un pareil ſecours.

On employoit en Dannemarck , comme alexitere & préſervatif un mêlange de nitre , de camphre & de cinabre , on mettoit une once de nitre , demi-gros de camphre , autant de cinabre ſur environ douze chopines d'eau chaude , qu'on leur faiſoit prendre tous les ſoirs. Ce reméde eut , dit-on , un ſuccès ineſperé. Si le ventre étoit reſſerré , on y ajoutoit ſix gros de rhubarbe , autant de baies de genievre. Dans leur convaleſcence , on leur donnoit pendant cinq jours de ſuite , un mélange de mercure , d'antimoine & de ſoufre , chacun à la doſe d'un gros , avec un demi-gros de camphre. On leur faiſoit boire en même temps un breuvage fait avec de la cen-

hydrargiro fieret : mirum in modum id remedii profecit. Id quod non negligi debet , ne tam facilis & ad manum parati remedii contemptus calamitatem ægris afferre videatur. (Guliel. Ballonii epid. & ephemerid. an. 1679.)

taurée, les baies de genievre, du pain & de la
farine, qu'on faifoit bouillir enſemble.

Tandis qu'on combattoit intérieurement la maladie par des antiſeptiques, des antivermineux & de puiſſants alexipharmaques, on attiroit le virus au déhors au moyen des ſétons qu'on leur faiſoit au cou, & qu'on laiſſoit ſubſiſter juſqu'à ce qu'ils fuſſent parfaitement rétablis. On leur frottoit, trois fois par jour, la tête entre les cornes, avec un onguent compoſé de mercure, de térebenthine, de camphre, & d'aſſa-fœtida. On parfumoit tous les jours les étables avec du cinabre & des baies de génievre qu'on faiſoit brûler enſemble. On répandoit ſur les pâturages du vinaigre, du ſel & du ſoufre. Ce dernier moyen préſervatif, auquel les autres Auteurs n'ont pas penſé, mérite quelque attention.

Des précautions ſages de la part du Gouvernement, vinrent en outre au ſecours de ces animaux. Un ordre du Roi défendit tout uſage, tout commerce de la peau de ces bêtes ou de leurs chairs, ordonna la ſéparation des ſains & des malades, de les entérrer avec leur peau dans des foſſes profondes, &c. (a)

____

(a) V. Scriptor. à Societate Hafnienſi, &c. Hafniæ, pars ſecunda. 1746.

 En France, les secours politiques ne furent point oubliés ; il y eut un Arrêt du Conseil d'Etat du Roi en 1746, * qui renfermoit les plus sages précautions. On tira des cordons de troupes, pour empêcher la communication des bêtes saines avec les malades. M. de la Galaiziere, surtout, Intendant en Lorraine, fut un de ceux qui apporta le plus de vigilance dans l'exécution de cet Arrêt. Les bêtes saines en Lorraine furent préservées d'une maniere qui

---

* Cet Arrêt du Conseil nous a paru si bien rédigé, & contient des précautions si sages, qu'on a cru devoir le transcrire ici en entier. Il peut servir de modele aux autres dans tous les cas semblables.

ARREST DU CONSEIL D'ESTAT DU ROY,

Qui indique les précautions à prendre contre la maladie épidémique sur les Bestiaux.

Du 19 Juillet 1746.

Extrait des Registres du Conseil d'Estat.

LE ROI étant informé que la maladie épidémique sur les Bœufs & sur les Vaches, qui depuis quelque tems s'étoit rallentie, se fait sentir de nouveau dans quelques Provinces du Royaume ; qu'il y a lieu de penser qu'elle s'y est communiquée, soit parce que des Propriétaires de Bestiaux, dans la crainte de voir périr chez eux ceux

sembloit tenir du miracle. On doit à M. de la Galaiziere la conservation de la plus grande partie des animaux de cette Province, & les plus grands éloges.

Outre les précautions indiquées par le Gouvernement, par les Cours Souveraines, &c. plusieurs Villes, plusieurs Seigneurs en firent observer de particulieres pour se garantir. Raonl'Etape, petite ville de Lorraine, instruite que la contagion la menaçoit du côté de l'Alsace,

de leurs Bestiaux dont l'état étoit suspect, se sont déterminés à les donner à des prix médiocres, & les ont fait conduire à cet effet à des Foires & Marchés dans des lieux où la maladie n'avoit point encore pénétré, soit parce que ceux qui font le commerce des Bestiaux voulant, par une avidité condamnable, profiter de l'inquiétude desdits Propriétaires, ont acheté leurs Bestiaux à des prix extrêmement bas, & les ont revendus par préférence à ceux qui venoient des cantons non suspects, en les donnant à des prix inférieurs, ce qui dans l'un & l'autre cas a porté la maladie dans les lieux où lesdits Bestiaux ont été conduits, en sorte qu'elle pourroit s'étendre successivement dans les endroits qui jusqu'à présent en ont été préservés, s'il n'y étoit pourvû par des dispositions capables de remédier à un abus si préjudiciable au bien public & à l'intérêt de chaque Province en par-

O 4

 établit de son chef, deux Corps-de-Gardes, l'un sur la riviere, l'autre sur la grande route d'Alsace, avec ordre de ne laisser passer aucun cuir, aucune bête à cornes. Cet ordre fut exécuté à la rigueur, & cette Ville conserva ses bestiaux. Dans le Vivarais, plusieurs Seigneurs prirent le parti de faire garder leurs Terres par des hommes, qui en empêchoient l'entrée, à main ar-

ticulier. Et l'expérience ayant fait connoître que le moyen le plus assuré pour empêcher le progrès de cette maladie, est d'empêcher toute communication des Bestiaux qui en sont attaqués, avec ceux qui ne le sont pas, comme aussi que les Bestiaux d'un lieu où la maladie s'est fait sentir, ne soient conduits dans un lieu où elle n'a point pénétré, Sa Majesté voulant sur ce expliquer ses intentions: Oüi le Rapport du sieur de Machault, Conseiller ordinaire au Conseil Royal, Controlleur Général des Finances, LE ROY ESTANT EN SON CONSEIL, a ordonné & ordonne ce qui suit.

Article premier.

Tous Propriétaires de Bêtes à cornes habitans dans les Villes ou Paroisses de la Campagne, dont les Bestiaux seront malades ou soupçonnés de maladie, seront tenus d'en avertir dans le moment le principal Officier de Police de la Ville, ou le Syndic de la Paroisse dans laquelle ils habiteront, sous peine de cent livres d'amende,

mée, aux bestiaux, aux Maréchaux & à tout ce An. de J. C. qui avoit l'air suspect. Ils garantirent ainsi leur Bétail, au milieu des ravages de la contagion.

On tenta, en outre, diverses expériences en France pour savoir de quelle maniere la maladie se communiquoit.

On lit dans les Mémoires de l'Académie des Sciences de 1745, le détail de celles faites sur le

---

à l'effet par ledit Officier de Police ou ledit Syndic, de faire marquer en sa présence lesdits Bestiaux malades ou soupçonnés, avec un fer chaud d'une marque portant la lettre *M*, & de constater que lesdites Bêtes malades soupçonnées de maladie, ont été séparées des Bestiaux sains, & renfermées dans des endroits d'où elles ne puissent communiquer avec lesdits Bestiaux sains de la même Ville ou Paroisse.

I I.

Ne pourront lesdits Propriétaires, sous quelque prétexte que ce soit, faire conduire dans les pâturages ni aux abreuvoirs, lesdits Bestiaux attaqués ou soupçonnés de la maladie; & seront tenus de les nourrir dans les lieux où ils auront été renfermés, sous la même peine de cent livres d'amende.

I I I.

Les Syndics des Paroisses dans lesquelles il y aura des Bestiaux malades ou soupçonnés de maladie, seront tenus, sous peine de cinquante livres d'amende, d'en

An. de J. C. cuir de ces animaux , dans le mois de Juillet ,
par M. le Marquis de Courtivron , dans la vue
de s'assurer si les cuirs des bêtes mortes de la
contagion étoient toujours capables de communiquer la maladie. Il en résulte que deux bêtes à

avertir dans le jour le Subdélégué du département , &
de lui déclarer le nombre de Bestiaux qui seront malades ou soupçonnés , & qu'ils auront fait marquer , les
noms des Propriétaires ausquels ils appartiennent , &
s'ils en ont été avertis par lesdits Propriétaires ou par
d'autres Particuliers de ladite Paroisse. Veut Sa Majesté
qu'au dernier cas le tiers des amendes qui seront prononcées contre lesdits Propriétaires , faute de déclara-
tion , appartienne à ceux qui auront donné le premier
avis, soit au principal Officier de Police dans les Villes ,
soit aux Syndics des Paroisses de la Campagne.

I V.

Le Subdélégué , conformément aux ordres & instruc-
tions qu'il aura reçus du Sieur Intendant de la Province ,
& les Officiers de Police dans les Villes , tiendront la
main non-seulement pour empêcher que les Bestiaux
malades ou soupçonnés n'ayent aucune communication
avec les Bestiaux sains de la même Ville ou Paroisse ,
mais encore pour empêcher que tous les Bestiaux , soit
malades , soit soupçonnés , soit sains , du lieu où la maladie se sera manifestée , n'ayent aucune communication
avec ceux des Villes ou Paroisses voisines.

cornes, qu'il foumit à cette expérience, & qu'il couvrit de ces cuirs, ne furent que très-peu incommodées, & fans éprouver les fymptômes ordinaires de la maladie. M. le Marquis de Courtivron en conclut que ces cuirs n'étoient

V.

Fait Sa Majefté très-expreffes inhibitions & défenfes aux Habitans des Villes ou des Paroiffes de la Campagne dans lefquelles la maladie fe fera manifeftée, de vendre aucun Bœuf, Vache ou Veau, & à tous Particuliers des autres Paroiffes ou Etrangers, d'en acheter, fous peine de cent livres d'amende, tant contre le Vendeur que contre l'Acheteur, par chaque tête de Bétail vendu ou acheté en contravention de la préfente difpofition, fans préjudice néanmoins de ce qui fera reglé par l'Article VIII. cy-après.

V I.

Fait pareillement Sa Majefté défenfes à tous Particuliers, foit Propriétaires de Bêtes à cornes, on autres, de conduire aucuns des Beftiaux fains ou malades, des Villes ou Paroiffes de la Campagne où la maladie fe fera manifeftée, dans aucunes Foires ou Marchés, & ce fous peine de 500 l. d'amende par chacune contravention ; de laquelle amende les Propriétaires defdits Beftiaux qui pourroient fe fervir d'étrangers pour les conduire aufdites Foires & Marchés, feront refponfables en leur propre & privé nom.

pas capables de la communiquer : mais il ajoute, très-judicieusement, qu'on ne peut pas conclure d'une expérience particuliere pour le général, & qu'elle a besoin d'être répétée : en effet, il en est de cette expérience, comme de celles qui

V I I.

Permet Sa Majesté à tous Particuliers qui rencontreront, soit dans les pâturages publics, soit aux abreuvoirs, soit sur les grands chemins, soit aux Foires ou Marchés, des Bêtes à cornes marquées de la lettre *M*, de les conduire devant le plus prochain Juge Royal ou Seigneurial, lequel les fera tuer sur le champ en sa présence.

V I I I.

Pourront néanmoins les Propriétaires des Bêtes à cornes qui auront des Bestiaux sains & non soupçonnés de maladie, dans un lieu où quelques-uns des Bestiaux auront été attaqués, vendre lesdits Bestiaux sains & non soupçonnés de maladie, aux Bouchers qui voudront les acheter, mais à la charge qu'ils seront tués dans les vingt-quatre heures de la vente, sans que lesdits Bouchers puissent, sous aucun prétexte, les garder plus longtems ; à peine tant contre lesdits Propriétaires que contre lesdits Bouchers, de deux cens livres d'amende pour chacune contravention, pour raison de laquelle amende lesdits Propriétaires & lesdits Bouchers seront solidaires.

femblent prouver que l'ufage de la chair des
animaux morts de maladies peftilentielles, n'eft
point dangereux. Il y a quelques exemples qui
femblent favorifer cette opinion : il y en a mille
contre : & quand bien même la balance feroit

An. de J. C.

I X.

Seront en outre tenus lefdits Bouchers qui, dans les
lieux où il y aura des Beftiaux malades ou foupçonnés,
acheteront des Beftiaux fains, de prendre un Certificat
des Propriétaires defquels ils feront lefdits achats, lequel
fera vifé de l'Officier de Police de la Ville ou du Syndic de
la Paroiffe dans lefquelles les achats auront été faits, &
contiendra le nombre & la défignation des Beftiaux qu'ils
auront achetés, & qu'ils n'ont eu aucun fymptôme de
maladie ; comme auffi de repréfenter lefdits Certificats
à l'Officier de Police de la Ville, ou au Syndic de la
Paroiffe dans laquelle ils conduiront lefdits Beftiaux, à
l'effet de conftater que lefdits Beftiaux feront tués dans
les vingt-quatre heures du jour de l'achat ; le tout fous
la même peine contre lefdits Bouchers, de deux cens
livres d'amende par chaque contravention & par chaque
tête de Bétail qui n'auroit pas été tué dans lefdites
vingt-quatre heures de l'achat.

X.

Si aucuns defdits Bouchers, abufant de la faculté qui
leur eft accordée par les deux Articles précédens, reven-
doient aucun defdits Beftiaux à telle perfonne que ce

 égale , dans un cas fembable , le parti le plus fage eft de ne pas s'y fier. D'ailleurs , on ne connoît pas encore affez bien toutes les conditions néceffaires au développement des levains contagieux , tant de la part de ces mêmes levains que de l'individu qui les reçoit , pour pouvoir

puiffe être , veut Sa Majefté qu'ils foient condamnés en cinq cens livres d'amende par chaque tête de Bétail , même qu'il foit procédé extraordinairement contr'eux , pour , après l'inftruction faite , être prononcé telle peine afflictive ou infamante qu'il appartiendra.

X I.

Les Bouchers qui pour s'approvifionner des Beftiaux dont ils auroient befoin , en acheteroient dans les lieux où la maladie n'aura point encore pénétré , feront tenus de prendre un Certificat de l'Officier de Police de la Ville ou du Syndic de la Paroiffe dans laquelle ils feront leurs achats , lequel Certificat fera mention de l'état de la Paroiffe fur le fait de ladite maladie , & du nombre & défignation des Beftiaux qu'ils y auront achetés ; comme auffi de repréfenter ledit Certificat à l'Officier de Police de la Ville , ou au Syndic de la Paroiffe de leur domicile , toutes fois & quantes ils en feront requis , pour juftifier que lefdits Beftiaux ont été achetés dans les lieux fains , & peuvent être confervés fans danger , fous peine

statuer quelque chose de certain à ce sujet. Mais, il nous paroît que dans ces sortes d'expériences, ainsi que dans toutes, pour qu'elles soient concluantes, la premiere & principale condition requise est de s'assurer d'abord de l'existence & de la présence du corps qui fait l'objet des

An. de J. C.

de confiscation desdits Bestiaux, & de deux cens livres d'amende par chaque tête de Bêtes à cornes.

X I I.

Veut & entend pareillement Sa Majesté, que tous les particuliers & habitans des Villes ou des Paroisses de la Campagne où la maladie n'aura point pénétré, qui voudront conduire ou envoyer des Bestiaux aux Foires & Marchés, pour y être vendus, soient tenus, sous peine de confiscation de leurs Bestiaux, & de deux cens livres d'amende par chaque tête de Bêtes à cornes, de se munir d'un Certificat de l'Officier de Police de ladite Ville, ou du Syndic de ladite Paroisse, visé par le Curé ou par un des Officiers de Justice, lequel Certificat fera mention de l'état de ladite Ville ou Paroisse sur le fait de la maladie, & contiendra le nombre & la désignation desdits Bestiaux ; & sera ledit Certificat représenté aux Officiers de Police, si aucuns y a, ou aux Syndics des Paroisses des lieux où se tiendront les Foires & Marchés, avant l'exposition desdits Bestiaux en vente.

X I I I.

Fait Sa Majesté très-expresses inhibitions & défenses

 épreuves & du doute. Dans le cas préfent, par exemple, il s'agit de favoir fi le levain contagieux de la maladie peut paffer, par le moyen des cuirs, d'un individu à l'autre : il peut arriver que ce levain n'exifte pas fur les cuirs qu'on

---

auxdits Officiers de Police & Syndic des lieux & Communautés où lefdits Foires & Marchés fe tiendront, de permettre l'expofition d'aucuns defdits Beftiaux, fans préalablement s'être affurés par la repréfentation defdits Certificats, du lieu d'où ils viennent, & que la maladie n'y a point pénétré ; à peine contre les Syndics des Paroiffes, de cent livres d'amende, & contre lefdits Officiers de Police, de deftitution de leurs offices.

X I V.

Si aucuns des Officiers de Police des Villes, & des Syndics des Paroiffes de la Campagne, dans les cas où il leur eft enjoint par le préfent Arreft, de donner des Certificats, en donnoient de contraires à la vérité, veut Sa Majefté qu'ils foient condamnés en mille livres d'amende, même pourfuivis extraordinairement, pour, après l'inftruction faite, être prononcé contr'eux telle peine afflictive ou infamante qu'il appartiendra.

X V.

Veut Sa Majefté que dans tous les cas où les amendes prononcées par le préfent Arreft, feront encourues, les délinquans foient contraignables par corps au payement

employe,

employe , que tout le virus d'une maladie se An. de J. C.
concentre dans l'intérieur du corps , n'attaque
que quelques visceres essentiels à la vie , sans
se porter à la peau ou à la surface du corps ,
comme l'ouverture d'une infinité de cadavres ,
où l'on ne trouve aucune trace de la maladie
à la peau , semble le prouver , & comme l'u-
sage quelquefois innocent de leurs chairs semble
le confirmer encore. Alors , il ne seroit pas éton-

desdites amendes , & qu'ils tiennent prison jusqu'au par-
fait payement d'icelles.

X V I.

Lesdites amendes seront remises au Greffier de Police
pour les Villes , & au Greffier des Subdélégations dans
chaque Département pour les Paroisses de la campagne ,
pour être distribuées , sçavoir , un tiers en conformité &
dans le cas porté par l'Article III. du présent Arrêt ,
& le surplus ainsi qu'il sera ordonné par Sa Majesté ,
sur l'avis du sieur Lieutenant-Général de Police de la Ville
de Paris , & des sieurs Intendans dans les Provinces.
Enjoint Sa Majesté au sieur Lieutenant-Général de Police
à Paris , & aux sieurs Intendans & Commissaires départis
dans les Provinces, de tenir la main à l'exécution du
présent Arrêt, qui sera lû , publié & affiché par-tout où
besoin sera, à ce que personne n'en ignore, & exécuté
nonobstant opposition ou autres empêchemens quelcon-

P

 nant que le cuir de ces animaux ne communiquât pas la maladie : d'un autre côté, en supposant que ce levain ait existé cette fois sur leur cuir, qui peut répondre que les deux animaux, soumis à l'expérience, avoient alors les humeurs dans une disposition favorable, pour le contracter, & le développer ? Qui sait s'il ne faut pas un degré de chaleur propre à cet effet, soit de la part de l'air ambiant, soit de celle du sujet ; si la liberté de ce

ques, pour lesquels ne sera différé, & dont si aucuns interviennent, Sa Majesté se réserve & à son Conseil la connoissance, icelle interdisant à toutes ses Cours & autres Juges. Fait au Conseil d'Etat du Roy, Sa Majesté y étant, tenu à Versailles le dix-neuviéme jour de Juillet mil sept cens quarante-six. *Signé*, PHELYPEAUX.

LOUIS, par la grace de Dieu, Roy de France & de Navarre, Dauphin de Viennois, Comte de Valentinois & Diois, Provence, Forcalquier & Terres adjacentes : A nos amez & féaux Conseillers en nos Conseils, le sieur Lieutenant-Général de Police à Paris, & les sieurs Intendans & Commissaires départis pour l'exécution de nos ordres dans les Provinces & Généralités de notre Royaume, Salut. Nous vous mandons & enjoignons par ces présentes signées de nous, de tenir, chacun en droit soi, la main à l'exécution de l'Arrêt cy-attaché sous le contre-scel de notre Chancellerie, cejourd'hui rendu en

levain, sa dissolution, une matrice & des humeurs propres à le faire éclore, enfin mille
autres conditions, qui nous sont inconnues, &
qui sont peut-être nécessaires pour qu'un venin
s'insinue dans le corps animal, & y produise son
action ? Combien n'a-t-on pas vu d'inoculations
sans effet ? Combien y a-t-il d'observations qui

notre Conseil d'Etat, nous y étant, pour les causes y conte-
nues : Commandons au premier notre Huissier ou Sergent
sur ce requis, de signifier ledit Arrêt à tous qu'il appartiendra, à ce que personne n'en ignore ; & de faire pour son
entiere exécution, tous actes & exploits requis & nécessaires, sans autre permission, nonobstant clameur de
haro, chartre normande & Lettres à ce contraires. Vou-
lons que ledit Arrêt soit lû, publié & affiché par tout où
besoin sera, & qu'aux copies d'icelui & des présentes,
collationnées par l'un de nos amez & féaux Conseillers-
Secrétaires, foi soit ajoutée comme aux Originaux : car
tel est notre plaisir. Donné à Versailles le dix-neuviéme
jour de Juillet, l'an de grace mil sept cent quarante-six,
& de notre regne le trente-uniéme. *Signé* LOUIS, *Et
plus bas*, Par le Roy, Dauphin, Comte de Provence.
Signé, PHELYPEAUX. Et scellé.

*Collationné aux Originaux par Nous, Ecuyer,
Conseiller-Secrétaire du Roy, Maison, Cou-
ronne de France & de ses Finances.*

An. de J. C. prouvent que le transport des cuirs infectés d'un pays à l'autre, a ruiné des Provinces entieres ? Quand il n'y en auroit qu'une, ne suffit-elle pas pour tenir toujours en garde contre un pareil transport ? On sait bien que le commerce de ces peaux n'est pas toujours suivi d'accidents fâcheux, ainsi que l'usage de la chair de ces animaux, par les raisons qu'on vient de dire : mais les exemples & les suites funestes de semblables imprudences n'en sont pas moins réels. On vit, cette même année, dans une ville d'Auvergne, à Clermont Ferran, un homme dont l'avidité fut punie d'une maniere bien frappante. Malgré les défenses expresses, l'espoir du gain le porta à aller à quelques lieues de la ville déterrer dans la nuit un bœuf pestiferé pour en avoir la peau : il l'écorcha en effet ; (c'étoit en Été ,) mais soit effet de la fatigue , soit celui des chaleurs joint à l'action du virus, il entre dans Clermont avec un bras gangrené & exhalant une odeur infecte. Le peuple effrayé de cet accident & craignant que cet homme n'apportât la peste dans la ville , porta ses plaintes aux Magistrats , qui le firent visiter & mettre à l'Hôpital : la gangrene ayant fait des progrès , on fut obligé de lui couper le bras , mais il mourut des suites de l'opération ;

c'étoit une gangrene seche (*a*). Combien de fois An. de J. C.
n'a-t-on pas vu de misérables commettre la même
imprudence, mais n'en être pas également punis ?
Il en est de même de l'usage des chairs. On s'en
nourrit quelquefois impunément ; & quelquefois
on voit les plus grands accidents resulter de cet
usage : ce qui semble prouver la localité du
venin pestilentiel, qui réside tantôt dans le sang
seulement , tantôt dans les fibres musculaires ,
tantôt sur le cuir , tantôt dans le tuyau intestinal , &c. Quoi qu'il en soit : dans le temps que
la maladie attaquoit les bœufs du Vivarais , un
Boucher d'Anduze , Ville du Bas-Languedoc ,
ayant acheté à bas prix un bœuf malade , eut
l'imprudence d'en distribuer la viande aux Sol-
dats du Régiment de Royal-Baviere , qui y
étoit alors. Tous ceux qui en mangerent en furent
malades : la diarrhée , la dyssenterie , accompagnées de fiévre & d'étourdissements , furent les
principaux symptômes qu'ils éprouverent. Ce Régiment furieux avec raison contre le Boucher ,

(*a*) On tient ce fait d'un homme de l'Art , distingué
par son mérite & sa place , de M. le Brun , Chirurgien
en chef de l'Hôpital général de Paris , qui faisoit alors
les mêmes fonctions dans celui de Clermont.

 essaya de s'emparer de lui pour le faire punir, & il l'auroit été de la maniere la plus rigoureuse, s'il n'eut évité par la fuite la juste fureur du Soldat. Ce qu'il y a de bien intéressant dans les observations de M. le Marquis de Courtivron, c'est qu'à Aizeray, Village où toutes les bêtes à cornes mouroient, en 1745, le Jardinier du Château, qui avoit toujours gardé son Bétail, dans son enclos, sans communiquer avec les autres, fut le seul qui le conserva entiérement sain. On remarqua encore que les Villages de Tarsul, de Courtivron, de Moloy, &c. dont la situation les éloigne de la communication des grandes routes, n'avoient encore rien perdu le 9 Juillet 1745, tandis que tout ce qui se trouvoit du côté de Dijon & de Chatillon étoit infecté. Ce qui prouve le danger qui résulte de la proximité des lieux trop fréquentés, & la nécessité des barrieres dans ce cas.

M. le Marquis de Courtivron fit de nouvelles expériences & observations en 1747 & 1748, sur la maniere dont la maladie se communiquoit parmi les bestiaux. On rendra compte de ses différentes tentatives, pour transmettre la maladie d'un individu à l'autre, à l'article des *expériences faites sur les animaux*. Il

résulte de ses dernieres observations que la ma-
ladie ravageoit encore la Bourgogne en 1747 &
1748 : il y rapporte de quelle maniere elle parvint à *Issurtille*, Ville du Duché de Bourgogne. Il
est d'autant plus important de connoître cette voie
de communication que c'est vraisemblablement
une des plus ordinaires & des plus puissantes,
quoique ce ne soit pas la seule. M. de Courtivron y rapporte un fait juridiquement & authen-
tiquement constaté, qui prouve la contagion
directe & immédiate d'animal à animal, mais
qui échappe très - souvent à l'attention des
Magistrats. On trouve, en outre, dans ses
Mémoires quelques détails intéressants sur les
symptômes que présenta la maladie à Issurtille, qui sont très-capables de jetter du jour non-
seulement sur le diagnostic, le prognostic, mais
sur le traitement.

Cet illustre Académicien fait remarquer que
cette Ville, distante de plus de douze lieues des
endroits où regnoit alors la contagion, la reçut
de la maniere suivante.

Le 13 Décembre 1747, un particulier Marchand de Bétail, alla acheter à *Chatillon-sur-
Seine*, distant d'Issurtille de douze lieues, des
bœufs, qui, contre les ordonnances, avoient été

 conduits à une Foire. Ce particulier les emmena d'abord à un Village, nommé *Veurotte*, où il les remit par commission. L'acquereur s'apperçut dès le même jour que les bestiaux achetés n'étoient pas sains. Il obligea le Marchand de les reprendre, & ce dernier conduisit presque immédiatement ses bœufs dans l'espace de quatre lieues à *Issur-tille*, où il arriva le 17 : il fit le prix de son Bétail avec des Bouchers de cette ville, dont l'un mit dans une écurie, où il gardoit une vache, un bœuf qu'il avoit acheté : il ne le tua que le lendemain tard, & laissa aller sa vache avec les autres bestiaux de la ville, au pâturage. Cette vache du Boucher fut la premiere attaquée : le maître s'en étant apperçu, la tua & la vendit le 21. C'est à cette occasion qu'on intenta un procès à ce Boucher, à la suite duquel il fut obligé de payer l'amende fixée par les Ordonnances, pour avoir acheté sans certificat & vendu sans visite, le Bétail qui donna lieu à la contagion. Les bœufs qui avoient apporté la maladie à Issurtille, la communiquerent aussi à *Veurotte*, où ils avoient d'abord été vendus : mais il n'y périt que très-peu de bœufs, parce que le particulier qui força le Marchand à les reprendre tout de suite, usa de précautions pour empêcher quelques vaches, qui

avoient communiqué avec ceux-ci, de communiquer soit avec le reste de son propre Bétail , soit
avec celui de ses voisins. C'est ainsi que la maladie
fut apportée à Issurtille. Les endroits voisins se tin-
rent en garde & préserverent leurs troupeaux. M.
de Courtivron est persuadé que la communication directe d'animal à animal , est la seule
voie dangereuse de contagion , & que dans presque tous les cas semblables , il se fait un transport furtif de Bétail , qui met souvent l'observateur en défaut : ce qui n'est point arrivé à
Issurtille, où tout le Bétail resta , & dont les environs furent préservés. Il y a à ce sujet une observation précieuse & qui mérite la plus grande
attention ; c'est qu'il y avoit plus de dix jours
que les bœufs malades qui communiquerent
la maladie , n'avoient été dans les endroits
suspects : ce qui prouve qu'un animal sain en
apparence est capable de communiquer un mal
dont il couve le germe depuis quelques jours :
& cela s'accorde avec les observations faites
en Italie sur le bœuf malade qu'on avoit emmené de Hongrie en 1711 , & avec celle des
Médecins de Paris , au sujet des bœufs emmenés de Picardie & vendus à la Plaine des Sablons. Cela sert encore à confirmer le danger des

An. de J. C.

 Foires & des attroupements , dans ces circonftances , & nous rappelle l'exemple mémorable
de communication, rapporté par Lancifi ; qui dit
qu'en 1713 , au milieu de l'Eté , on apprit que
des Marchands de Beftiaux d'Italie , ayant conduit une grande quantité de bœufs à la Foire de
Frufino , ville dépendante du Domaine Eccléfiaftique : pour prévenir tout danger , on défendit
fur le champ, la tenue de cette Foire. Les Marchands dans l'impoffibilité où ils fe virent de
faire les ventes qu'ils avoient projettées, condui-
firent par des chemins détournés leurs beftiaux
jufqu'à Rome. Là , ils les donnerent à très-bas
prix , & ces animaux ayant été vendus de nouveau dans toute la Province aux Habitans des
petites villes & villages , toute la Campagne de
Rome fut bientôt infectée. Depuis le mois d'Octobre 1713 jufqu'au mois d'Avril 1714 , temps
où la maladie ceffa , le Domaine Eccléfiaftique
fit une perte d'environ trente mille bêtes à cornes.
On ne fçauroit donc être trop attentif aux dangers qui peuvent réfulter du commerce de toû-
tes les bêtes qui ont l'air tant foit peu malades :
& le plus grand des fervices à rendre , feroit de
bien développer les fignes précurfeurs , certains
& univoques , qui annoncent la maladie dans tous

ces cas. Jusqu'ici, ceux que les Médecins de Paris ont donnés, paroissent les moins équivoques ; & ce point, dans ces conjonctures, est peut-être de tous, le plus essentiel à connoître.

On ne sçauroit passer sous silence le détail des symptômes de la maladie, observée en Décembre à Issurtille, donnés par M. le Marquis de Courtivron. Il offre des circonstances précieuses à conserver.

Les bestiaux attaqués, dit-il, ont commencé à pleurer & a avoir les yeux chassieux : les nazeaux étoient toujours humectés par une mucosité qui avoit peu de consistance : ils tenoient la tête basse, la respiration étoit ordinairement pressée : l'animal refusoit de manger & cela presque aussitôt que les larmes commençoient à couler, le dévoiement a toujours accompagné la maladie : il leur prenoit dès le commencement & ne finissoit que par la mort ou la santé ; presque toutes les matieres que les animaux rejettoient, étoient verdâtres ou jaunes, mêlées & d'une extrême puanteur. Les battemens du pouls alloient jusqu'à soixante pulsations par minute. La plûpart avoient une toux considérable ; dans quelques-uns la conjonctive étoit ordinairement enflammée ; on observoit dans plusieurs un tremblement presque

 continuel. Beaucoup ont eu une incontinence d'u-
rine , quand le devoiement n'a pas été violent : &
l'on a remarqué que quand le devoiement augmentoit , le flux d'urine diminuoit. Cependant
la veſlie ne parut jamais dans un état d'inflammation.

Dans l'ouverture des cadavres on trouvoit en
général le cerveau & les poumons comme dans
l'état naturel , les gros inteſtins ſphacelés ou
marqués de points gangreneux , les chairs
livides , le foie point altéré ; la veſicule du fiel
très-diſtendue & remplie d'une bile aqueuſe. On
trouvoit peu de ſang dans les vaiſſeaux des extrêmités & de toute l'habitude du corps. Le ſang
étoit fort aqueux , peu coloré , avoit peu de con-
ſiſtance.

Il réſulte des obſervations de M. le Marquis
de Courtivron , que le quatrieme jour de la
communication , les animaux éprouverent les
premiers ſymptômes de la maladie. On voit par
les colonnes qu'il a ajoûtées pour marquer les
dégrés de mortalité parmi ces animaux , que
l'épizootie d'Iſſurtille fut environ neuf jours à
arriver à ſa plus grande force, & que tous les jeunes
beſtiaux ont péri plutôt & en plus grand nombre
que les beſtiaux âgés. Toutes les vaches pleines

qui furent attaquées, avorterent. Sur cent quatre-
vingt-treize animaux , dont cent soixante-seize
sont morts , & sept ont guéri , deux seulement ont
eu quelques foibles marques d'éruption ; tandis
qu'en 1745 , l'éruption d'une infinité de pustules
& de dépôts , soit aux yeux , soit aux oreilles ,
avoit toujours annoncé la guérison de l'animal. Sur les sept qui ont guéri , une vache se
pela en plusieurs endroits ; les six autres eurent
un dévoiement qui dura onze jours , & les sauva,
sans aucune éruption. M. de Courtivron observe
que quelques-unes de ces bêtes avoient déja
éprouvé la même maladie en 1745.

Le petit nombre des Bestiaux qui ont échappé
à la maladie , a éprouvé les mêmes symptômes
que les autres : leurs yeux se font remplis de
larmes qui étoient abondantes , ainsi que la mucosité des naseaux : ils avoient la tête lourde , un
dévoiement considérable , & refusoient les alimens : on a remarqué que sur la fin du sixieme
jour , le dévoiement redoubloit , & il sembloit
que la nature s'ouvroit une route à la guérison ,
par une diarrhée critique , qui continuoit avec
force jusqu'au dix ou onzieme jour. L'animal
très-affoibli dès le septieme ou le huitieme jour,
commençoit à reprendre ses forces , & à désirer

An. de J. C.

 un peu de nourriture, sur-tout la boisson : la tête qu'il avoit tenue jusques-là immobile, commençoit à reprendre quelque mouvement; quoique couché, il la tournoit & remuoit, sur-tout lorsqu'on approchoit de la nourriture : la mucosité des naseaux commençoit à devenir plus tenue & moins abondante, ainsi que les larmes, à mesure que le dévoiement devenoit plus considérable. La cure devenoit complette vers le quinzieme ou seizieme jour, où il ne leur restoit qu'une extrême maigreur & la foiblesse.

Sur cent quatre-vingt-douze bêtes qui étoient à Issurtille, il n'y en eut que neuf qui ne furent point attaquées, dont trois avoient été séparées des autres, de très-bonne-heure. Les six autres étoient de vieilles vaches très-maigres.

De tous les remédes tentés, (car on essaya jusqu'aux fumigations mercurielles) il n'y eut que le vin & les fruits aigres qui aient paru les soulager. Les pâtes de son & d'avoine paroissoient encore de leur goût : les setons, les orties, les cauteres actuels produisirent peu d'effet.

Il y a une chose importante à remarquer au sujet de l'application du feu ; c'est qu'en appliquant le fer rouge à côté des premieres vertebres du cou, il faut prendre garde de ne pas

couper les muscles qui servent à mouvoir la tête. An. de J. C.
On estropie quelquefois l'animal.

M. le Marquis de Courtivron a prétendu (a)
que l'armée du Roi, qui au mois de Juin 1743
revint de Baviere en Alsace, fit passer le Rhin
à cette maladie : des Bestiaux du Tyrol conduits
en Baviere, y avoient apporté, dit-il, cette espece de peste, dont plusieurs bœufs, soit de
l'armée, soit des Bouchers particuliers, furent
attaqués. L'Alsace d'abord, ensuite la Lorraine,
la Champagne, le Comté & le Duché de Bourgogne virent bientôt circuler la maladie dans le
Royaume, en même temps qu'elle se reprodui-
soit dans leur sein. Le rapport de M. le Marquis
de Courtivron peut être exact ; mais il est constant que la maladie éruptive, observée en 1745
dans plusieurs Provinces de France, étoit déja
dans le pays des Vosges & autres endroits de la
Lorraine en 1742, temps où elle fut observée &
exactement décrite par M. Bagard, Médecin de
Nancy (b).

(a) V. Mémoires de l'Académie des Sciences, an. 1748,
p. 323.

(b) V. Dictionnaire Vétérinaire de M. Buc'hoz, à l'art.
Epizootie, p. 175 & suiv.

Pour completer l'histoire de la maladie de 1745 , on a cru devoir rapporter les observations qui ont été faites en Angleterre.

Les Docteurs Mortimer & Layard (*a*) , deux observateurs éclairés de ce pays, rapportent de quelle maniere la contagion y pénétra. M. Theobald observa , disent-ils , que le premier levain en fut apporté d'Hollande en 1745 , par la voye de deux veaux blancs , qu'un Fermier de Poplard , près de Londres , envoya d'Hollande pour peupler sa race : de-là, la maladie passa dans le Berkshire par deux vaches, emmenées d'Essex ; & la contagion étoit si violente , qu'on remarqua que les habits des personnes , qui soignoient les vaches malades , avoient une odeur désagréable.

D'autres assurent que les vues intéressées d'un Tanneur-Anglois qui acheta, à bon compte , une partie des peaux des bêtes malades en Zelande , où il étoit défendu de les vendre & ordonné de les enterrer , transporta par cette voye la contagion en Angleterre. C'est ainsi , ajoute Layard ,

____

(*a*) V. Essai sur la nature , les causes & la guérison d'une Maladie contagieuse regnant en Angleterre sur les Bêtes à cornes , publié en Anglois par Pierre Layard. Londres , 1757 , in-8°. 3e. édition.

que le gain illicite d'un seul homme est quel- An de J. C.
quefois capable de ruiner tous les Fermiers d'un
Pays. La maladie se soutint plusieurs années en
Angleterre , & elle y étoit encore en 1757.
Layard agite d'abord cette intéressante & difficile
question , sçavoir si le climat d'Angleterre contient des causes assez puissantes pour produire une
maladie de ce genre. Il l'examine avec attention ,
cite un exemple d'épizootie observée au commencement du dernier regne , mais à laquelle on
mit fin par de sages réglements , & finit par dire :
» Quoique plusieurs causes puissent concourir à
» échauffer le sang des animaux , à le rendre pu-
» tride , à occasionner des fiévres de nature ma-
» ligne , telles que le changement des saisons ,
» les variations de l'air , les marches trop fortes
» des bestiaux , les mauvaises nourritures , les
» pâturages marécageux , les eaux stagnantes &
» corrompues par les insectes vivants ou morts ,
» les parties des animaux & des végétaux , dans
» l'état de putréfaction : cependant toutes ces
» choses combinées , quoique capables de pro-
» duire beaucoup de mal , par la fermentation ,
» qu'elles excitent dans le sang , n'ont jamais en-
» gendré une peste aussi universelle & aussi ter-
» rible.

Q

„ Les mêmes pays , ajoute-t-il , d'où nous
„ viennent la peste & la petite vérole , semblent
„ avoir donné naissance à cette contagion ».

L'Auteur examine ensuite , en habile Praticien,
tous les phénomenes que présenta la maladie :
& cette partie de l'ouvrage nous a paru si intéressante , si capable d'éclaircir le diagnostic , le
prognostic & le traitement de la maladie , qu'on
s'est cru obligé d'en rendre compte.

Layard , faisant revivre le sentiment de Ramazzini & des Médecins de Genève , considere
la maladie comme une fiévre maligne , éruptive , ou plutôt comme une vraie petite vérole
qui a une marche aussi réguliere & ses différents
états comme elle. Il la divise en trois périodes ,
le premier qui s'étend depuis le moment de
l'invasion jusqu'au quatrieme jour ; le deuxieme ,
depuis le quatrieme jour jusqu'au septieme , &
quelquefois le neuvieme ; & le troisieme , depuis
le sept ou le neuf jusqu'à la fin.

Dans le premier , on observe constamment la
perte d'appétit , un écoulement par le nez , qui
cause une gêne dans la déglutition, un mouvement
involontaire de la tête , comme si les oreilles dé-
mangeoient ; les oreilles pendantes , la surdité ,
les yeux ternes , une agitation & un mal être per-

pétuel. Tous ces signes, excepté le dernier, aug- An de J. C.
mentent jusqu'au quatrieme jour.

Dans le deuxieme, il y a abbattement de forces, perte totale d'appétit ; les yeux sont chaffieux ; les nazeaux morveux ; il y a une forte toux ; des friſſons ; quelquefois une douleur quelque part, & un abſcès qui veut percer. Les cornes, la tête, l'haleine ſont dans une chaleur ardente, tandis que le ventre & les membres ſont froids. * La fiévre eſt continue les trois premiers jours : elle augmente vers le ſoir, le pouls eſt toujours vif, ſerré & inégal. La diarrhée eſt conſtante, & les matieres ſont vertes & fétides ; l'haleine mauvaiſe, l'odeur de la peau deſagréable : le ſang qu'on leur tire eſt d'un beau rouge, chaud, & écumeux : l'urine haute en couleur : le palais & les levres ulcerés : on ſent des tumeurs ſous le pannicule charnu, & il ſe fait toujours quelque éruption, ſur les membres, ſurtout aux parties antérieures du corps. Les vaches perdent tout à fait leur lait le quatrieme jour : elles gé-

---

* Cette Obſervation fut faite en 1745 à Paris. Voilà pourquoi M. Chomel dit qu'il ſurvenoit aux vaches une fievre *lypirique* : & c'eſt peut-être la dénomination qui convient le mieux à celle-ci.

Q 2

miſſent beaucoup & ſont toujours couchées : ces ſymptômes augmentent juſqu'au ſeptieme jour de la maladie, auquel la criſe ſurvient preſque toujours, quoiqu'elle ſe prolonge quelquefois juſqu'au neuvieme.

L'Auteur poſe en fait que dans toutes les maladies peſtilentielles - épizootiques, le ſort de l'animal ſe décide, en général, le ſeptieme jour, quoiqu'il ſoit prolongé quelquefois juſqu'au neuvieme. Mais, ſi en conſéquence d'un mauvais traitement, il éprouve d'autres accidents, on ne doit pas les attribuer, ſelon lui, à la cauſe immédiate de la maladie, mais à une mauvaiſe conſtitution de l'animal ou à un manque de ſoins. Il parcourt enſuite en détail les ſignes auxquels on connoit les bonnes ou mauvaiſes conſtitutions des bêtes à cornes, & qui peuvent apporter quelque différence dans la marche de la maladie.

Le prognoſtic qu'il en donne, paroît avoir été fait avec ſoin & d'après ſa propre expérience.

Les taureaux & les bœufs, dit-il, ne ſont pas en géneral ſi violemment attaqués que les vaches & les veaux : le danger eſt plus grand pour celles-ci, lorſqu'elles ſont pleines & d'un tempérament foible.

Quand même une vache pleine avorteroit dans

le temps critique de la maladie , ſi elle prend
de la nourriture , elle en réchappera. Il y en a
qui ont les ſignes d'un avortement prochain ,
ſans jetter leur veau encore de quelques jours
& même de quelques ſemaines & qui ne laiſſent
pas que de ſe rétablir. On a remarqué que les
veaux reçoivent l'infection de la vache & que
ceux-ci la leur communiquoient de même.

Si pendant le cours de la maladie , ſurtout
le ſeptieme jour de l'invaſion , on obſerve des
éruptions ſur toute la peau , ou des tumeurs du
volume d'un œuf de pigeon , ſur différentes
parties du corps , mais principalement depuis la
tête juſqu'à la queue, de chaque côté de l'épine ,
qui s'abſcédant , jettent une matiere putride & fétide ; ſi on apperçoit de grands abſcès formés , ou
dans les cornes , ou ſur d'autres parties du corps ;
la fiente plus dure & plus ferme , l'urine épaiſſe,
moins colorée ; ſi la bête a eu un friſſon , ſuivi
d'une grande chaleur , après laquelle la fiévre
a ceſſé ; ſi le cœur bat régulierement & ſans in-
termiſſion ; ſi le nez eſt malade & galeux ; ſi les
yeux ſont vifs & brillants ; ſi la bête dreſſe les
oreilles , quand on entre dans ſon étable , &
mange volontiers un peu de foin , ou des pois ;
tous ces ſymptômes vous aſſureront qu'elle eſt

hors de danger, quand même ce feroit une vache pleine, ou qui eût jetté fon veau.

Si au contraire, le feptieme jour de l'invafion, les exanthêmes, les tumeurs, au lieu de s'abfcéder, deviennent fquirrheufes, ou dures, & fans fuppuration ; fi le cours de ventre continue obftinément ; fi l'haleine eft chaude, tandis que tout le corps, les membres & les cornes font glacés ; fi les gémiffements, la difficulté de refpirer augmentent ; fi l'humeur qui fortoit du nez ceffe de couler ; fi les yeux deviennent fecs, ternes, enfoncés dans les orbites ; fi l'urine eft haute en couleur, le pouls intermittent, l'odeur cadavéreufe ; fi tous ces fymptômes, ou plufieurs d'entre eux paroiffent, on peut dire avec affurance que l'animal ne tardera pas à mourir. On apperçoit, quelques heures avant fa mort, des emphyfémes en différentes parties du corps.

L'Auteur paffe enfuite à la cure de la maladie. Il fait, après Botal & Sydenham, une remarque très-jufte au fujet du temps où il convient de placer la faignée : il fait obferver que quelque indication urgente qu'il y ait dans les maladies inflammatoires éruptives, en général, il faut diftinguer le moment où on peut la pratiquer. Il ne la regarde pas feulement comme inutile, lorsque l'éruption est faite, mais même comme An de J. C. très-nuisible, surtout quand la fièvre & les autres symptômes se calment. Il ne la juge nécessaire qu'au commencement & lorsque la fièvre & l'inflammation sont très-considérables.

Il blâme l'usage des emplâtres vésicatoires faits avec les cantharides, pour deux raisons; 1°. parce que ces sortes d'emplâtres tiennent mal sur le poil de ces animaux; & en second lieu, parce que l'acrimonie des sels des cantharides ne sert qu'à augmenter la fièvre.

Comme il est impossible que les animaux ruminants puissent vomir, il proscrit du traitement les vomitifs, ainsi que les purgatifs drastiques, à cause de la grande irritation qu'ils sont capables de causer sur les tuniques des estomacs & des intestins : il conseille les délayants & le nitre, celui-ci dans le premier état de la maladie seulement, à cause du danger de la résorption de la matiere putride des abscès, ce qui fait périr souvent l'animal ou le conduit au marasme. Il ne conseille pas non plus le camphre, quoiqu'un excellent remede dans les maladies aiguës, surtout lorsqu'il est dissous dans les acides ; mais il préfere des remedes moins coûteux & plus faciles à trouver.

Q 4

 L'Auteur prétend qu'on a reconnu que le vitriol blanc, les préparations de mercure ou d'antimoine étoient également préjudiciables dans cette maladie. Il en dit autant de la chaux d'écailles d'huitres, des huiles & des baumes qu'on donne intérieurement : tous ces remedes sont ou trop irritans, ou trop septiques, ou trop relâchants.

Du moment qu'on s'apperçoit qu'une bête est attaquée, il recommande de la mettre dans une étable séparée, spacieuse, avec une bonne litiere, qu'on renouvelle soir & matin. On laisse la porte ouverte une demi-heure tous les jours. Il conseille de pratiquer au haut de l'étable une ouverture d'environ un pied carré du côté du Midi, & une autre pareille au bas du côté du Nord-ouest, pour faciliter le renouvellêment de l'air. Il faut arranger ces bêtes de façon qu'elles ne soient pas trop exposées à l'air ni au froid. On les couvre d'une couverture de laine légere ou d'une grosse toile. On suspend dans l'étable de grosses bottes de plantes aromatiques. Si la bête est forte, on la saignera au cou, & on lui tirera deux pots de sang ; si c'est un veau d'un an, un pot. On ne saigne qu'avec réserve les veaux foibles, les vaches maigres, minces, & même, point du tout,

Il conseille de les laver, de les frotter, de les
bouchonner pendant un quart-d'heure, soir &
matin. Ces frictions seches avec un bouchon de
paille, selon lui, ou un morceau de flanelle, pro-
curent le plus grand soulagement à ces animaux,
en facilitant la transpiration. Il arrive quelquefois
qu'ils se trouvent guéris dans les trois premiers
jours, sans qu'il y ait éruption. Il recommande de graisser le pis de la vache avec de
l'huile un peu chaude.

Immédiatement après la saignée, il conseille
de mettre un séton au fanon de l'animal. Pour
cela, on prend un bout de corde de chanvre,
long d'environ un pied, & de la grosseur du
pouce; on perce le fanon, & on y passe la corde,
de maniere que les deux bouts soient éloignés de
trois ou quatre pouces de l'ouverture. On graisse
le séton avec du saindoux, & on n'y touche pas
de vingt-quatre heures. Pour garantir la playe du
froid, on y met une emplâtre de goudron & de
saindoux fondu & étendu sur de la toile. Le
lendemain, pour panser le séton, on graisse la
corde qu'on a retiré, avec un digestif fait avec
la térébenthine & le jaune-d'œuf mêlés ensemble, en forme d'onguent. La partie enfle
pour l'ordinaire le second jour de l'application

 du féton , & laiffe échapper un peu de matiere. Si l'écoulement eft trop confidérable & la partie fort enflée , on y met un cataplafme de mie de pain & de lait avec un peu de faindoux ; & on pofe le féton deux fois le jour , jufqu'à ce que l'enflure ait difparu. On l'entretient encore un mois après l'entiere guérifon ; non-feulement pour donner iffue à la matiere putride , mais pour prévenir les accidents inévitables qui réfultent de la plénitude des vaiffeaux généralement obfervée après les maladies & provenant de la digeftion prompte , de l'abondante fécrétion du chyle ; ce qui augmente beaucoup la quantité du fang.

Si après la faignée , la bête eft échauffée, qu'elle fiente dur , qu'elle ait la refpiration gênée , la tête baffe , le poil hériffé ou roide , ou ce qu'on appelle la peau dure , alors il faut lui donner un breuvage rafraichiffant ou du petit-lait , fait avec le vinaigre diftillé , ou bien une décoction de fon , dans laquelle on fait fondre deux onces d'électuaire lénitif & demi-once de fel de glauber , en cas qu'on veuille la purger un peu. Une heure ou deux après , on lui fait prendre quelques pintes d'eau de gruau.

On ne donne à la bête malade aucune nourriture feche ou folide , jufqu'à ce qu'elle ru-

mine : on lui donne fréquemment du petit lait
vinaigré. On peut lui donner auffi une infufion de
foin, qui fe fait en verfant de l'eau bouillante deffus, & on lui donne alternativement de l'une & de
l'autre boiffon. Mais on a remarqué que le petit-
lait acidulé avec le vinaigre leur plaifoit beaucoup
plus & leur faifoit auffi plus de bien. Cet Auteur blâme beaucoup l'ufage des acides minéraux.

On affure que les bêtes à cornes aiment fi
prodigieufement le fel & le vinaigre qu'elles
mangent avec avidité une falade toute affaifonnée.
Layard affirme que lorfqu'on leur donne le petit-
lait acidulé, elles n'en laiffent pas une goute dans
le fceau.

On leur nétoye avec foin, deux ou trois fois
le jour, les levres, la bouche & les nazeaux avec
une éponge ou une broffe trempée dans une décoction de figues, de raifins d'Efpagne, & de
graine de moutarde, à laquelle on ajoute deux
onces de miel rofat & demi-once de fel ammoniac, jufqu'à ce que les ulceres des narines &
des environs deviennent en croutes : alors, il fuffit
de les laver avec une décoction de fauge édul-
corée avec le miel rofat & acidulée avec le vinaigre. Lorfque les ulceres faignent, on ajoûte à
cette décoction un peu d'alun de roche.

    Si le quatrieme jour la bête est pesante, triste, qu'elle frissonne, qu'aucun bouton ou nœud ne paroisse, qu'elle ait besoin d'un cordial, d'un alexipharmaque, alors on pourra lui donner le breuvage suivant. On prend racine de serpentaire de Virginie, de contrayerva, de fleurs de camomille, de chaque demi-once; thériaque de Venise six gros : on mêle le tout dans trois pintes de petit-lait vinaigré. Le soir une personne passe la nuit auprès de la bête & lui donne souvent de ce petit-lait. Montgomery rapporte six observations de bêtes guéries par la thériaque de Venise, & dit clairement qu'on tua la septieme, en lui donnant un morceau de goudron avec l'huile essentielle de térebenthine, ce qui arrêta l'effet de la thériaque : il est vrai qu'on ne pouvoit pas choisir un remede plus dangereux.

Layard conseille encore un pot, à la fois, de décoction de corne de cerf, plusieurs fois dans le jour : mais lorsqu'on craint la gangrene, qui s'annonce par une bouche noire & refroidie, des frissons, des excréments noirs & fétides, l'insensibilité, par l'humeur qui sort de la bouche, des nazeaux & des yeux, il faut avoir recours sur le champ, au quinquina. Layard est en cela d'accord avec les Docteurs Wal, Cameron,

Fothergill, qui le recommandent de même, à la dofe d'une once en poudre très-fine dans une décoction d'une autre once de myrrhe, fait avec trois pots d'eau & un pot & demi de vinaigre: on répete ce remede de quatre en quatre heures. Layard ajoûte deux gros d'alun de roche, l'écorce de chêne & le petit-lait vinaigré, l'eau d'avoine ou celle de foin, l'infusion des fleurs de camomille pour boissons ordinaires.

Lorsqu'il se forme un dépôt dans les cornes, ce qui arrive fréquemment ; on doit le préfumer aux signes suivants : après le quatrieme jour de la maladie, lorsque les violents symptômes ont cessé, la bête est toujours couchée plus d'un côté que d'un autre ; quelquefois l'humeur qui coule des yeux & des nazeaux est plus abondante ; la chaleur dans les cornes est considérable, tandis que le reste du corps est dans une chaleur tempérée : si cela existe, il y a lieu de croire qu'il s'y forme un abcès : alors, il faut les percer deux ou trois pouces au-dessous de la pointe, sans blesser la moëlle ; on perce en même temps du côté opposé, environ demi-pouce plus bas, & on couvre ces ouvertures avec un morceau de peau pour les défendre de l'impression de l'air : on fait attention s'il n'en sort pas quelque matiere : en ce cas, on entretient cet écoulement & la suppuration. Si les ouvertures ne sont pas suffisantes pour donner jour à la matiere , on en fait d'autres avec les mêmes précautions : on perce même à la racine des cornes , si l'on s'apperçoit que l'abcès y a son siége. Il y a des exemples qu'une partie des cornes a été cariée & que la bête a guéri : ce qui ne seroit point arrivé , si la matiere n'eut pû se faire jour. Les abcès dans les narines peuvent être vuidés & détruits par les sternutatoires. Les feuilles d'*asarum* sechées & mises en poudre ont été employées , dans ce cas , avec le plus grand succès à Norvick.

Quant au traitement des emphysêmes , qui ne sont autre chose que des enflures ou tumeurs remplies d'un air putride & d'un pus clair , l'Auteur conseille d'y faire une incision pour donner issue à la matiere & de remplir ces ouvertures d'étoupes chargées d'un digestif simple, animé avec la myrrhe en poudre , sur quoi on met un cataplasme d'avoine & de marc de bierre , arrosé avec l'esprit-de-vin , quon applique très-chaudement & qu'on renouvelle deux ou trois fois le jour. On doit continuer ce pansement jusqu'à ce que l'ulcere soit mondifié & ensuite il doit être traité comme un ulcere simple.

Lorsqu'il y a dévoiement, il ne faut pas se presser de l'arrêter, à moins qu'il n'affoiblisse trop le malade. Pour y remedier, on fait une décoction de rhubarbe, de senné, chacun à la dose de demi-once, d'une once de reglisse & d'anis écrasé dans deux pots de petite bierre qu'on réduit à trois pintes, qu'on leur fait prendre; on leur fait boire, en même temps, l'eau de gruau, & le soir, on leur donne une once de diascordium, dans trois bouteilles de petite bierre chaude.

Mais si après la crise, la bête est resserrée, si la peau est seche, rude, adhérente à la chair, on peut lui procurer des selles avec un mêlange de son, d'une poignée de féves écrasées & d'une once de sel d'épsom. Layard recommande ici la plus grande attention à observer que la crise soit passée, parce que le moindre purgatif ou les re-lâchans, donnés dans la vigueur de la maladie & conséquemment dans les efforts de la coction & de l'expulsion de la matiere morbifique, ameneroient immanquablement ou la diarrhée ou d'autres ac-cidents, qui deviendroient funestes ou très-diffi-ciles à guérir.

On ne doit pas purger violemment les vaches à lait qui se rétablissent, surtout si le propriétaire veut en avoir bien-tôt du lait. Il conseille le pur-

 gatif avec le fenné & la rhubarbe, indiqué ci-
deffus, de deux jours l'un, la foupe au lait, du
bon foin, ou une heure de pâturage, fi c'eft
en Eté.

Soit que la maladie des Bœufs, en France, eût
paffé, par communication, de ces animaux à
d'autres, de différente efpece ; foit qu'une autre
caufe particuliere eût agi : il eft conftant qu'une
maladie accompagnée de dyffenterie & de tous
les fymptômes qui caractérifent une fiévre putride, peftilentielle, exanthématique, telle qu'elle
avoit paru fur les Bêtes à cornes, fut obfervée
en Languedoc, dans le même temps, par M. de
Sauvages (a), fur les chevres & les brebis. La crife
la plus heureufe pour ces animaux, étoit une
éruption de petits boutons, qui fe convertiffoient
en croûtes, aux nafeaux & aux autres parties de
la tête. On leur trouvoit après la mort, ainfi que
dans les Bœufs, les poumons emphyfémateux
& les autres traces ordinaires de la maladie. Il y
a apparence que ces animaux furent traités de la
même maniere que les bœufs, en modifiant les
dofes des remédes, relativement à l'âge & à la
foibleffe naturelle de l'animal, & aux autres

____

(a) V. Nofologia method. tom. V. p. 88.

circonftances

circonstances. En général, la moitié de la dose
d'un médicament qu'on donne à un bœuf, est
celle qui convient à une brebis, si le reméde
n'est pas violent ; car, dans ce cas, le tiers &
même le quart est suffisant : du reste, les indications & la maniere de les remplir, sont les
mêmes, quant à l'intérieur : extérieurement, la
différence de leur peau en met une dans la façon de leur administrer certains secours. M.
Hastfer, dans son *Instruction sur la maniere de
perfectionner les bêtes à laine*, p. 154. recommande beaucoup une poudre préservative pour
ces animaux, dans tous les cas de maladies pestilentielles ou épizootiques, qui consiste à prendre deux onces d'antimoine crud, autant de nitre, quatre onces de soufre & des baies de laurier, qu'on pile ensemble & qu'on mêle à dix
livres de sel commun : on met ce mélange dans
des auges, afin que les brebis puissent en lécher
à leur volonté.

Bucard-Mauchard (*a*) observoit à peu près
dans le même temps, aux environs de Tubingen,
dans le Cercle de Suabe, une maladie sur les

An. de J. C.

1745.

(*a*) B. Mauchard Med. de lue vaccarum Tubingensi.
Tubingæ, 1745, in-4°.

R

vaches, qui avoit le même danger, la même
faculté de se communiquer, & la plûpart des
symptômes de celle de nos Provinces ; elle en
différoit néanmoins, en ce qu'elle étoit accompagnée quelquefois de péripneumonie ; ce qui
n'avoit point été encore observé sur les autres :
soit que la différence de la constitution dans l'air,
celle du climat, de la saison ou du traitement,
eût apporté quelque changement dans les symptômes de la maladie, & eût déterminé la péripneumonie ou la dyssenterie qui l'accompagnoient toujours ; soit qu'en effet elle ne fût pas
la même. Il est constant que celle-ci s'annonçoit
par un froid général, suivi d'une chaleur fébrile.
Le froid revenoit par intervalles. Si l'animal étoit
dégoûté, il ne ruminoit plus : aussi-tôt que la
rumination cessoit, la dyssenterie ou la péripneumonie paroissoit, & quelquefois l'une & l'autre en même temps. Le cours de la maladie
étoit si rapide, qu'elle se terminoit ordinairement par la mort, avant le septieme jour.

Dans l'ouverture des cadavres, on trouva la
panse remplie de fourrage, le troisieme estomac
enflammé & souvent gangrené, la vésicule du
fiel distendue : la bile qu'elle contenoit, faisoit
effervescence avec les acides ; ce qui détermine

l'Auteur à conclure que le principe de la maladie étoit d'une nature alkaline ; & d'après cela,
il se décide pour l'usage des acides, qui furent
suivis, suivant lui, du plus heureux succès.

Sa méthode extérieure consiste à faire des lotions à la bouche, au gosier & aux naseaux, avec du
vinaigre, où l'on ajoute du nitre & un peu de moutarde broyée ; à employer les masticatoires, la racine de pyrethre, la pimprenelle, l'assa-fœtida,
la moutarde, le nitre & les baies de génievre,
mêlés ensemble & enfermés dans un nouet ; à leur
faire respirer la vapeur d'une décoction pecto-
rale. Il remarque que la vapeur du vinaigre les
faisoit beaucoup tousser. La saignée fut avantageuse, même jusqu'au quatrieme jour de la maladie. Le séton au bas du fanon produisit de très-
bons effets à quelques vaches. Les vésicatoires
sur le cou, le dos, la face interne des cuisses
& sous la queue, réussirent. Ce qui détermina
à s'en servir, furent les succès heureux qu'en
rétira un célébre Maréchal de Schorndorf, dans
les douleurs rhumatismales, & lorsqu'il s'agissoit
de détourner une humeur de la masse du sang.
Les frictions séches ne soulagerent point les malades ; ils ne les supportoient même qu'avec peine.

Les remedes internes qu'il conseille, sont les

acides affociés aux fubftances aromatiques, l'eau blanche, le petit-lait, la crême de tartre & le nitre. On leur donnoit des crêmes d'orge, d'avoine, de riz, ou de l'avoine cuite dans l'eau aiguifée d'un peu de fel marin ; & pour boiffon l'eau blanche ou le petit-lait. Lorfque l'appétit revenoit, on leur préfentoit des plantes fraîches ou du trefle : on leur faifoit refpirer un air pur.

Les aftringens, la thériaque, les opiates porterent préjudice aux malades.

Dès que la crife paroiffoit fe déterminer du côté de la peau, on enveloppoit le malade d'une couverture de laine depuis les cornes jufqu'à la queue.

Lorfque la langue & le palais étoient excoriés, on employoit les huileux & les mucilagineux. On tempéroit l'ardeur intérieure avec les médicamens acidules & nitreux. Pour remédier à la diarrhée & à la dyffenterie, après le calme de la fievre, on employoit les toniques, jamais les aftringens. On calmoit les coliques par les huileux & les mucilagineux. Pour l'excoriation de l'anus, on employoit l'huile de lin. Enfin, on réparoit les forces avec la farine de feves, imbibée de vin.

Pour défendre les bêtes faines de la contagion,

l'Auteur indique les précautions les plus sages, & dont quelques-unes paroissent avoir échappé aux autres Auteurs.

Dans cette vue, il conseille de les éloigner de celles qui sont infectées, de sorte qu'elles ne puissent avoir aucune espece de communication entr'elles ; de tenir leurs écuries propres ; de ne leur laisser manger que du foin pur ; (car il est essentiel de rejetter le foin infecté, & même de le brûler,) d'empêcher les approches de toute sorte d'animaux, qui peuvent avoir touché les vaches malades, principalement les chevres, les brebis, les chiens, les chats ; &c. d'obliger les Maréchaux & les Bouviers, avant que d'entrer dans les étables, & après, de changer d'habit, de se parfumer, & de se laver les mains & le visage avec du vinaigre ; de porter un vêtement de toile cirée, de fumer souvent du tabac, & de ne plus conduire les Bestiaux aux pâturages & aux abreuvoirs communs ; de ne laisser passer d'un Bourg à l'autre aucune vache, sans un Certificat bien authentique de santé ; d'envoyer, s'il est possible, tous les pestiférés hors de la Ville, dans un endroit exactement fermé, & soigneusement gardé, à l'abri de toute communication, & de ne les massacrer qu'après avoir tenté inu-

An de J. C. tilement les autres secours : d'enterrer les cadavres avec leur peau assez profondément pour que
les chiens ou les loups ne puissent les déterrer;
d'étriller tous les jours les animaux sains, & de
leur laver la bouche, le nez & le gosier avec la
thériaque ou l'extrait de genievre dissous dans
le vinaigre, avec un peu de poivre, avant de
les envoyer au pâturage; de ne leur donner que
de l'eau courante & pure : de les tenir à l'ombre pendant les ardeurs du soleil : de leur donner moins de nourriture, & tous les jours un
peu de poudre anticontagieuse du Collége de
santé de Stuttgard, qui est faite avec les racines
de gentiane & de carline, le bol blanc, de chacun quatre livres, six livres de nitre, deux de
soufre & quatre de semences de lin, le tout
réduit en poudre subtile & mêlé ensemble.

La saignée, suivant Mauchard, ne réussit point
à préserver les vaches saines de la contagion.

1746. Le célebre Ens (a) a donné la description d'une
Maladie épizootique, observée à Halberstad,
dans la basse Saxe, qui présentoit beaucoup de
phénomènes des précédentes, mais avec cette

____

(a) Abraham Ens Med. Disquisitio anatomico-patho-
logica de morbo boum. Halberstad, 1746, in-4°.

différence qu'elle étoit plus aiguë, & accompa- An. de J. C.
gnée d'une inflammation plus forte, plus marquée. La differtation qu'il en a donnée eft d'autant plus intéreffante, qu'elle offre des connoif-
fances nouvelles fur les caufes capables de produire ces fortes de maux ; & un traitement fondé
fur les plus faines loix de la pratique.

La maladie fe manifeftoit d'abord par une
fiévre aiguë, marquée par un pouls dur, une
chaleur ardente, une foif exceffive : l'haleine
étoit fétide ; les urines enflammées & en petite
quantité ; le fang coëneux ; les nafeaux morveux;
tout le corps agité ; la marche chancelante ; les
membres vacillants. L'animal portoit la tête baffe,
mugiffoit fouvent. La fécrétion du lait étoit fup-
primée dans les vaches. On voyoit mourir ces
animaux tranquillement, le troifieme, le quatrieme, le cinquieme ou le fixieme jour de la
maladie ; quelques-uns au bout de deux ou trois
femaines. Un petit nombre éprouva la dyffenterie.

Eus paroît avoir établi le prognoftic de la
maladie principalement fur la nature des excrétions inteftinales. Si l'évacuation des excrémens,
qui diminuoit toujours au commencement, fe
rétabliffoit enfuite tout-à-fait, tous les fymptômes ceffoient en très-peu de temps. Mais la dyf-

R 4

 fenterie fut toujours mortelle , lorſqu'elle parut. On remarqua que tous les bœufs qui furent attaqués étoient gras, bien portants, vigoureux ; & que les maigres & foibles n'en furent point du tout atteints, quoique les uns & les autres vécuſſent dans les mêmes pâturages.

L'ouverture de douze bœufs , qui en étoient morts, prouva que c'étoit une maladie inflammatoire, dans laquelle les premieres voies étoient principalement attaquées. On leur trouva à tous l'épiploon enflammé , le premier & le ſecond eſtomac remplis d'alimens un peu humectés ; le troiſieme eſtomac ou *feuillet* plus enflammé & plus diſtendu que les deux premiers; ſes feuillets noirs & ſphacelés , entre leſquels étoient des matieres dures & deſſéchées ; le quatrieme eſtomac vuide , contracté & enflammé ; les inteſtins dans le même état. Le rectum , dans quelques cadavres , contenoit un mucus teint de ſang. En général , tous les viſceres qui touchent aux inteſtins participoient à leur inflammation , particuliérement la véſicule du fiel. Les viſceres de la poitrine n'étoient point altérés. Dans le cerveau, il y avoit quelques vaiſſeaux engorgés : les yeux étoient enflammés : les tégumens, la langue & le goſier ne préſenterent ni boutons , ni tumeurs, ni puftules, ni vers : mais la queue An. de J. C. étoit corrompue , car auffi-tôt qu'on avoit enlevé la peau qui la recouvroit , elle fe divifoit en plufieurs portions.

Dans la recherche des caufes de cette maladie , on fait remarquer que les pâturages avoient été arrofés , durant le mois d'Août , d'une grande quantité d'eaux de pluie tombées des montagnes voifines , & chargées d'un limon qui avoit corrompu les plantes : d'ailleurs , ces pâturages contenoient beaucoup de plantes vénéneufes , comme le colchique , l'ivraie , la ciguë , la pomme épineufe , la jufquiame , la viorne , diverfes efpeces de renoncules , l'herbe aux gueux , &c. Dans le mois de Septembre , il furvint tout-à-coup une forte gelée , accompagnée d'une rofée qui produifit une rouille générale fur les plantes. Les beftiaux qui avoient paffé toute la nuit dans leurs étables , alloient tout échauffés & prefqu'en fueur , manger ces plantes vénéneufes , qui vraifemblablement furent le principe de l'épidémie qui confiftoit en une fievre inflammatoire très-aiguë.

C'eft avec raifon que ce Praticien célebre s'éleve contre l'ufage dangereux , & malheureufement trop commun , des remédes échauffans ;

 contre tous ces elixirs , ces baumes , ces poudres , ces opiates qu'on diſtribue tous les jours
dans les Campagnes , pour garantir ou guérir
les beſtiaux de la peſte ; qui ont tous pour baſe
des ſubſtances chaudes , aromatiques : tandis
que dans le plus grand nombre d'épidémies , il
faudroit s'attacher plutôt aux mucilagineux , aux
rafraîchiſſans , aux acides , qu'aux remédes
échauffans , capables de produire les plus grands
maux , & d'aggraver celui qui exiſte.

Ens veut qu'on commence le traitement , d'a-
bord par une ſaignée , juſqu'à faire tomber l'animal de foibleſſe : enſuite il interdit tout aliment
pendant quelques jours ; recommande les boiſſons abondantes de petit-lait , d'hydromel acé-
teux , l'eau nitrée , le ſuc de poirée , l'eau tenant en diſſolution la crême de tartre , les émul-
ſions faites avec les amandes ou les ſemences
froides : les anti-ſeptiques , anti-gangreneux , tels
que le vinaigre , le vinaigre de rhue , celui de
ſouci , quelques gouttes d'acide vitriolique , &c.
les fomentations & cataplaſmes émollients , les
ſetons , le cautere actuel aux cuiſſes , à la croupe
pour faire dérivation des humeurs ; les lavemens
mucilagineux ; & un ou deux purgatifs avec le
ſenné , la crême de tartre , & la décoction de

racines de guimauve ; les lotions de tout le corps Ann. de J. C.
avec de l'eau chaude un peu acidule , avec la
précaution de ne pas la laisser réfroidir : le re-
nouvellemeut & la purification de l'air des écuries ; les parfums avec l'encens , le nitre & le
sel marin , ou le vinaigre.

Dans la convalescence , il conseille de leur
donner pour nourriture du chiendent frais , ou
du très-bon foin ; du lait écrêmé avec un peu de
pain , de farine ou de son , & pour boisson de
l'eau pure.

Les secours préservatifs sont la saignée , les
purgatifs doux , une eau pure , le soin de les
tenir chaudement. Les Magistrats , selon lui, ne
doivent jamais permettre de vendre le lait ou
la chair des animaux pestiférés. Il recommande
d'ailleurs les autres précautions que Goëlicke &
Mauchard avoient indiquées.

En 1746 , la clavelée ravagea les troupeaux 1746.
de moutons des environs de Beauvais. Elle s'y
renouvella dans les années 1754 , 1761 & 1762.
M. Borel, Lieutenant-Général & Directeur du
Bureau d'Agriculture de cette ville , en a donné
une description très-étendue, qu'on trouve insé-
rée dans les savantes Notes, ajoutées au Mémoire
de M. Barberet , sur les Maladies épidémiques

des beſtiaux, couronné en 1765, par la Société Royale d'Agriculture de Paris. En voici le détail.

La maladie s'annonce par le dégoût & la triſteſſe de l'animal : ces deux ſignes s'obſervent quelquefois trois jours avant l'éruption des boutons ; d'autres fois, vingt-quatre heures auparavant. Le dégoût eſt plus ou moins grand, à raiſon de la violence de la maladie ; les uns mangent encore un peu, les autres point du tout : mais ils ſont tous très-altérés. Voilà le début.

Lorſque l'éruption eſt faite, la rumination ceſſe, les yeux ſont enflés, larmoyans, obſcurs, abattus, comme abſorbés, la tête penchée vers la terre, les parties poſtérieures rapprochées des antérieures, ſans paroître ſouffrir ; ils ſont plus ou moins oppreſſés en proportion du mal. Il y a des boutons de pluſieurs formes & de pluſieurs couleurs ; on en voit de parfaitement ronds, les uns ſont diſcrets, les autres cohérens ; les uns ſont ellyptiques, d'autres ont la forme de haricots plats & oblongs ; d'abord ils ſont tous rouges : ceux d'une bonne eſpece blanchiſſent, ſe crevent & ſéchent : les autres deviennent violets, s'amortiſſent ſans ſuppurer, & noirciſſent. Si la mort prévient leur maturité & qu'on les

ouvre , on ne trouve souvent qu'une matiere fo- An. de J. C.
lide & blanche comme de la panne de porc.
L'éruption se fait principalement à la tête , sur
les yeux , autour des lévres , sous les aisselles ,
les cuisses , au ventre , à l'anus, sous la queue ,
enfin aux parties les plus dénuées de laine. Ils n'ont
quelquefois qu'un bouton de la grandeur d'un
écu de six livres : M. Borel a vu deux moutons
dans ce cas : l'un n'eut qu'un bouton à l'oreille ,
qui maltraita si fort cette partie , qu'elle en resta
de travers : l'autre l'eut au pied , ce qui lui fit
tomber l'ongle & le rendit boiteux. Leurs déjections sont souvent comme dans l'état de santé ,
mais leurs crottes sont plus noires. Il conle souvent des naseaux une morve épaisse , tenace , de
couleur de pus , le plus souvent blanche , rarement jaune ; leurs oreilles sont quelquefois très-
froides : souvent les deux paupieres sont collées
ensemble , & l'animal ne voit plus. On en voit
qui perdent un œil , d'autres qui restent aveugles après leur guérison : il ne reste quelquefois
plus rien dans l'orbite.

Le danger de la maladie se mesure toujours
par le dégoût plus ou moins décidé & par le dégré
d'oppression. Les plaintes continuelles & le battement de flancs annoncent presque toujours une

 mort prochaine. La chûte de la laine aux endroits où il y a eu éruption, est un très-bon signe. Lorsque le virus variolique se porte à la tête, l'animal est plus en danger de mourir ; s'il en revient, la maladie est ordinairement plus longue. Plusieurs dans ce cas ne guérissent qu'au bout de deux mois, d'autres au bout de six semaines, d'un mois, de quinze jours, il en meurt aussi à toutes ces époques.

La description qu'a donné l'Auteur de la *Médecine des bêtes à laine*, de la clavelée, est assez conforme à celle de M. Borel. Il ajoute seulement que l'éruption est accélérée ou retardée suivant la température de l'air, la force & l'âge des bêtes, les circonstances ou divers accidents qui peuvent survenir ; mais qu'elle est ordinairement complette, le quatrieme ou cinquieme jour ; que l'inflammation suit à peu près les mêmes regles ; que les boutons restent durs, rouges pendant quatre ou cinq jours, après lesquels ils s'éteignent, blanchissent & deviennent mous ; la suppuration s'établit, la peau se desseche & forme une croûte noire qui tombe dans la suite. Cela arrive surtout lorsque la clavelée est bénigne. M. Barberet dit que l'intérieur de la bouche est garni de pustules, de petits ulceres, qui empêcheroient nécessairement les moutons de manger, quand même ils ne seroient pas dégoutés. MM. Borel & Barberet ont observé dans les épidémies qui ont regné aux environs de Beauvais, que dans le même troupeau de moutons attaqués, les uns n'avoient qu'une petite vérole volante, tandis que les autres étoient couverts de boutons ; que les premiers étoient guéris en dix, douze, quinze jours; les autres en six semaines & même deux mois.

L'Auteur de la Médecine des bêtes à laine a developpé le prognostic de la maladie d'une maniere, qui ne paroît rien laisser à désirer. Outre les signes indiqués ci-dessus, cet habile observateur fait remarquer que lorsque l'éruption ne se fait qu'imparfaitement, que les boutons sont petits, blanchâtres, peu nombreux, ou que l'inflammation est si considérable que les boutons noircissent & se desséchent, sans suppurer, c'est presque toujours d'un présage funeste : le cas le plus périlleux est lorsqu'il se trouve une maladie jointe au claveau, telle que la *pourriture*, que cet Auteur a vû plusieurs fois compliquée avec celle-ci, & toujours d'une maniere funeste pour ces animaux. On connoit que cette complication existe, lorsqu'après l'éruption, une morve plus ou moins épaisse coule par les nazeaux avec abondance. La tête eſt alors attaquée, les paupieres ſont ſi gonflées que les yeux ſont fermés. Il ſurvient un râle humide, très-fort : la difficulté de reſpirer augmente ainſi que le battement de flancs: l'haleine eſt d'une puanteur inſupportable : enfin, un dégoût univerſel conduit en quatre ou cinq jours à la mort. Tous ces ſymptômes préſagent la perte certaine de l'animal, ſurtout l'abondance de la morve, qui dénote, ſelon lui, la complication du claveau avec l'autre maladie.

M. Barberet, ainſi que cet Auteur, a obſervé qu'il s'établiſſoit ſouvent dans les yeux une ſuppuration très-prompte & très-abondante, qui pour l'ordinaire ſauvoit la vie à l'animal aux dépens de ſa vue.

L'appétit ſoutenu & la ſuppuration bien établie annoncent toujours la guériſon de l'animal, quelque malade qu'il ſoit, pourvu que la morve ne paroiſſe pas.

On a remarqué que les dépôts ou abſcès extérieurs étoient très-avantageux dans cette maladie, ainſi que tout ce qui tend, en général, à établir une prompte ſuppuration, ou qui peut procurer une ample évacuation de cette matiere. C'eſt peut-être la raiſon pour laquelle les boutons en larges plaques ſont de meilleur augure que

les

les autres. La couleur livide des boutons , ainsi que leur délitescence , sont deux accidens , également funestes dans la maladie.

La bénignité ou la malignité du claveau dépend toujours de l'éruption complette ou imparfaite des boutons & de sa durée. On a observé que rien n'étoit plus propre à la favoriser qu'une température d'air , toujours égale : l'Auteur cite plusieurs exemples de mort arrivés à la suite d'un passage subit d'un air tempéré à un air froid , surtout en Hiver , saison dans laquelle regnoit l'épidémie dont il parle.

On a remarqué que lorsque le claveau attaquoit une brebis pleine , il procuroit presque toujours l'avortement , & que cet accident étoit ordinairement funeste : mais on a observé , en même temps , que les agneaux qui tettoient leur mere , dans cet état , étoient rarement sujets à la maladie , ou qu'ils n'en étoient attaqués que très-légérement.

L'ouverture d'une brebis , morte de cette maladie , depuis environ dix-huit heures , & qui avoit déja des signes de putréfaction , offrit ce qui suit.

Avant de l'ouvrir , on remarqua plusieurs boutons sur le ventre , en dedans des cuisses , des

S

 épaules, autour du cou & de la gorge, qui se montroient sous la forme de tumeurs blanches, rondes, plates, de deux, de trois, & de quatre lignes de diametre, qui n'intéressoient que le tégument & suivoient le mouvement qu'on leur donnoit. La tête n'étoit point attaquée, on remarqua seulement qu'un des yeux étoit plus terne que l'autre, & que la cornée transparente étoit si épaisse, qu'on n'appercevoit plus rien à travers : on ne vit que deux boutons sur la langue & deux dessous ; la peau s'en détachoit, en ces endroits, aussi facilement que celle d'une langue bouillie. Les nazeaux étoient encore impregnés d'un reste d'humeur sanieuse, couleur de caffé.

Le bas-ventre ouvert, l'épiploon parut d'une couleur terne, blafarde & rougeâtre : la graisse en étoit cassante, sans avoir la consistance de celle des moutons sains : le foye étoit de couleur de verd obscur : cette couleur pénétroit d'une ligne environ en plusieurs endroits de sa substance, & l'espece d'écorce qui en résultoit étoit cassante comme du foye un peu cuit. La vésicule du fiel paroissoit flasque & avoir contenu plus de bile que dans l'état naturel, & une bile plus liquide. La membrane interne, plissée & lâche du premier estomac étoit de couleur verte

& parsemée d'une prodigieuse quantité de pus- An de J. C.
tules blanches , lenticulaires & de même nature
que celles de la peau , mais de moindre diametre.
Les reins étoient attaqués comme le foye , verts
& secs intérieurement. Les poumons étoient
flasques , d'un rouge obscur & livide : on y remarquoit quelques petites tumeurs , semblables
à celles de l'extérieur , mais rondes & plus épaisses.
Le cœur paroissoit plus gros qu'à l'ordinaire ; le
ventricule droit contenoit un sang très-noir : un
caillot de sang , tiré de la veine-cave inférieure ,
étoit noir à la partie supérieure de ce vaisseau ,
tandis que la partie la plus éloignée du cœur contenoit un sang jaune & semblable à la coëne ,
qui couvre le sang des pleurétiques. Les autres
visceres du bas-ventre & de la poitrine étoient
sains : on n'ouvrit point la tête.

Voilà ce que l'observation la plus scrupuleuse
a appris au sujet des symptômes extérieurs &
intérieurs , observés dans cette maladie. L'Auteur
assure avoir vu , dans un grand nombre de brebis ,
mortes dans le cas de complication de la *pourriture* & du claveau , les poumons constamment
enflammés , couverts d'hydatides , d'un pourpre
noir , fouetté de taches livides : en passant le doigt
sur leur superficie , on reconnoissoit distinctement

S 2

 de petits tubercules ou boutons : le foye étoit parsemé d'hydatides monstrueuses, la veine-porte remplie de douves.

Rien de si peu connu que les causes de la clavelée des moutons ; on avoit d'abord cru que ceux qui étoient nourris dans des pâturages humides, y étoient plus sujets que ceux qui l'avoient été dans les secs ; mais M. Borel fait observer qu'on s'est apperçu depuis, que les uns & les autres en étoient également affectés, l'Hiver comme l'Été ; que dans l'épidémie de Beauvais la maladie se manifesta en plusieurs endroits, sans fréquentation des moutons malades ; & que dans d'autres, elle parut être l'effet de la fréquentation, ou du moins de l'approximation de deux troupeaux, dont l'un étoit infecté. L'Auteur de la Médecine des bêtes à laine la regarde comme une dépuration du sang ; M. Barbaret la considere comme un effet des variations de l'air, & des mauvaises exhalaisons ; M. Hastfer comme une surabondance d'humeurs qui se portent à la peau, &c. Sans nous arrêter à l'examen de toutes ces hypotheses, qui se détruisent toutes, l'une par l'autre, nous dirons seulement qu'il n'y a de positif & de certain que la contagion & la présence d'un virus ou

ferment quelconque dans le corps animal, de
nature inflammatoire, & capable de produire
dans l'économie animale un dérangement de
fonctions notable, suivi de la mort ou d'une
éruption de tumeurs phlegmoneuses de différentes
formes, dont la suppuration est l'événement le
plus heureux qu'on puisse attendre.

Quoique la contagion la répande, il y a néanmoins des exemples qui prouvent qu'elle ne se
communique pas toujours malgré la co-habitation.
On a vû des beliers forts & vigoureux rester au
milieu des brebis infectées, en couvrir plusieurs,
sans en ressentir les atteintes (a). L'Auteur de
cette observation dit néanmoins qu'elle se communique évidemment par les pâtures, par l'habitation, par les vents mêmes; il fait observer
qu'un agneau, qui naît avant l'établissement de la
suppuration, lorsque sa mere en est attaquée, n'en
est point infecté; & que dans toutes les brebis,
mortes du claveau, on n'a trouvé aucun fœtus qui
en portât des marques, soit extérieures, soit intérieures. Il donne de ce phénomene une explication fort ingénieuse & qu'il faut lire dans l'ouvrage même.

––––––––––––––––––––––––

(a) V. la Médecine des Bêtes à laine.

Mille exemples prouvent les effets de la contagion de cette maladie ; quand elle ne feroit pas toujours démontrée , il faut la fuppofer , fi on veut conferver fes troupeaux. Mais on n'a pas befoin de fuppofition , lorfqu'on a été témoin de fes ravages. La contagion eft fi manifefte , on réuffit fi fouvent à en préferver les troupeaux voifins , qu'il n'eft pas rare de voir fur les montagnes du Gévaudan , où elle regne quelquefois , parmi les troupeaux qu'on y amene des environs , à caufe de la bonté de leurs pâturages ; il n'eft pas rare , dis-je , d'y voir un feul troupeau ravagé par cette maladie , tandis que les autres en font préfervés autour de lui. Ce préfervatif n'eft dû qu'à une loi de convention , prife entre tous les maîtres des troupeaux , qui eft , que lorfqu'il y en a un d'attaqué , on lui marque des limites , au-delà defquelles il ne peut paffer : cela s'obferve rigoureufement & réuffit : auffi remarque-t-on que les troupeaux ne s'infectent de la clavelée qu'à leur retour de ces montagnes , & lorfqu'ils font obligés de paffer fur la route qu'a tenue quelque troupeau malade : encore l'attribue-t-on toujours au défaut d'attention des bergers , qui n'attendent pas la fraicheur de la nuit , pour paffer après ; ce qui devient fouvent une raifon affez forte pour les faire renvoyer.

Presque tout le traitement de la maladie, dans le Languedoc, consiste à renverser la bête malade sur le dos, lorsque les pustules ou plutôt les clous sont en suppuration, à les ouvrir avec un instrument tranchant, à nétoyer la playe, & à y couler du suif de chandelle. Il y a souvent au milieu du clou un bourbillon qu'on prend pour un ver, on l'y laisse. La nature en procure la fonte ou la chûte. Cette seule opération suffit : presque tous les malades en réchappent. Ce phénomene n'est pas difficile à expliquer, si l'on considere que la maladie y est souvent discrete, & que cette opération, bien loin de s'opposer à l'intention de la nature, ne fait que l'aider à se débarrasser du virus.

La petite vérole des animaux, offrant comme dans l'homme deux principales indications à remplir, aider l'éruption & la conduire à une suppuration louable ; l'Auteur de la Médecine des bêtes à laine se décide pour les remédes échauffants comme les plus propres à remplir la premiere. Il préfere le soufre en poudre fine à tout autre reméde : il conseille d'en donner une demi-once ou une cuillerée à chaque animal, une fois par jour, mêlé avec de l'avoine & du son. Bien-loin de ralentir l'inflammation, (qu'il considére

An. av. J.C.

sans doute comme l'instrument de la suppuration)
il conseille de la soutenir à un certain dégré pour
procurer la fonte de l'humeur morbifique, &
de continuer l'usage du reméde, jusqu'à ce que
la suppuration soit bien établie.

Cette méthode n'est peut-être pas la meilleure:
mais ce qui peut servir à la justifier, c'est la conduite de Freind, qui rapporte que dans la petite
vérole des hommes, une prise de fleurs de soufre sauva un enfant, à Londres, contre toute
attente, & quoiqu'il parût très-mal indiqué, à
cause de la violence de l'inflammation.

Une autre principale indication qui se présente à remplir, est l'expulsion du virus par tous
les couloirs naturels, sur-tout par celui des urines ; tant parce que l'évacuation qui se fait par
cette voie est une des plus abondantes, qu'à
cause de sa connexion avec celle de la peau. On
sait, dit-il, que la transpiration diminuée ou
supprimée, augmente plus ou moins sensiblement
la sécrétion de l'urine : le salpêtre & à son défaut le sel marin lui a paru le diurétique le plus
efficace. Il réunit d'ailleurs la propriété de modérer, sans inconvéniens, l'inflammation ; car, si
elle monte à un dégré trop considérable, loin de
produire la suppuration, elle y nuit & emmene

la gangrene. On diſſout donc pour cet effet une
once ou une poignée de ſalpêtre ou de ſel marin, dans chaque ſeau d'eau, pour boiſſon ordinaire & unique. La vigueur & la ſanté parfaite
des troupeaux qui habitent les marais ſalés ; le
goût naturel que les bêtes à laine ont pour le
ſel marin ; tout prévient en faveur de ce diurétique, & l'expérience confirme ſes bons effets,
dans ce cas.

Le ſoufre & le ſel marin ſont donc regardés,
par cet Auteur, comme deux remédes généraux,
qui tendent au même but, quoiqu'ils paroiſſent
contraires. Le ſoufre entretient l'inflammation ;
l'eau nitrée ou ſalée la reſtraint, mais en même
temps chaſſe, par la voie des urines, une partie
de l'hétérogene, qui auroit exigé, pour être pouſ-
ſé en boutons, un dégré peut-être trop conſidérable d'inflammation : néceſſité dangereuſe &
capable de cauſer les plus grands ravages dans
l'intérieur.

La voie principale que prend la nature pour
ſe délivrer du venin de la maladie, étant la ſuppuration ; tout ce qui contribuera à l'augmenter
la ſoulagera : rien n'eſt plus propre à produire
cet effet que les ſétons. L'endroit le plus convenable pour les faire, ſelon cet Auteur, eſt la

 partie supérieure du *sternum*. On leve la peau, en la prenant entre deux doigts, le plus qu'il est possible : alors, on la perce, soit avec un fer rouge, soit avec un instrument pointu. On passe un cordon dans les deux ouvertures, dont on lie les extrémités pendantes, & on l'enduit dans toute sa longueur d'onguent suppuratif ou de basilicum : chaque jour on a soin de le tirer ou de le faire glisser entre cuir & chair, pour renouveller l'onguent & le nétoyer du pus qui s'y amasse. On peut se servir à la place du cordon, d'une lame de plomb, ou d'un morceau d'hellebore ou pied de griffon. Mais le séton, tel qu'il est décrit ci-dessus, est le plus efficace & le plus facile à entretenir. Les emplâtres vésicatoires ne produisent presque aucun effet, ni aucun bien auprès des sétons. Pendant tout le cours de la maladie, on leur donne du foin à discrétion, de la provende, avec laquelle on mêle du soufre, une fois le jour.

Le plus commun des accidens est une éruption supprimée. Lorsque les boutons sont petits, blanchâtres, pointus, variqueux, peu nombreux ; que la tête s'appésantit, que l'animal perd l'appétit, le danger est très-éminent : on ne peut alors trop hâter la suppuration par les sétons, les orties , les véficatoires , &c. en même temps on emploie les remédes qui pouffent à la peau , tel que l'affa-fœtida , dont on fait prendre jufqu'à demi-once par jour. On le diffout dans le vinaigre , & on le mêle avec parties égales de baies de laurier en poudre , pour en faire une pâte dont on donne la groffeur d'une noix , une ou deux fois par jour , jufqu'à ce que l'éruption fe manifefte totalement , & que l'animal ait repris l'appétit.

Si l'inflammation eft trop forte , les boutons ferrés & très-nombreux , la peau très-fenfible & douloureufe , alors on le faigne à la jugulaire avec une flamme , ainfi qu'on le pratique fur les chevaux , & on tire environ deux onces de fang : les boutons alors diminuent en nombre , s'étendent & deviennent plus larges , plus fufceptibles de fuppuration. Si une faignée ne fuffit pas , on la réitére. On peut encore leur faire prendre deux gros de falpêtre incorporés dans du miel , pour un bol.

Lorfque la fuppuration s'établit , l'animal eft, pour l'ordinaire , hors de danger. On l'entretient néanmoins par l'ufage des remédes généraux , le foufre & l'eau falée , jufqu'à la formation des croûtes; pour-lors on retranche le foufre , mais on continue l'usage de l'eau salée, pendant une quinzaine de jours, pour purifier totalement le sang.

Le claveau est presque toujours mortel, lorsqu'il se manifeste par des boutons d'un pourpre foncé ou violet, lorsque les tégumens du bas-ventre sont de la même couleur, & parsemés de vaisseaux noirâtres. Ces indices annoncent une gangrene interne, la dissolution des humeurs. Dans ce cas, les remédes les plus convenables, lorsqu'on en veut essayer, sont l'alun, la gomme arabique, l'esprit de vitriol. On met en poudre deux gros d'alun, autant de gomme arabique ; on incorpore ces poudres avec le miel, pour un bol que l'on réitére tous les jours. Pour boisson, on donne de l'eau aiguisée avec l'esprit de vitriol *ad gratam aciditatem.* On peut substituer le vinaigre à l'esprit de vitriol : on emploie les fétons, &c.

Lorsque les brebis pleines en sont attaquées, elles jettent leur agneau, pour l'ordinaire. L'avortement est toujours très-périlleux dans ce cas. Les boutons sont alors petits & peu nombreux. L'indication la plus pressante est d'en procurer la sortie, par des remédes qui raniment les forces, des cordiaux, l'assa-fœtida, tel qu'on l'a prescrit ci-dessus.

Telle est la méthode simple & ingénieuse que An. de J. C.
l'Auteur de la Médecine des bêtes à laine prescrit pour traiter cette maladie.

Celles que M. Barberet indique, ainsi que les
moyens dont il remplit les indications, sont à
peu près les mêmes que ceux dont on vient de
faire mention. Lorsque les boutons sont violets
ou de couleur pourpre, il prescrit l'usage du
quinquina à la dose d'un gros, avec demi-gros
de sel prunelle & huit grains de camphre; le
tout incorporé avec du miel, qu'on leur donne
deux ou trois fois par jour. Il assure qu'on a
sauvé quelques moutons désespérés, dans l'Epi-
démie de Beauvais, en suivant cette méthode.
Dans le cas où il faut pousser à la peau, il conseille de se servir d'un gros de poudre de vipére,
dans une décoction de racine de contrayerva;
d'appliquer les vésicatoires à la nuque, & de les
y laisser long-temps, parce qu'ils mordent avec
peine sur la peau des moutons : il prescrit encore
la décoction des bois sudorifiques. Il veut qu'on
entretienne l'écoulement de la morve, en lavant
le nez avec une décoction de tabac & en souf-
flant dans les narines de la poudre d'hellebore &
de bétoine. Car, quoique l'abondance de la
morve soit de mauvais augure, son écoulement

An. de J. C.

ne laiſſe pas que d'être avantageux, ainſi que le ptyaliſme dans les hommes.

La méthode de M. Haſtfer ſe réduit à l'uſage de pluſieurs poudres deſſicatives, telles que celle des harengs, &c. En général, ſes remédes paroiſ-ſent mal indiqués & ſa méthode impraticable pour tous les climats. Lorſqu'il s'agit de favori-ſer l'éruption, il conſeille de leur donner un grain de civette, diſſous dans un jaune d'œuf, qu'on leur fait prendre dans une cuillerée d'eau-de-vie, en les tenant chaudement.

Le célébre Auteur des Notes ajoûtées au Mémoire de M. Barberet, après avoir fait ſen-tir l'inconvénient des deux méthodes, de l'anti-phlogiſtique, & de celle des cordiaux, ou ſu-doriſiques, qui ont diviſé & qui diviſent encore les Médecins, fait voir les dangers de l'une & de l'autre, lorſqu'elles ne ſont pas dirigées par les lumieres des Gens de l'Art; indique ce milieu ſi difficile à ſaiſir entre l'alternative cruelle, ou de précipiter l'éruption & augmenter la malignité de la maladie, par des remédes incendiaires; ou d'éteindre toute la force néceſſaire à l'expul-ſion du virus, en le concentrant par des remédes froids, antiphlogiſtiques : enfin il rend compte de pluſieurs expériences, ſuivies du plus grand fuccès, faites à trois lieues de Lyon, dans un Village appellé *les Echerres*, fut des brebis attaquées de cette maladie.

La moitié d'un troupeau étoit attaquée du claveau ; on fépara auffi-tôt la moitié faine de la moitié infectée ; mais quoique toute communication fût interdite, il y eut encore quelques brebis que le venin n'épargna pas, & qu'on fut obligé de réunir aux autres. On chercha à parer à la contagion par des parfums convenables, propres à purifier les bergeries ; on nettoya les lieux de toutes les ordures qui pouvoient y perpétuer l'infection, & communiquer la maladie à d'autres.

On commença par appliquer des véficatoires dans la partie latérale interne des cuiffes des malades du claveau difcret, comme du confluent. Au lieu des véficatoires, on mit en ufage le féton pour quelques-unes : la fuppuration fut bientôt établie par l'un & l'autre de ces moyens, & produifit des effets fenfiblement avantageux. On n'abandonna pas le claveau difcret entiérement à la nature ; on l'aida, quand on la vit en défaut, par des décoctions de baies de génievre, par des infufions de faffran à la dofe d'un quart d'once (ou deux gros) dans une livre d'eau, &

on donna ces remédes avec la corne. Dans le claveau confluent, la perfidie du venin inspira plus de défiance. Les vertus connues du quinquina, soit pour réfister à la putridité, ou à la gangréne, soit pour favorifer la suppuration & la rendre louable, déterminerent à y avoir recours. On prit demi-once de racine de *dompte-venin*, que l'on fit bouillir dans une livre d'eau commune. On mit dans la colature un gros de quinquina en poudre : on fit bouillir de nouveau, & on donnoit tous les jours, soir & matin, le marc avec la corne : on eut même la précaution d'ajouter, dans chaque breuvage, dix grains de fel d'abfynthe, pour donner plus d'activité au quinquina.

On tenta sur d'autres moutons infectés du claveau confluent, l'épreuve du camphre. On en délayoit trente grains dans un jaune-d'œuf, on mêloit le tout dans la valeur d'une corne des décoctions ci-deffus, & on donnoit ce reméde matin & foir. Enfin, dans les animaux les plus malades, on adminiftra ces deux fubftances réunies, à quelques heures de diftance l'une de l'autre ; de façon que dans la matinée, on donnoit un breuvage de quinquina & un breuvage de camphre, & autant l'après-midi.

Pour

Pour remédier aux atteintes des yeux, on
employa un collyre fait avec une décoction aſ-
tringente de deux poignées de feuilles de coing,
de deux gros d'écorce de grenade & d'un gros de
grains de ſumac ſur une livre d'eau : ſur huit
onces de cette décoction, on mettoit huit grains
de ſaffran en poudre, & deux grains de camphre, dont on fomentoit les yeux de l'animal.

La ſuite de ce traitement, auquel on joignit à
propos des lavemens émolliens, & que l'on ter-
mina par des purgatifs, fut ſi heureuſe, que ſur
vingt-deux moutons ou brebis attaqués, il ne
périt qu'un ſeul malade (a).

Avant de quitter cette maladie, nous rappor-
terons un fait fort ſingulier, auquel le hazard
donna lieu. En 1756, les brebis de la Saxe eſ-
ſuyerent une attaque de clavelée : un troupeau
ainſi affecté fut abandonné dans un jardin, dont
l'entrée étoit fermée. Toutes ces brebis malades y mangerent du *poivre long de Guinée* *, &

(a) V. la Note 23 du Mémoire de M. Barberet, pag.
155 & ſuivantes.

* L'Auteur veut ſans doute parler du *capſicum indi-*
cum, poivre d'Inde ou de Guinée, qu'on cultive dans les
jardins.

T

An. de J. C. en reçurent à l'inftant du foulagement. Elles furent toutes guéries par ce feul reméde.

1755. On obferve quelquefois parmi les animaux des catharres épizootiques, comme parmi les hommes. Plenciz, Médecin de Vienne, rapporte l'exemple d'un fuffoquant, avéc inflammation aux poumons, qui fit périr une quantité prodigieufe de chevaux en Autriche, en l'année 1755 (a).

1756. Les animaux, ainfi que l'homme, ne paffent jamais d'un climat à l'autre, fans reffentir l'influence du nouveau. Il faut payer, comme on dit, un tribut. L'arrangement organique ne change pas, mais il faut que les folides, les liquides éprouvent une révolution, qui les mette, pour ainfi dire, au ton du climat. Ce changement eft plus ou moins fenfible dans l'économie animale, relativement aux circonftances où le fujet fe trouve. En général, plus la différence dans le degré de chaleur, dans la nature des alimens eft grande, plus les affections, qui en font les fui-

---

(a) M. A. Plenciz Opera medico-Phyfica. lib. de contagio ad finem vergent.

tes, sont sensibles. Pour l'ordinaire, lorsque les An. de J. C.
animaux passent subitement d'un climat froid à
un beaucoup plus chaud, ils éprouvent des maladies inflammatoires. M. Barberet, dans le
Mémoire déja cité, en offre un exemple, dont
il fut le témoin oculaire, en 1756 dans l'Isle de
Minorque, où on avoit emmené des bœufs
d'Auvergne dans les fortes chaleurs de Juillet
& d'Août. Obligés de boire d'une eau tiede
& saumâtre, ces bœufs tomboient dans une espece de langueur, maigrissoient à vue d'œil;
avoient l'haleine brûlante; ils finissoient par pisser
le sang. Dans l'ouverture de leurs corps, on
trouvoit à presque tous les visceres du bas-ventre,
des traces d'une inflammation, terminée par la
gangréne. Presque tous les Bouviers qui eurent
soin de ces animaux, furent malades; mais ceux
qui eurent l'imprudence de se nourrir de leur
chair, furent attaqués d'une siévre maligne accompagnée de gangréne, qui se manifestoit dès
le second jour au coude & aux talons (*a*).

Une Maladie épizootique, d'un nouveau genre,   1757.
se manifesta sur la fin de l'Eté & au commence-

____

(*a*) V. Mémoire de M. Barberet, p. 27.

An de J. C. ment de l'Automne de 1757, dans la Brie, Gé_
néralité de Paris, dans plus de soixante Paroisses.
M. Audouin de Chaignebrun, Médecin & ancien
Chirurgien des Hôpitaux & Armées du Roi, fut
chargé d'en faire le rapport.

Suivant la relation qu'en a fait cet excellent Auteur (a), elle attaqua également les chevaux, les
bêtes à cornes, les ânes, les cochons, les chiens,
les poules; & même les poissons de certains étangs
s'en ressentirent : mais, on assure que ces quatre
derniers n'en furent attaqués que parce qu'ils
avoient mangé des chairs des premiers. Quelques
cerfs de la forêt de Crecy moururent de la même
maladie. Plusieurs troupeaux de moutons périrent
cette année dans divers cantons de la Brie. L'Auteur prétend que les hommes mêmes n'en furent
pas exempts, vraisemblablement, pour s'être aussi
nourris de leurs chairs.

La maladie commença aux environs de la forêt
de Crecy. Dans certains endroits sur les ânes,

____

(a) V. Relation d'une maladie épidémique & contagieuse qui a régné, l'été & l'automne 1757, sur des animaux de différente espece, dans quelques Villes & plus
de soixante Paroisses de la Brie ; par M. H. Audouin de
Chaignebrun, &c. Paris, 1762, chez Laurent Prault.

dans d'autres fur les chevaux, & dans quelques
autres fur les bêtes à cornes, en même temps. M.
de Chaignebrun obferva à Villeneuve-le-Comte,
que les taureaux en furent communément plus
affectés que les vaches, & que dans les étables
ou écuries où l'on n'eut pas le foin de féparer les
malades des fains, ceux-ci tomberent malades,
après les autres. Depuis le 15 Juin 1757 jufqu'au
31 Juillet fuivant, il y eut quatre cent quatre-
vingt-dix animaux frappés de l'épidémie, & il en
étoit mort deux cent quatre-vingt-dix, fçavoir,
cent foixante-douze chevaux, quatre-vingt vaches,
& trente-huit bêtes afines.

Une pefanteur de tête ; des yeux quelquefois un peu battus, chaffieux, humides & ternes ;
la douleur & la difficulté à marcher ou à travail-
ler : l'arrêt fubit, en marchant ; une maniere particuliere de tourner la tête, la foibleffe des jambes,
la laffitude, la diminution du lait dans les vaches,
la difficulté de refpirer, le défaut ou la lenteur
de la rumination &c. étoient les fignes avant-
coureurs de la maladie.

Lorfqu'elle étoit déclarée, les malades étoient
triftes : ils avoient les yeux extrêmement battus,
ternes, chaffieux & humides ; les oreilles plus ou
moins baffes, la tête très-pefante ainfi que le

corps , qui étoit plus ou moins chancelant. Ils
fléchissoient des jambes ; piétinoient , paroissoient
inquiets & souffrans. La respiration étoit gênée :
ils battoient des flancs , se couchoient ou vouloient
se coucher. Le battement du cœur étoit très-sensible. Il y en avoit qui avoient la fiévre , & comme
des tranchées , qui râloient , se plaignoient , qui
ne mangeoient plus. A quelques-uns , il paroissoit
des boutons sur le corps , en maniere d'ébullition.
Mais le symptôme le plus remarquable, celui qui
caractérisoit particuliérement cette maladie , étoit
de grosses tumeurs ou enflures plus ou moins éten-
dues , qui paroissoient au nombre de deux , trois ,
quatre , cinq & six , & même davantage, sur différentes parties du corps. Ces tumeurs se touchoient
quelquefois ou communiquoient les unes aux autres
par une espece de corde. Elles se manifestoient
ordinairement à la ganache , au cou , au poitrail,
aux parties inférieures de la poitrine & du bas-
ventre , aux parties génitales, soit aux bourses , soit
au pis , soit au dedans des cuisses. Il en paroissoit
aux yeux, aux mâchoires , aux lèvres , aux épaules ,
aux hanches , aux côtés de la poitrine & du bas-
ventre. Elles étoient plus ou moins indolentes &
quelquefois si peu sensibles , qu'en les touchant ,
les animaux ne donnoient aucun signe de sensibi-

lité. L'impreſſion des doigts y reſtoit quelquefois. An. de J. C.
Lorſqu'on les ouvroit, il en ſortoit une humeur ſéreuſe, plus ou moins abondante, de couleur rouſ-
sâtre, jaune & ſanguinolente. Le tiſſu cellulaire
ſous la peau étoit plus ou moins fongueux & farci
de glaires baveuſes de couleur jaune, ſemblable
à du vieux lard rance. Il étoit quelquefois d'un
rouge pâle & ſemblable aux chairs baveuſes de
certains ulceres. On remarquoit auſſi quelquefois des hydatides ou de petites veſſies. L'humeur ſéreuſe & glaireuſe, qui formoit ces tumeurs, affectoit eſſentiellement le tiſſu cellulaire,
ou le corps graiſſeux, & enſuite les parties glandu-
leuſes. M. de Chaignebrun ne vit que le poumon
& le foye d'attaqués, par le ſang ſeul.

Ces tumeurs affectant particuliérement le tiſſu
cellulaire, il eſt aiſé de rendre raiſon pourquoi
les animaux gras en étoient plus vivement & plus
communément affectés que les maigres ; pourquoi
elles paroiſſoient le plus ſouvent à la ganache, au-
deſſous du cou, du poitrail, du bas-ventre, aux
bourſes & aux pis. On conçoit bien que ce n'eſt
pas par pente ou chûte d'humeur aux parties dé-
clives & inférieures, comme le penſent les Maréchaux & le vulgaire, mais à cauſe du tiſſu
cellulaire plus graiſſeux, plus fléxible, moins ſerré

T 4

& réfiſtant moins dans ces parties qu'ailleurs. C'eſt à raiſon de la nature & de la ſtructure de ce tiſſu lâche & foible, que l'Auteur explique la formation ſubite de ces tumeurs, ainſi que leurs métaſtaſes ou changemens d'une partie à l'autre, & les fuſées que la même humeur faiſoit dans la poitrine & le bas-ventre. M. de Chaignebrun a vu ſouvent, après des inciſions & extirpations pratiquées ſur ces tumeurs, les chairs, de rouſſes qu'elles étoient, devenir, quelques jours après, jaunes, enſuite blafardes, livides, bleuâtres, ou noires; & il s'y formoit de véritables eſcarres, ſans application d'aucun cauſtique. Il compare ces tumeurs aux engorgemens ſanguino-lymphatiques, ou aux inflammations œdémateuſes, putrides & gangreneuſes, auſſi dangereuſes que les véritables charbons; ou bien aux gangrenes noires & blanches. On doit les regarder comme des bubons, ſi elles attaquent les glandes; & même, comme des charbons, ſi on veut, lorſqu'elles ſe manifeſtent ailleurs. On peut auſſi les diſtinguer, en *anthrax ou charbons primitifs*, lorſqu'il ne s'y trouve qu'une diſpoſition putride; & en *conſécutifs*, s'il y a gangrene. L'Auteur eſt d'autant plus porté à faire cette derniere diſtinction, que pluſieurs de ces tumeurs

primitives * ont guéri sans scarification , & sans
suppuration ; & qu'il en a vu d'autres affecter des
hommes avec autant de malignité & de rapidité
que font les charbons, quoiqu'il n'y eût rien les
premiers jours , qui approchât de la qualité
des anthrax , mais bien par la suite , ce qui fut
principalement observé dans le Gâtinois , l'Eté
de 1758.

Le sang que l'on tiroit aux animaux attaqués
de l'épizootie, & même à quelques-uns de ceux
à qui on faisoit des saignées de précaution , étoit
plus ou moins mousseux , sec, visqueux , collé au
vase qui servoit à le recevoir. Sa couleur varioit
beaucoup. Dans les uns , il étoit d'un rouge foncé

---

* La distinction de ces tumeurs en deux états , le primitif & le secondaire , paroît fort indifférente pour caractériser ce genre de tumeurs , qui peuvent devenir gangreneuses à la suite d'un mauvais traitement , ou par leur
propre nature. Mais ce qui n'étoit point indifférent à
distinguer & à faire observer, c'étoit de sçavoir si les
tumeurs des hommes étoient de la même nature que celles des animaux. M. de Chaignebrun a dit depuis , dans
des Mémoires adressés à l'Académie Royale des Sciences,
en 1765 , que c'étoient de véritables charbons, survenus
sur-tout aux bras de ceux qui écorchoient ces animaux.

 ou noir ; dans les autres , il étoit bleuâtre , verdâtre , jaunâtre , blanchâtre , marbré ou nuancé
de rouge & de blanc , ou de jaune & de verd. Ces
différentes couleurs se trouvoient quelquefois combinées ensemble. Il étoit souvent très-coëneux :
à la partie qui se trouvoit au fond du vase,
il étoit plus ou moins noir. La sérosité qui s'y
remarquoit étoit ou blanchâtre ou jaunâtre , ou
verdâtre , presque toujours plus ou moins vis-
queuse. Le sang étoit quelquefois semblable à de
la lavure de chair. On en tiroit dont les trois
quarts du *coagulum* étoient coëneux , le reste ou le
dessous étoit noir comme de l'encre , avoit un peu
de sérosité rougeâtre , sans qu'on le remuât. La
différence de ce sang plus ou moins raréfié , inflammatoire , épais, visqueux , dissous, appauvri
ou gangrené , dépendoit des différens dégrés de
force de la maladie , de l'état des humeurs , & de
la maniere dont ces animaux étoient plus ou moins
affectés.

Dans un cheval entier qui en étoit mort , on
trouva , au tissu cellulaire du péricarde attenant la
base du cœur, un engorgement ou une infiltration
de glaires & un épanchement de sang entre cette
poche membraneuse & le cœur, duquel il sortit
dans l'ouverture , un sang noir & dissous ; les

poumons légérement engorgés , presque dans l'état
naturel ; une extravasation d'un sang noir , coagulé ,
entre le péritoine & les muscles du bas-ventre ,
semblable à celui qu'on avoit vu au fond du vase
qui avoit servi à recevoir le sang de ce cheval ;
de plus , un épanchement dans le bas-ventre d'une
espece de sang diffous , pareil à cette sérosité ,
couleur de lavure de chair , qu'on avoit remarqué dans son sang. Le foye , la rate , les
intestins & l'estomac étoient dans leur état naturel , à cela près , que ces deux derniers visceres étoient remplis d'air , qui en sortit en
quantité , de même que du bas-ventre , en ouvrant le péritoine. Des deux playes ou incisions
qu'on avoit faites , avant la mort de l'animal , au-dessous du nombril , où il avoit paru
deux tumeurs , l'une étoit noire & gangrenée.
Le tissu cellulaire des environs de celle-ci étoit
engorgé , gonflé , rempli d'humeur glaireuse ,
de couleur roussâtre ou jaunâtre , dans certains
endroits , & dans d'autres , semblable aux glaires
rougeâtres de la dyssenterie. Il sortoit de ce tissu , à
mesure qu'on le coupoit , une sérosité rousse. A la
partie supérieure des cuisses ainsi que du *scrotum*,
les bourses & le fourreau de cet animal étoient
extrèmement tuméfiés. On ouvrit & on fit des

 incifions à toute l'étendue de ces parties : le tiffu cellulaire y étoit plus ou moins bourfoufflé, felon l'endroit où il y avoit plus ou moins d'humeur glaireufe. Cette humeur étoit, dans la plus grande étendue de ce tiffu tumefié , roufsâtre ou jaune. Dans certains endroits, elle étoit d'un jaune nuancé de rouge : enfin elle étoit femblable à celle qu'on avoit remarqué, dans les tumeurs qui fe manifeftoient au dehors du corps des autres animaux , attenant à l'épine. Il en découloit beaucoup de férofités, à mefure qu'on y faifoit des incifions. La tunique vaginale du tefticule gauche étoit farcie de glaires d'un jaune orangé clair ; le droit étoit auffi rempli de la même humeur, mais d'un rouge pâle , femblable à celui des chairs baveufes de certains ulceres. Les autres glaires blanchâtres , roufseâtres , jaunâtres & baveufes pouvoient être comparées à celles des chairs d'autres ulceres , ou aux gangrenes blanches.

Ce cheval avoit été attaqué par enflure au-deffous du nombril, aux bourfes & au fourreau , aux parties fupérieures & internes des cuiffes. Pendant fa maladie , il avoit l'air trifte, les yeux ternes , la tête pefante & il ne mangeoit prefque point, piétinoit , fouffloit , battoit des flancs , paroiffoit avoir des tranchées. Tous ces accidens avoient

augmenté à mesure que la maladie avoit fait des An. de J. C.
progrès. Alors, il avoit cessé de manger, s'étoit
couché & n'avoit pu se relever. Les parties génitales étoient devenues froides : il étoit mort en
se plaignant, vingt-quatre heures après qu'on s'é-
toit apperçu qu'il étoit malade. Il n'avoit été saigné
qu'une fois : son sang étoit coëneux à sa superficie, noir dessous, & la sérosité étoit comme
une lavure de chairs.

L'Auteur donne le résultat de l'ouverture de
quelques-autres cadavres, de celui d'une jument,
sur-tout, qui étoit très-vigoureuse, & qui fut
attaquée d'une enflure subite & considérable, si-
tuée au dessous & à côté du poitrail, depuis environ huit pouces au-dessous de la ganache jusqu'à dix pouces au-dessous & à côté du poitrail.
Le tout étoit extraordinairement enflé. Cette bête
ne mangea point, depuis trois heures du matin
qu'on s'apperçut de sa maladie, jusqu'à neuf
heures du soir qu'elle mourut. Elle étoit triste,
lourde, chancelante dans sa marche, souffrante,
ayant les yeux battus dans certains temps & la tête
pesante. Elle piétinoit sans cesse, souffloit, battoit des flancs, se couchoit, marquoit avoir des
tranchées, couroit dans l'écurie, se tourmentoit
à mesure que l'enflure augmentoit : six heures

 avant de mourir, les oreilles, les nazeaux, les lèvres ou babines, les parties génitales devinrent froides; & peu de temps avant sa mort, le râle devint si considérable, qu'on l'entendoit de cent pas. Alors, elle se tourmenta davantage, courant dans l'écurie, ouvrant les nazeaux, grinçant des dents, se coignant le cou, où étoit le plus fort de son mal, sur une porte coupée. Malgré les plus forts mouvemens, ces animaux sembloient demander du secours par leur tristesse, leurs plaintes, leur docilité à se laisser soigner & panser. La plûpart, montroient leur mal par un mouvement de la tête qu'ils portoient à l'endroit où ils souffroient. Cette jument avoit été saignée deux fois: le premier sang, sorti avec effervescence, étoit coëneux; le second pâle & peu considérable. Cette bête avoit été herbée. On ne lui avoit fait qu'une petite incision cruciale à la tumeur; d'où il sortit une quantité d'eau roussâtre & sanguinolente, ainsi qu'à d'autres endroits où l'on avoit donné des coups de flamme. Six heures avant sa mort, on lui avoit fait prendre un breuvage composé d'une once de thériaque & d'une bouteille de vin de Bourgogne. Après sa mort, on trouva tout le tissu cellulaire du poitrail rempli de glaires, d'un jaune orangé & nuancé de rayons rouges.

Il en découla beaucoup de férofités rouffes & fanguinolentes. En ouvrant la poitrine, il en fortit un air impétueux d'une odeur fétide. Cette capacité contenoit la valeur d'un fceau d'humeurs femblables à de la lavure de chair, tirant un peu fur le jaune. Un des lobes du poumon gauche, qui avoit à fa fuperficie des filamens blanchâtres, étoit noirâtre & fphacelé, ou pourri dans toute fa fubftance. La portion du médiaftin la plus voifine du poitrail & de la partie inférieure de la poitrine étoit farcie de glaires plus jaunes que celles du tiffu cellulaire du cou & du déhors du poitrail. Elles s'étendoient jufqu'à la plevre, où elles étoient accumulées & attachées comme les fubftances fongueufes & blanches qu'on trouve quelquefois aux cadavres des perfonnes mortes de certaines fiévres malignes. Le tiffu cellulaire attenant la bafe du cœur étoit auffi rempli dés mêmes glaires. Le cœur contenoit un fang couleur d'encre. Il y avoit épanchement d'humeur roufsâtre dans le bas-ventre. L'épiploon & le méfentere étoient glaireux & pourris ; l'eftomac & les inteftins extrêmement tendus par la préfence d'une grande quantité d'air.

Dans un autre cheval, mort de la même maladie, on trouva à peu près les mêmes accidens ;

mais le grand lobe du foie de celui-ci ayant été coupé, répandit une très-grande quantité de sang noir ; ce qui n'avoit point été remarqué sur les autres. M. de Chaignebrun remarqua dans l'ouverture de son corps, les effets d'une abondance & d'une extrême raréfaction du sang, qui avoit disposé toutes les parties à une putréfaction générale. Cet animal n'avoit été malade que vingt-quatre heures.

Il résulte de l'ouverture de tous ces animaux, que dans ceux qui avoient été attaqués au poitrail, & qui en mouroient, le plus grand délabrement des parties étoit dans la poitrine : qu'à ceux qui avoient été affectés à l'extérieur du bas-ventre, soit aux parties génitales, soit aux supérieures & internes des cuisses, l'intérieur du bas-ventre étoit plus altéré que la poitrine : & qu'à ceux en qui il n'avoit paru aucune tumeur, on trouvoit des engorgemens, des épanchemens d'humeurs dans différentes cavités.

M. de Chaignebrun, dont peu d'Observateurs ont égalé le mérite, fait voir en quoi cette maladie différoit de celle qu'on avoit observé précédemment en Europe. La majeure partie, dit-il, des animaux attaqués de celle-ci, ne cesse de boire & de manger, que lorsqu'ils sont très-mal

ou

ou à l'approche de la mort. Il ne leur découle ordinairement rien ni par la gueule, ni par les naseaux ; ces parties sont comme dans l'état naturel. Ils urinent & fientent comme en santé. On n'a point apperçu de vers, point de dévoiement. On ne leur apperçoit de la fievre, que lorsqu'ils sont bien mal ou à l'approche de la mort. On en a vu cependant qui ont eu les urines échauffées & qui ont pissé le sang. Les Maréchaux nomment quelquefois ces tumeurs *avant-cœur* ou *anti-cœur* ; mais elles ne doivent y être comparées, qu'autant qu'elles sont plus ou moins proches du cœur. Elles ne méritent pas non plus le nom de *charbons blancs* qu'on leur donne.

L'Auteur, après avoir fait connoître parfaitement la maladie, examine quelles sont les causes qui peuvent lui avoir donné lieu. L'hiver de 1756 fut rude & long ; le printemps de 1757 très-pluvieux ; les chaleurs de l'été, temps où la maladie se déclara, subites & excessives ; les eaux des mares échauffées, bourbeuses, corrompues. Le mal se déclara dans les Paroisses les plus voisines de la forêt de Crécy : cette forêt est très-marécageuse : il y eut beaucoup d'insectes. Les chevaux de selle furent moins exposés à ses attaques. Le foin & l'avoine de 1756 furent

An de J. C.

V

 mauvais. Voilà les faits. La maladie se déclara sur les Bestiaux qui paissoient dans la forêt de Crécy, toute remplie d'étangs, de mares, d'eaux bourbeuses, échauffées & corrompues. C'est donc dans cette forêt, qu'on peut regarder comme la source primitive de la maladie, qu'il faut en chercher l'origine : soit qu'on doive l'attribuer aux sucs corrompus des plantes, aux eaux, aux insectes ; soit à toute autre cause, ou à leur concours : nous n'avons pas encore assez d'observations pour rien décider de positif à ce sujet. Il seroit facile, avec le secours d'une hypothèse, d'expliquer tous les symptômes de la maladie, de les faire quadrer juste avec un principe qui admettroit un virus malfaisant, répandu d'abord dans l'air, les eaux ou les pâturages, & qui, entré dans le corps animal, dont il dépraveroit les sucs, occasionneroit tous les phénomènes en question ; mais ce seroit toujours répéter ce que tout le monde a dit, & n'avancer jamais. En attendant de nouvelles lumieres, bornons-nous aux faits. Il nous suffit de savoir que cette maladie, qu'on n'observoit point alors, prit naissance, tout-à-coup, dans les circonstances susdites.

M. de Chaignebrun examine la nature de la

An de J. C.

maladie, & d'après ses observations, il la caractérise de fiévre *épidémique*, *contagieuse*,
inflammatoire, *putride* & *gangreneuse*, en conséquence de l'appauvrissement, de l'épaississement,
de la stagnation, de la raréfaction excessive du
sang, ou des autres humeurs, qui produisirent, au premier dégré de la maladie, des engorgemens sanguinolymphatiques & des inflammations ; aux deuxieme & troisieme dégrés, des
ruptures de vaisseaux, des infiltrations, des ex-
travasations, des épanchemens, des dissolutions
putrides, & des gangrenes dans différentes parties, soit internes, soit externes. On peut, selon
l'Auteur, à raison des différentes complications
& des dégrés de la maladie, la diviser en trois
classes.

Dans la premiere, les animaux sont seulement
affectés à l'extérieur par des tumeurs ou enflures.

Dans la deuxieme, ce sont les parties internes
seulement qui sont attaquées, sans tumeurs au-
dehors.

Et dans la troisieme, les parties internes & externes sont également affectées.

C'est au moyen de cette distinction en trois
especes, que l'Auteur établit solidement le prognostic de la maladie.

V 2

Dans la premiere, c'est-à-dire celle où il n'y a que des tumeurs au-dehors, les bêtes mangent & boivent ordinairement comme dans l'état de santé : elles ne font pas fi triftes, n'ont pas les yeux fi malades, ni la tête fi pefante que celles qui font dans le cas de la deuxieme ou troifieme efpece. Elles ne font ni oppreffées, ni effoufflées, ne battent point des flancs ni du cœur, ne paroiffent pas fi tourmentées, ne font point efflanquées : elles fe couchent, & piétinent rarement. Il s'en trouve peu qui aient de la fiévre ; & lorfqu'elles paffent le quatrieme ou cinquieme jour, il en meurt très-peu de celles-ci. L'Auteur prétend même qu'il y a une poffibilité phyfique de les guérir toutes. Cette efpece ne devient mortelle, que quand les engorgemens ou les tumeurs deviennent internes, ou qu'il fe fait des fufées dans la poitrine ou le bas-ventre, ou lorfque ces animaux ont été négligés ou mal panfés. Ces tumeurs font néanmoins plus ou moins dangereufes fuivant les progrès qu'elles font & les parties qu'elles attaquent. Celles de la ganache, des environs de la trachée-artere, du poitrail & des parties génitales, le font plus qu'ailleurs ; mais, fur-tout, celles qui fe rencontrent vis-à-vis du poitrail, attenant à la trachée-artere. Lorfqu'elles font situées au poitrail ou aux bourfes, l'humeur, qui les produit, peut aifément, au moyen du tiffu cellulaire, fufer dans la poitrine & le bas-ventre, ainfi que l'Auteur l'a plufieurs fois ob-fervé. Cette premiere efpece étoit la plus com-mune.

Les malades de la deuxieme & troifieme claffe mangent rarement ou prefque point, font plus triftes, ont la tête plus pefante, les yeux plus abattus, font plus chancellans dans leur marche, plus efflanqués, piétinent davantage, fe couchent ou veulent fe coucher, paroiffent tourmentés de tranchées, battent des flancs & du cœur, ont de la peine à refpirer, font effifflés ; ils râlent & ont de la fiévre plus ou moins, felon qu'ils font plus ou moins malades. Avant la mort, les oreil-les, les nafeaux, les parties génitales devien-nent froides. Ils périffent en douze, dix-huit, vingt-quatre, trente-fix, quarante-huit heures, ou en trois ou quatre jours. Cette feconde & troifieme efpece eft fi terrible pour ces animaux, qu'il en eft mort quelques-uns dans l'inftant qu'on s'eft apperçu qu'ils étoient malades.

M. de Chaignebrun propofe deux fortes de fecours, les curatifs & les préfervatifs.

De la diftinction des trois claffes de malades,

 dérive néceſſairement celle du traitement. Auſſi l'Auteur le varie ſuivant les circonſtances & les différens états.

Pour celui de la maladie de la première eſpece, c'eſt-à-dire, qui ſe manifeſte par des tumeurs, qui ne ſont pas accompagnées de violens accidens, l'Auteur expoſe les mauvais ſuccès de l'extirpation, de l'inciſion, de la ſuppuration, de l'application des eſcarrotiques, de l'arſenic, du verd-de-gris & de différens onguens, appliqués indiſtinctement, & employés par les Maréchaux de divers endroits, dont la plûpart agiſſent ſans connoiſſance de cauſe, ſans méthode & ſans exactitude. Il conclut que ce qui leur a le mieux réuſſi a été le traitement, pratiqué à Voulangis près de Crecy, par la voye de la réſolution. D'après l'inſuffiſance des moyens, employés ſans principes, il donne le plan du traitement qui ſuit.

Il eſt d'avis d'abord de ſaigner les bêtes attaquées, plus ou moins, relativement à leur force, à la plénitude des vaiſſeaux, au temps de la maladie, au degré d'intenſité des ſymptômes, & à l'étendue des tumeurs plus ou moins inflammatoires & douloureuſes. On peut les ſaigner, ſuivant les cas, juſqu'à quatre fois dans l'eſpace de douze, vingt-quatre, trente-ſix ou de quarante-

huit heures , ce qui a été pratiqué plusieurs fois An de J. C.
avec succès. On fera prendre des lavemens léni-
tifs , tels que ceux qu'on indiquera : après quoi ,
on évacuera de deux ou trois jours l'un ; & lorfqu'il n'y aura plus lieu de purger, foit parce qu'on
aura suffisamment évacué , foit parce que les tumeurs feront ouvertes ou en suppuration , on ap-
pliquera un féton aux endroits convenables ; au
bas des feffes , par exemple , aux animaux attaqués aux parties internes & supérieures des cuiffes ;
proche les aines , & même au-deffous du poitrail , pour attirer les humeurs de la ganache &
du cou , ou du bas-ventre. Pour nourriture , l'eau
blanche , ou du fon bien mouillé , les premier ,
second & troifieme jours ; enfuite de l'avoine
deux fois par jour mouillée , avec du fon , & un
peu de foin , point d'herbes. Il conseille, après les
trois ou quatre premiers jours de la maladie &
dans l'intervalle des purgations, l'ufage des antiputrides : & on effaiera de réfoudre les tumeurs
médiocres qui n'ont point le caractere des anthrax,
avec un cataplafme , composé d'une décoction de
lierre terreftre , de bouillon blanc , de melilot , de
camomille , de millepertuis , de fleurs de fureau ,
& d'une farine quelconque ; auquel on ajoute du
miel , du ftyrax , du fuif de mouton , & par-deffus ,

V 4

 la pulpe des mêmes herbes. L'Auteur trop complaisant pour la pratique des Maréchaux, dit qu'on peut remplir la même vue avec les *quatre onguents* * ; avec un mélange d'eau-de-vie & de savon ; les cataplasmes avec la crême de lait, le blanc d'Espagne & le vinaigre à parties égales ; ou bien avec une farine quelconque, le miel & le blanc d'Espagne ; ou enfin, avec ce que les Maréchaux appellent la *charge*. **

Si l'on s'apperçoit que la bête devient plus mal, & que la tumeur fasse un progrès rapide, on doit s'empresser de la fendre en croix ou en long, à la partie surtout la plus déclive, à l'endroit où il y a le plus de pente, pour faciliter l'écoulement de la matiere. Dans le cas ou l'application des caustiques est nécessaire pour établir une

---

* Ces quatre onguents sont ceux d'althea, de populeum, de basilicum, & d'huile de laurier, mêlés ensemble.

** Cette *charge* est un mélange monstrueux fait avec le bouillon-blanc, le lierre-terrestre, la graine de lin, l'huile d'olive, le saindoux, les quatre onguents, les poix noire & blanche, la térébenthine & le bol d'Arménie, le tout mêlé & uni ensemble, sans eau, dans un pot de terre neuf.

bonne fupuration, comme quand il y a des chairs baveufes ou pourries, il confeille d'y mettre médiocrement du fublimé corrofif, dont l'application immodérée fit périr, felon lui, une grande quantité d'animaux. Il profcrit l'ufage de l'arfenic, dans ce cas, comme un reméde très-dangereux. L'application du feu ou des huiles bouillantes eut toujours de mauvaifes fuites. Il confeille d'extirper les *charbons* * qui fe trouvent aux grandes & aux petites tumeurs : enfuite, l'on fera des fcarifications à la circonférence de la plaie, fi elle eft petite, ou des incifions à fa partie inférieure jufqu'au tiffu cellulaire, fi elle eft grande. On évitera les grandes incifions & les grands délabremens, comme ont fait quelques Maréchaux, fous prétexte de tirer des chairs baveufes, qui ne font fouvent qu'une infiltration de lymphe glaireufe, qu'on peut réfoudre & qu'il feroit, dans beaucoup de cas, impoffible d'extirper. Outre que les grandes plaies font fujettes à tomber en gangrene, furtout

---

* L'Auteur, pour fe conformer au langage des Maréchaux, appelle *charbons* ou tumeurs charbonneufes, toutes celles qui, n'occupant pas les glandes, ont dans leur centre un durillon ou bouton dur, fur lequel le poil de l'animal eft frifé ou rebrouffé, & comme grillé.

 l'Eté , elles font longtemps à guérir & coutent quelquefois la valeur de l'animal. Mais fi la mortification furvient , il faut les faire auffi grandes que le cas l'exige : on panfe la plaie deux fois le jour avec le bafilicum , l'oignon de lys cuit fous la cendre & la thériaque à parties égales ; ou avec un digeftif compofé de térebenthine , de jaune-d'œuf , & de miel délayés avec l'eau-de-vie , à laquelle ou ajoûte , en cas de gangrene , de l'egyptiac , ou de ftyrax ou bien de l'aloës & de la myrrhe , le tout étendu fur de l'étoupe ou de la corde effilée. Si on craint la dépenfe , on peut fe fervir du poireau blanc ou de la perficaire. On lave la plaie avec le fel commun , celui de faturne , les vitriols blanc & vert , fondus dans du vinaigre , ou bien avec du fel commun ajoûté à l'eau-de-vie , quand on n'a pas de camphre. Mais l'Auteur préfere à toutes la voie de la réfolution , qui eft celle qui a le mieux réuffi. Lorfqu'on ne peut l'obtenir , il confeille l'ufage intérieur des antiputrides pour rendre la fuppuration plus louable. Parmi les antifeptiques , il n'en connoit pas de meilleur que le fel commun à la dofe d'une once qu'on leur donne avec une poignée de farine dont on fait une pâte avec un peu d'eau. Il agit puiffamment par les urines. On peut donner,

dans la même vue, *l'assa fœtida* & le sel ammo- An de J. C.
niac, une décoction de chardon bénit, de scabieuse & de véronique ; mais il préfere à tout la
décoction de camomille, de la scorsonere, de la
scabieuse & de la reine des prés, qu'on leur donne
pour boisson ordinaire. Lorsque la résolution
commence à se faire, il recommande de purger
ces animaux avec une once de saffran des métaux,
demi-once d'assa fœtida, trois gros d'aloës & autant de jalap, le tout en poudre & bouilli légérement dans une chopine de vin. On réitére
la purgation de deux ou trois jours l'un, jusqu'à
ce que la résolution soit presque faite & qu'il
n'y ait plus d'indication pour évacuer : alors, on
applique un séton, & l'on continue toujours l'u-
sage des anti-putrides. La voie de la résolution,
lorsqu'on peut l'obtenir, outre qu'elle est la meilleure, a un double avantage, celui d'être la
moins dispendieuse, & la moins longue. La suppuration, dans ce cas, est toujours longue, difficile à obtenir, de mauvaise qualité, sujette aux
fusées de pus, à la carie des os, & à d'autres
mauvaises suites. L'Auteur se décide pour cette
méthode par analogie, en comparant les inconvéniens qui arrivent aux hommes dans le cas de
fiévres malignes, lorsqu'il y a des parotides à

 traiter , & pour lesquelles le parti de la résolution est toujours préférable aux autres.

Le traitement des deux derniers cas , comme les plus urgens , exige les plus prompts
secours. La saignée , suivant M. de Chaignebrun , est le plus puissant qu'on connoisse.
Il faut la faire dès l'instant même de l'attaque.
Différée de quelques heures , elle devient souvent inutile. Il la regarde comme un secours si
efficace , qu'il ne craint pas de dire qu'il n'y a
que ce moyen de sauver ces animaux ; & que
si elle n'eut pas , au commencement de cette Epizootie , tout le succès désiré , c'est qu'elle fut faite
trop tard , ou pas assez réitérée. Il conseille de la
faire au cou , si la poitrine ou le bas-ventre sont
affectés : mais , si c'est la tête ou le cou qui soient
pris , on la fera aux cuisses. On peut la répéter
jusqu'à cinq , six , sept & même huit fois , si le
cas le requiert , dans l'espace de vingt-quatre ,
trente-six ou quarante-huit heures. Quand les
grands accidens sont calmés , on ne la fait alors
que de six en six heures. C'est le seul moyen de
réprimer la violence des effets de cette maladie , & l'Auteur n'a vu aucun succès des autres.
Il cite l'exemple de plusieurs chevaux guéris de
cette maniere. Dans l'intervalle des saignées ,

il conseille les lavemens faits avec la décoction
des plantes émollientes, à laquelle on ajoute un
peu de vin & un quarteron de miel ou de lénitif. Ensuite on leur en donne avec l'eau de riviere simple. Il veut qu'on les purge après, mais
de façon à ne pas irriter ni effaroucher les humeurs, avec deux onces de senné & une livre
de tamarins, bouillis dans seize onces de jus de
pruneaux, qu'on aiguise avec quelques grains
de tartre stybié.

Après avoir réitéré le purgatif indiqué, de
deux ou trois jours l'un, suivant les indications,
jusqu'à ce que l'animal soit soulagé, on lui donne
quelque antiseptique des moins stimulans qu'il y
ait, & on lui applique un séton pour s'assurer
de sa guérison, de la même maniere qu'à ceux
qu'on veut préserver de la maladie. Mais, pour
cette opération, il faut prendre garde aux lieux
où on l'applique, & que la violence & la fougue
du mal le permettent : car, quelquefois cette
opération irrite & augmente la fiévre, dans cette
maladie. Quant à la nourriture, il ne prescrit
pour les trois ou quatre premiers jours de la
maladie, que du son bien mouillé, du petit-
lait, une eau blanche, faite avec une forte décoction d'orge & de chiendent, dans laquelle

 on délaye du fon de froment ; on paffe & on ajoute à la colature deux ou trois gros de cryf- tal minéral , ou un gros de nitre , fur chaque pinte de boiffon.

L'Auteur ajoute une note au fujet des purga- tifs , qui annonce un Maître dans l'art de guérir , mais que peu de Praticiens malheureufement fa- vent apprécier. On ne fauroit trop inculquer d'auffi bons principes dans l'efprit des jeunes-gens.

« Dans cette Epizootie , dit-il , comme dans » d'autres maladies gangreneufes , qui affectent » les hommes , le grand point eft de favoir faire » choix des purgatifs , & DE LES PLACER A PRO- » POS. Si ces médicamens , dont plufieurs Mé- » decins rejettent l'ufage dans ces fortes de ma- » ladies , pour donner la préférence aux cor- » diaux , aux fudorifiques , n'ont pas le fuccès » défiré , c'eft qu'on fe fert de purgatifs drafti- » ques ou réfineux , lefquels irritent , échauffent » & déterminent les fpafmes , les ftafes , les en- » gorgemens , les métaftafes , la gangrene & la » mort. J'ajouterai que le nœud-gordien dans le » traitement des fiévres humorales , putrides , » inflammatoires , malignes & gangreneufes , con- » fifte A SAIGNER ET A ÉVACUER A PROPOS par » le haut , le bas & par les urines , l'humeur

» feptique ou autre. Toute autre voie , comme An de J. C.
» celle des fueurs & l'éruption font incertaines
» & fouvent périlleufes , lorfqu'on cherche à les
» provoquer. J'ajouterai encore que la plupart
» de certains remédes , auxquels la GUÉRISON
» DES MALADIES EST ATTRIBUÉE , N'Y ONT
» SOUVENT POINT DE PART. » L'Auteur parle
d'après une expérience de vingt-cinq ans, & des
fuccès conftans & notoires dans le traitement des
Maladies épidémiques & épizootiques. Il n'exclut de la claffe des maladies guériffables , que
certaines peftes effentiellement gangreneufes , &
accompagnées d'engorgemens de cette nature
dans les vifceres , dès l'inftant de leur attaque ,
& auxquelles il eft impoffible de remédier. Tout
ce qu'on peut faire dans ce cas, c'eft d'être bien
attentif aux fymptômes primitifs , aux avant-
coureurs de la maladie , afin de la prévenir , ou
d'empêcher qu'elle ne faffe des progrès mortels.

Quant aux fecours préfervatifs , M. de Chaignebrun confeille : 1°. de tenir dehors , nuit &
jour, les Beftiaux, excepté dans la plus forte ardeur du foleil, (parce qu'ils feroient tourmentés
par les mouches ,) & dans le temps des brouillards & des pluies froides ; ou bien de donner
de l'air à leurs étables : 2°. de les faire baigner

 deux fois le jour, ou du moins l'après-midi :
3°. de les mettre à l'eau blanche, ou au petit-
lait : 4°. de les saigner deux fois, & d'ajouter,
pendant quelques jours, à leur avoine ou leur
son, ou demi-once d'antimoine crud en poudre,
ou l'eau dans laquelle on l'a fait bouillir ; ou bien
demi-once de foie ou de soufre doré d'antimoine. Au bout de sept ou huit jours de prépa-
ration, il conseille de les purger avec *l'assa-
fœtida* & le saffran des métaux, (de chaque une
once) ; le salpêtre & fleurs de soufre, (de chaque
trois gros) dans du son ou de l'avoine. Il indique
cinq ou six autres purgatifs, dans la même vue,
dont la base est l'aloës, ou le jalap, ou *l'assa-
fœtida* bouillis dans le vin, ou le senné, ou la
gratiole, &c. mais ce qui lui plaît le plus, c'est
cinq ou six grains de tartre stybié, dans une décoction de pruneaux, qu'on réitére deux ou trois
fois, de trois jours l'un, jusqu'à ce qu'on ait bien
évacué. Après la derniere purgation, il conseille
d'appliquer un séton, ou d'herber ces animaux
au bout de la nape ou fanon des bœufs, & au bas
du poitrail aux chevaux, avec la racine d'hellebore, ou la viorne ; de les bien étriller & bouchonner chaudement avec un bouchon de
paille trempé dans l'eau, ou une décoction de
                                            plantes

plantes aromatiques ; de nettoyer leurs auges & An. de J. C.
rateliers, de les échauder avec de l'eau bouillante,
ainfi que tous les bois & toutes les matieres fur
lefquelles ces animaux auroient bavé, & d'y paffer
enfuite un lait de chaux, ainfi que fur les murs ;
de lever cinq ou fix pouces du fol de l'étable,
qu'on remplacera avec de la terre neuve & qu'on
battra bien enfuite ; de parfumer les demeures
avec le foufre, & les plantes aromatiques avec le
vinaigre ; d'éviter de conduire les animaux qu'on
veut préferver, aux abreuvoirs communs ; de ne
point mener les malades ni les convalefcens dans
les endroits où l'Epizootie n'eft point encore
manifeftée : de faire du feu aux environs de
leurs demeures; de les tenir bien propres & bien
airées ; de féparer avec attention les malades des
fains ; d'empêcher les Maréchaux de porter fur
eux coton ou laine, ou d'aller foigner des
malades dans d'autres endroits que celui où ils
font, & d'approcher des fains : de défendre non-
feulement la communication de ceux-ci avec
les malades, mais même avec ceux qui auroient
habité avec eux ; de prendre garde fur-tout
aux animaux qui voyagent, & qui peuvent
porter la maladie dans tous les endroits où ils
vont. Il eft d'avis même de ne laiffer voyager

X

aucun des Bestiaux du lieu infecté ; de tenir tous les chiens à l'attache & de tuer les vagabonds ; d'enterrer les fumiers des Bêtes malades, ainsi que les compresses qui ont servi à les panser ; de conduire les malades désespérés aux lieux où on veut les enfouir, sans attendre leur mort, & de les enterrer, à dix pieds de profondeur. Enfin, cet Auteur inestimable n'oublie rien de tout ce qui peut conduire à la perfection du traitement ou de la préservation des animaux : tout ce qu'il avance est écrit avec tant de clarté, de précision, qu'il n'y a presque pas une ligne d'inutile : sa marche, sa méthode, ses principes sont si bien établis, que la meilleure analyse qu'on auroit pu faire de cet Ouvrage, c'eût été de le transcrire en entier, si les bornes de celui-ci l'eussent permis. Il y a un *Post-scriptum* à la fin de cet Ecrit, où l'Auteur, d'après l'inspection des cadavres, des tumeurs, & de leur changement subit d'une partie à l'autre, comme de la ganache au poitrail, au nombril, aux parties génitales, aux cuisses, aux jambes, & de ces parties à l'intérieur du bas-ventre ou de la poitrine ; d'après l'examen des cordes qu'elles forment dans le tissu cellulaire entre toutes ces parties, & de la même humeur qu'elles répandent en les ouvrant, dit qu'on peut expliquer d'une maniere simple & naturelle toutes les métaftafes qui fe font au moyen du tiffu cellulaire, & rendre raifon pourquoi elles fe font plutôt aux environs des glandes, des articulations, des yeux, de l'anus, au mefentere, à l'épiploon, au médiaftin & généralement dans tous les endroits où le tiffu cellulaire eft plus lâche & plus graiffeux qu'ailleurs. L'ouverture de ces cadavres lui a perfuadé auffi que ce qu'on foupçonne quelquefois être un épanchement dans la poitrine, ou le bas-ventre, n'eft autre chofe qu'une infiltration dans la fubftance cellulaire du médiaftin, de l'épiploon & du mefentere ; & que ce qui eft fouvent préfumé inflammation fourde ou engorgement fanguino-lymphatique, n'eft auffi quelquefois qu'infiltration. Il penfe encore qu'on peut expliquer de la même maniere & par la voie de ce même tiffu, les progrès de certains venins qui s'infinuent dans le corps, tels que celui de la vipere, du virus vénérien, des anthrax, &c. Il finit fes remarques par un exemple d'infiltration de matiere purulente dans le tiffu cellulaire, qui coûta la vie à un garçon, fur lequel on avoit fait l'opération de la taille, à l'Hôpital de la Charité à Paris. Il rendoit par la plaie une efpece de pus : on croyoit

An. de J. C. qu'il fortoit de la veffie : il mourut. Par l'ouverture qu'on fit de fon corps, on ne remarqua rien dans la veffie, ni dans le bas-ventre ; mais on trouva de cette matiere dans la poitrine, & les poumons excoriés : dans les jambes, qui étoient devenues œdémateufes, & où l'on fit des incifions, on trouva le tiffu cellulaire macéré & plein de la même humeur. Toutes ces obfervations conduifent l'Auteur à faire fentir l'avantage des véficatoires & des cauteres, dans une infinité de cas femblables.

1758. La même Maladie, dont on vient de rendre compte, fut obfervée, l'année fuivante, fur les Beftiaux de Finlande. M. Hartmann, qui en a donné l'hiftoire dans les Mémoires de l'Académie de Stockholm, rapporte plufieurs circonftances particulieres, relativement aux effets de la contagion, qui rendent fon récit très-intéreffant : & quoiqu'il n'ait pas le mérite de celui de l'Obfervateur François, il renferme des faits qu'il eft très-effentiel de connoître. Voici de quelle maniere la maladie attaqua ces animaux.

La rumination ceffoit entiérement : leurs yeux étoient fixes & tournés, les oreilles chaudes & pendantes : il fortoit du fang des nafeaux ; la bouche rendoit une écume fanglante ou purulente.

On n'obfervoit à l'extérieur aucune éruption , An. de J. C.
aucune tumeur : cet état étoit bientôt fuivi de la
mort. On leur trouvoit les vifceres couverts de
taches noirâtres ou d'un brun jaune , & plufieurs
parties gangrenées.

Lorfque le mal duroit trois ou quatre jours ,
ces fymptômes étoient en tout moins violens ;
les yeux étoient larmoyans , la refpiration gênée :
l'animal étoit fort abattu , il fe couchoit, il fouffloit avec force : l'haleine étoit infecte. Il furvenoit une enflure œdémateufe, grande à peu près
comme la paume de la main. Cette tumeur n'a-
voit point de fiége fixe : tantôt elle paroiffoit au
ventre , tantôt aux pieds ; on l'obfervoit quelquefois au cou , à la tête & vers le garot. Lorfqu'on l'ouvroit , il en fortoit une eau purulente ;
& , fi l'animal ne périffoit pas , la peau étoit
détruite en cet endroit. Dans la Tavaftie , où les
chevaux fur-tout périrent , & fur lefquels cette
tumeur étoit plus groffe , plus élevée , on dit
qu'il y avoit de l'air contenu. Quelques animaux
eurent une diarrhée claire & fanglante , qui fut
regardée d'abord comme une évacuation falu-
taire. L'odeur fétide des cadavres étoit exceffive.

L'événement heureux ou malheureux dépendoit principalement du fiége de la tumeur.

X 3

Il y avoit beaucoup moins de danger lorsqu'elle étoit aux pieds. Elle étoit le plus souvent funeste, lorsqu'elle occupoit le ventre, le cou, la tête ou le garot. Cette tumeur étoit constamment œdémateuse, & paroissoit quelquefois avant les autres symptômes.

L'Auteur nous apprend dans quelles circonstances cette maladie parut en Finlande : ce fut durant les fortes chaleurs de deux Étés consécutifs, pendant lesquels l'air étoit calme, étouffant, sans pluie, sans vent ; ce qui augmenta l'âcreté des humeurs, & les disposa à la putridité. La maladie fut plus violente dans les lieux où les eaux croupissoient, où les herbes étoient mêlées de limon, d'insectes morts & putréfiés, où il n'y avoit aucun ombrage. Elle se communiqua rapidement, dans les lieux où le bétail mort ne fut point enterré, ou enterré à peu de profondeur. Les lieux ombragés, qui avoient des eaux pures & de bons pâturages, en furent à l'abri. Tous les bestiaux, en général, en furent attaqués ; mais les moutons, les chevres, les porcs & les veaux le furent moins. Le gros bétail, sur-tout, les animaux gras, sédentaires, en furent les plus maltraités.

Les indications principales qu'il parut essentiel

à l'Auteur de remplir , furent d'arrêter les progrès de la putréfaction , & de chasser par les sueurs l'humeur morbifique , sans employer les remédes chauds.

On donnoit deux ou trois fois par jour aux malades la valeur d'un dez , plein d'une poudre , composée d'une livre de nitre , d'un quarteron de muguet , d'un quarteron de camomille , d'une once & demie de camphre , & de cinq onces de sel ammoniac. On leur faisoit boire par-dessus une lessive dans laquelle on avoit fait bouillir des fourmis avec leurs œufs , en y joignant ou du nitre , ou du sel , ou de la saumure , lorsqu'on ne pouvoit se servir d'une décoction de fleurs de camomille ou de groseiller noir. L'Auteur dit que ce reméde eut toujours un plein effet , lorsqu'il fut administré à temps. Un mêlange de cinq parties de salpêtre sur une de sel volatil de corne de cerf , produisit des effets salutaires encore plus marqués. Enfin , on fit usage , outre la premiere poudre , de l'huile de Russie , mêlée avec la moitié d'huile de corne de cerf , qu'on donnoit le soir à chaque animal à la dose de cinquante ou soixante gouttes. Tous ceux qu'on traita de cette maniere furent guéris ; & l'Auteur attribue cet heureux effet au sel de corne de cerf contenue dans l'huile. Il regarde ce sel ou l'alkali volatil comme un contrepoison certain dans les fiévres putrides, & en même temps comme un excellent sudorifique, très-propre à combattre la putridité & à détruire l'action du ferment pestilentiel. Il le regarde encore comme un excellent correctif des vapeurs putrides, & plus propre à purifier l'air & les demeures que l'*assafœtida*, l'ail, l'angélique & les autres corps odorans, qu'il croit incapables de détruire les venins pestilentiels.

On tenta avec succès des scarifications sur les tumeurs & les plaies, jusqu'au sang, en y appliquant dessus des feuilles de groseiller noir écrasées, ou du fromage frais, sans sel & mêlé avec de la suie ou de l'argile bleue. Mais Hartman conseille d'y mêler, à la place, de la racine de patience en poudre.

La saignée fut dangereuse dans cette maladie.

Quant aux secours préservatifs, l'Auteur conseille l'usage des eaux pures & courantes ; de faire pâturer les animaux dans des lieux sains, ombragés, sur les montagnes ; l'eau acide qui surnage le goudron, la poudre & la lessive dont on a parlé plus haut, à laquelle on ajoute le *lycopodium clavatum*. Il blâme l'usage qu'on fait des huiles de lin ou d'olive comme préfervatives, & qu'il croit plus nuifibles qu'utiles : il en dit autant des purgatifs, & des préparations d'antimoine. Il rapporte à ce fujet l'exemple d'un cheval gras qu'on vouloit préferver, & auquel on donna, dans cette vue, une once de foie d'antimoine. Au bout de deux jours, l'animal mourut, mais fans éprouver les fymprômes de la maladie.

Quant aux précautions, l'Auteur recommande de brûler les corps plutôt que de les enterrer. Il y trouve plufieurs avantages. D'abord, on n'auroit rien à craindre des exhalaifons des cadavres ; en fecond lieu, l'air fe rempliroit de fels volatils falubres ; & en troifieme lieu, en fuppofant que les poudres qui réfultent de la calcination des corps des animaux foient bonnes, on en feroit une ample provifion. Mais il dit que la fuie produit le même effet que ces poudres, à raifon des parties ammoniacales qu'elle contient.

La maladie paffa de la Finlande en Ruffie. Hartman rapporte de quelle maniere elle fe communiquoit parmi les animaux, & comment elle paffa de ceux-ci aux hommes. Comme il eft de l'intérêt de tous, de connoître tout ce qui peut nous nuire, tous les moyens de communication, & les effets d'un virus peftilentiel, on va expofer les pa-

 roles de l'Auteur sans y rien changer , cette circonstance est remarquable.

» Un ours qui déterra un animal qui en étoit
» mort , en mourut lui-même. Un Paysan de
» la Paroisse d'Eumaki trouva cet ours & l'é-
» corcha. Il fut à peine rentré chez lui qu'il
» tomba malade & mourut. Les Magistrats de
» Wibourg informés de cet accident envoyerent
» un ordre de brûler la peau infectée. Le Curé
» l'avoit reçue pour le prix de l'enterrement. Sa
» cupidité, dit Hartmann, lui persuada que cette
» peau n'avoit point fait périr le Paysan qu'il ve-
» noit d'enterrer. Il ne la brûla point : il persuada
» même à un autre Paysan de l'apprêter. Celui-
» ci & deux autres qui l'aidoient tomberent ma-
» lades & moururent. Il vint aussi-tôt de Wibourg
» un nouvel ordre de brûler cette peau , de brûler
» la maison où elle avoit été préparée , de brûler
» même le Presbytere , s'il étoit nécessaire. La
» peau avoit été déja vendue trois ou quatre fois.
» Cependant le Curé la retrouva, & regrettant
» toujours de la perdre , est-il possible , dit-il ,
» que cette peau ait donné la mort ! en même
» temps il la frotte , il la sent. Peu de temps
» après il tombe malade & meurt (a) ».

(a) V. Collect. acad. Mém. de l'Acad. de Stockholm ,
p. 322.

L'avidité de quelques hommes s'efforceroit
en vain de jetter des doutes sur ces faits ; ils ne
sont malheureusement pas assez connus. Il est
prouvé, qu'il y a des contagions qui se bornent
à des especes d'animaux, qu'on s'est nourri souvent impunément de leurs chairs, de leur lait,
qu'on a employé leurs peaux sans accident,
&c ; mais on ne sçauroit nier qu'il y en a d'autres
qui se communiquent à des especes différentes. Il
est vrai que les symptômes qui en résultent sont
rarement les mêmes ; mais cette diversité dans
les formes des accidents relatives à la nature
particuliere de l'animal, à son organisation, à
sa maniere d'être &c, ne sçauroit affoiblir la
vérité des exemples de semblables communica-
tions. Hartmann entre dans le détail des accidens
survenus aux hommes qui s'exposerent imprudemment aux dangers de la contagion.

La maladie communiquée des animaux aux
hommes se manifestoit sur ces derniers par une
fiévre qui redoubloit tous les soirs, & qui étoit
précédée d'un froid violent. Peu après le premier
accès, il survenoit une démangeaison universelle,
qui se terminoit par une rougeur & un *abcès* *

An de J. C.

---

* Cet *abcès*, dont parle l'Auteur, n'est autre chose

An. de J. C. brûlant où il s'élevoit des pustules comme des noix , lesquelles noircissoient dans vingt-quatre heures & donnoient la mort. Il y eut des personnes qui ne voulurent pas croire que cette maladie se communiquoit aux hommes & qui furent les victimes de leur opiniâtreté. Un jeune homme sain & vigoureux se coucha , dit Hartmann , par bravade un soir dans la peau d'un animal mort de la maladie , & qu'il avoit écorché. Le lendemain matin on l'y trouva mort. Une femme voulant faire donner un remede à un animal malade , sur le refus que fit une jeune fille d'obéir , elle le donna elle-même, & mit ensuite la main qu'elle venoit de retirer de la bouche du malade dans le sein de cette fille , la fiévre saisit celle-ci : une tumeur & des pustules parurent au sein , & elle mourut.

Les remedes qu'on tenta avec quelques succès sur les hommes, furent l'élixir de *Bielke* ou *Testament d'Hierne* , comme sudorifique & léger purgatif. On faisoit des scarifications sur les tumeurs jusqu'au sang , & on y appliquoit les feuilles de groseiller noir écrasées, du fromage frais sans sel ,

qu'une espece d'anthrax ou charbon. Mais on a conservé le mot , pour ne rien changer au récit.

&c. On verra encore quelques exemples de semblables accidens, survenus aux hommes à l'occasion de la même maladie, & la meilleure maniere d'y remédier.

Quoique les maladies des Rennes ne nous in-
téressent pas d'une maniere directe, dans nos climats, elles ne méritent pas moins l'attention des
Physiciens, soit par les différens rapports qu'elles
peuvent avoir avec celles des autres especes, soit
par la maniere dont elles se communiquent au
milieu des neiges & des frimats, soit par la nature des secours qu'on emploie pour y remédier.

On a observé en Laponie, que ces animaux
étoient sujets à une maladie épizootique, qu'on
trouve déctite dans les Mémoires de l'Académie
de Stockolm, par M. Ghisler, & dont les phénomenes, dans les effets contagieux, sont les
mêmes que ceux qui accompagnent les autres maladies de ce genre parmi le bétail.

Cet Auteur distingue deux périodes dans la
maladie en question. Dans le premier, l'animal
porte la tête basse, son musle est sec, son bois
froid. Il tremble sur ses jambes. Ses yeux sont
remplis d'une eau qui s'écoule. On voit sortir
des nazeaux une morve épaisse & de leur bouche
une salive qui a la même consistance. L'intérieur

 de sa bouche est parsemé de taches livides ou d'un bleu noirâtre. Il est constipé.

Le second période s'annonce par une morve épaisse, purulente & sanguinolente. L'humeur qui sort des yeux est également purulente. L'intérieur de la bouche devient tout noir & parsemé de taches & de pustules qui ne donnent qu'une humeur sanieuse. La respiration est lente & difficile. L'animal cesse de manger & de ruminer : il vacille sur ses jambes. Le lait dans les femelles est d'un bleu aqueux & caillé. Les prunelles verdissent. Il se traîne d'un pas chancelant, sans manger ni boire : il souffle avec force & meurt dans quelques semaines. Après sa mort, on trouve tous les viscères corrompus.

Dès qu'on apperçoit les premiers symptômes de la maladie, on saigne l'animal au cou, & on tire trois ou quatre pintes de sang plus ou moins, relativement à ses forces. On lui donne ensuite environ deux onces & demie de sel d'Angleterre pour le purger ; après quoi, on lui fait prendre soir & matin un mêlange de deux gros de salpêtre crud, & d'autant de camphre, le tout en poudre. Il est rare qu'on ait besoin de plus de trois ou quatre doses de ce remede, qui a toujours réussi, même sans purger. On lave la bouche,

les gencives & le palais de l'animal avec une décoction d'oseille, de baies acides & de *lichen* des
Rennes, dans laquelle on fait dissoudre une
demi-poignée de salpêtre crud sur chaque pinte.
Dans le second période, on donne aussi la poudre
précédente dans une chopine de décoction de deux
poignées de cormier & de genevrier, avec une
grande poignée de salpêtre. Il est utile de saigner
dans ce période. Comme la vacillation sur les
jambes est un symptôme mortel, on tue alors l'a-
nimal. On employe aussi la patience & les fruits
acides. Le savon, ajouté à la décoction précédente
a eu du succès. On a observé que deux gros de
thériaque avoient produit un bon effet dans le
premier période.

Il suffit de mettre à un Renne sain le harnois
d'un malade, de le soigner, ou d'en traire un
femelle, de la même main dont on vient de traire
un malade, pour lui communiquer la maladie. Les
Rennes qui mettent le nez sur l'urine ou la fiente
des malades en sont promptement attaqués. Il est
donc très-important, dit cet Auteur, de mettre
à part les animaux sains, & d'allumer autour
deux, de petits feux de branches de sapin & de
genevrier, & de n'en pas laisser approcher les
personnes qui soignent les malades. Il faut enterrer

An. de J. C. les rennes morts sans les écorcher, faire la fosse profonde & loin des endroits par où passe le troupeau sain. Il est utile de leur oindre soir & matin les narines avec un mêlange de beurre, de castoreum, ou d'assa fœtida, ou bien d'ail. La saumure & l'eau nitrée sont encore employées à cet usage.

1760.   En 1760 une maladie épizootique, connue dans quelques cantons de Suisse sous le nom de *Louvet* ou *Lovat*, y fit périr quantité de bœufs & de chevaux. C'est à M. Regnier qu'on est redevable de l'excellente description qu'on a de cette maladie. C'est ainsi qu'il s'exprime :

Dès qu'un bœuf en étoit atteint, il perdoit ses forces, trembloit & se couchoit : il ne se relevoit que pour chercher à se rafraichir : il portoit la tête basse & les oreilles pendantes, il étoit triste : ses yeux étoient rouges, larmoyans ; il y avoit sécheresse & chaleur à la peau : la respiration étoit fréquente & difficile, suivie d'un battement de flancs, lorsque le mal avoit fait beaucoup de progrès. Il y avoit une toux fréquente, le pouls étoit accéléré, fort, l'haleine fétide, la langue & le palais arides, & enfin noirâtres ; la soif considérable. L'animal perdoit l'appétit & cessoit

de

de ruminer ; il urinoit peu & rarement , & rendoit des urines rougeâtres , les excrémens étoient
durs , noirâtres ; dans les commencemens quelquefois liquides & fanguinolens. Le lait fe tarif-
foit dans les vaches. Dans plufieurs de ces animaux il fe formoit des tumeurs inflammatoires
tantôt vers la poitrine , tantôt aux mamelles &
aux parties de la génération : dans d'autres , il paroiffoit dans toute l'habitude du corps des fu-
roncles avec des boutons femblables à ceux de
la gale. Il étoit rare de voir tous ces fymptômes
fur le même fujet ; mais plus ils étoient nombreux ; plus l'animal étoit en danger.

Ordinairement la maladie fe décidoit le quatrieme jour pour la vie ou pour la mort , qui furvenoit à ce terme , lorfque les fymptômes étoient
violens. Si l'animal paffoit le quatrieme jour &
que le feptieme fut heureux , fa guérifon étoit
comme affurée quoique la convalefcence n'arri-
vât fouvent que le quinzieme.

L'abondance des urines troubles dépofant un
fédiment blanchâtre , les excrémens plus abon-
dans que dans l'état naturel , humectés & dépourvus de beaucoup d'odeur , la peau moite & lâche ,
les boutons pleins d'un pus blanchâtre , l'altération
ceffée , le retour de l'appétit , les jambes enflées ,

Y

An. de J.C.

la rumination revenue & la dépilation étoient les signes avant-coureurs d'une parfaite guérison : au contraire, la tuméfaction du ventre, les mugissemens, les défaillances, la débilité, les tremblemens, les convulsions, la rétention d'urine, la diarrhée & la dissenterie n'annonçoient rien que de fâcheux.

L'ouverture des cadavres offrit des tumeurs noires, pleines d'une sérosité jaunâtre, qui faisoit effervescence avec les acides, les chairs étoient livides & près de la putréfaction, les poumons desséchés & remplis de tubercules ou de petits abscès, particulierement les poumons des bêtes mortes le quatrieme jour ; les estomacs & les intestins parsemés de taches rouges & enduits d'une mucosité fort tenace.

Les principales indications que la maladie présenta à remplir se reduisirent à rémedier aux progrès de l'inflammation & de la putridité : à combattre ces deux états lorsqu'ils étoient bien décidés, & à empêcher la gangrene dans les tumeurs inflammatoires.

Pour remplir la premiere, on eut recours à l'eau pure, au petit-lait, au suc de laitues, à la petite joubarbe, aux décoctions d'orge, de son, de semences de courges, de concombres, données

en breuvage & en lavement : on y ajoutoit du An. de J. C.
nitre , si le mal étoit urgent. Le vinaigre mêlé
avec suffisante quantité de miel & étendu dans
une décoction de feuilles de mauve & de parietaire lui parut préférable à tous les autres remedes , soit en breuvage , soit en lavement. On
diminuoit la quantité du vinaigre , & on ajoutoit
au petit-lait deux onces de quinquina , ou quatre
onces d'écorce de fresne en poudre , lorsque la
diarrhée étoit considérable & que la dyssenterie
commençoit à paroître. L'Auteur prétend avoir
observé que les acides & le camphre unis au
quinquina ou aux autres écorces de même vertu ,
le rendirent plus efficace & que le quinquina en
poudre , délayé dans les boissons , agit beaucoup
mieux que la simple décoction.

Le séton placé au poitrail ou au bas-ventre produisit de très-bons effets , ainsi que les parfums de
vinaigre. Les sudorifiques , les purgatifs , les diu-
rétiques & la saignée furent nuisibles.

La maniere la plus avantageuse de traiter les
tumeurs inflammatoires, fut de les ouvrir avec un
rasoir , de faire des scarifications à l'entour , ensuite d'appliquer sur toute leur étendue un cataplasme fait avec les feuilles d'absynthe, de rhue ,
de menthe, de sel ammoniac & de vin, qu'on re-

Y 2

 nouvelloit dès qu'il commençoit à sécher : enfin,
ou panfoit l'ulcère avec l'onguent ægyptiac qu'on
recouvroit du même cataplafme.

1761.   Une maladie épizootique , accompagnée de
beaucoup d'accidens du *Louvet* qu'on peut caractérifer de fiévre *inflammatoire ardente & maligne*,
& femblable à celle qui fut obfervée par Ens fur
les bêtes à cornes , les chevaux & les brebis , fe
trouve décrite dans les ouvrages de Plenciz (*a*)
Médecin de Vienne en Autriche , où elle fut obfervée en 1761.

L'animal qui en eft attaqué , dit-il , perd d'a-
bord l'appétit : il a quelquefois une foif inextinguible : fes yeux font ternes , abbatus ; la langue
& tout l'intérieur de fa bouche comme ulcerés :
il en fort continuellement ainfi que des nazeaux
une morve qui a une mauvaife odeur. Il ne rumine plus : les vaches perdent leur lait. La plûpart font attaquées de diarrhée & les matieres de
leurs déjections font quelquefois teintes de fang.
D'autres ont une conftipation fuivie d'un gonflement tympanique au bas-ventre. La langue de-

(*a*) V. Plenciz de lue bovina ad finem vergente , 1761,
épidemicè graffante.

vient noire & feche , la refpiration difficile ; la
gangrene s'empare de l'arriere-bouche & l'animal meurt , fa mort eft précédée d'une attaque
d'apoplexie.

L'Auteur ajoute que dans les cadavres de ceux
qui en étoient morts, on trouva conftamment des
vomiques , des abfcès , dans quelques vifceres ou
de la poitrine , ou du bas-ventre , ou dans le cerveau ; qui s'étoient faits par metaftafe.

Plenciz ne reconnoît d'autre principe à cette
maladie , qu'une femence vermineufe , que ces
animaux avalent en broutant l'herbe ou en bu-
vant , laquelle pullule , fe développe dans le corps
animal & produit tous les ravages qu'on obferve.
Pour fortifier cette opinion , il rapporte une foule
d'exemples , qui viennent à l'appui de cette hy-
pothefe , déja avancée par les Médecins Italiens ,
Danois , fur des maladies femblables. Enfin, il en
appelle à l'expérience , & au témoignage du my-
crofcope , qui lui a fait voir , dans tous les abfcès
ouverts , cette matiere animée & vermiculaire
dont il parle. Ce fentiment fur la nature de la
maladie , le conduit à la recherche des anthel-
mentiques les plus puiffans , tel que le mercure.
Il fe fert de préférence du mercure doux affocié
avec le camphre , à l'exemple de Screiber , qui

An. av. J.C.

Y 3

 avoit donné le même mêlange dans la peſte des hommes. Il atteſte ſa propre expérience, & ne balance pas à mettre ce reméde au-deſſus de toutes les autres préparations. *Ego mul-tiplici experientiâ didici quod mercurius dulcis cum camphora mixtus & exhibitus, omnibus aliis ejuſ-dem præparationibus præferendus ſit.* Il conſeille donc l'uſage du mercure doux, ainſi corrigé par le camphre, non-ſeulement comme préſervatif, (à la doſe de deux ſcrupules de mercure doux, ſur un ſcrupule de camphre) mais comme curatif, à peu près à la même doſe, une fois par jour. Lorſqu'il l'employe comme préſervatif, il lui joint un peu de myrrhe, d'aſſa fœtida, ou de fleurs de ſoufre, qu'il fait prendre pendant huit jours, en faiſant boire beaucoup par-deſſus. Il dit qu'on pourroit tenter l'uſage du ſublimé corroſif, avec l'eſprit de froment, mais avec précaution. Il re-commande l'uſage des cauteres actuels, des ſé-tons, des frictions ſéches avec la main pour fa-ciliter la tranſpiration ; celui des plantes améres & vulnéraires ; mais il inſiſte principalement ſur les dangers de la communication de la maladie qui peut avoir lieu par l'uſage de tout ce qui peut avoir ſervi aux malades. *Sana animalia*, dit-il, *caveant à pascuis, aquâ, fano, stramine, item ab omni supellectili, quo lue affecta animalia utebantur.* Cet Auteur fait une remarque, au sujet de la contagion, toujours importante à connoître, qui est, qu'il arrive tous les jours que les hommes qui soignent les bêtes malades & les chiens qui demeurent avec elles, transmettent la contagion ailleurs, &c. Il ajoute que ce point doit mériter toute l'attention de ceux qui veillent à la conservation des bestiaux & à la santé publique. *Quotidianâ constat experientiâ tam ab hominibus quam à canibus cum bobus lue affectis commorantibus, facilè ad boves & asinos idem contagium transportari & iisdem communicari posse, inde fit ut ab illis qui sanitati publicæ invigilare debent, hoc in casu certæ capiantur cautelæ.*

Les années 1761 & 1762 furent funestes pour les troupeaux en Europe. M. Plenciz parle encore d'une contagion, qui regnoit en Angleterre, parmi les chevaux. Il y eut une attaque de clavelée parmi les moutons, aux environs de Beauvais & dans plusieurs autres Provinces de France. L'hydropisie putride de ces mêmes animaux les faisoit périr dans le Boulonnois. La maladie de la langue ou *chancre-volant* détruisoit les bœufs de la Basse-Normandie. D'autres maladies qu'on

Y 4

An de J. C.

n'avoit point encore obſervées, parurent dans diverſes parties d'Europe. Celle de la langue parut en
Normandie dans la même circonſtance que celle
de 1731, c'eſt-à-dire après un Hiver froid & ſec,
& un Été encore plus ſec. Elle y fit périr plus
de quatre cent bœufs, quoiqu'on connût le remede : mais le mal étoit ſi prompt, que les animaux étoient morts avant qu'on ſe fût apperçu
qu'ils étoient malades. On dit qu'en Lorraine,
les bêtes à laine éprouverent la même maladie.
Le ſiége ordinaire chez elles eſt ſous la langue,
ce qui en rend le prognoſtic moins fâcheux, à
cauſe de la facilité qu'on a de la traiter ; mais il
y a apparence que ce n'étoit pas la même, mais
plutôt celle dont on va parler.

1762.

Cette maladie, ſi familiere aux brebis du nord,
obſervée dans la Franconie par M. Fromann en
1663, 1664 & 1665, ſur les bêtes à laine de
tout âge, & ſur les veaux & geniſſes au-deſſous
de deux ans ; décrite en 1674 par J. Valentin
Willius qui l'obſerva, dans l'Iſle de Selande,
ſur les bœufs, les lievres &c. fut également
obſervée en 1761 & 1762, dans le Boulonnois,
ſur les moutons. On doit ſe rappeller que M.
Fromann attribuoit la formation des vers plats,

qu'on appelle *douves* ,& qu'il regardoit comme
la caufe de cette maladie , aux grandes pluyes
de 1663 , fuivies de chaleurs exceffives , ainfi
qu'aux nielles qu'on obferva dans ces mêmes
années fur les plantes. Willius nous a laiffé igno-
rer dans quelles circonftances elle parut , il en
confidera les effets en anatomifte , plutôt qu'en
obfervateur , qui en recherche les caufes , ainfi
que les moyens d'y remédier. M. Demars (*a*) ,
Médecin penfionnaire de la ville de Boulogne ,
s'eft principalement occupé de ces deux derniers
objets.

Il réfulte des informations qu'on prit alors
fur tous les lieux infectés , & des réponfes des
Curés des environs de Boulogne , 1°. que la
maladie commença vers la fin d'Octobre 1761 ,
continua tout l'Hiver , & dura jufqu'au milieu du
Printemps de 1762 : 2°. que fes ravages furent
plus meurtriers aux mois de Janvier & Février
que dans les mois précédens , & que la maladie
fe rallentit peu à peu en Mars & Avril : 3°.
que dans les cantons bas , humides & maréca-

(*a*) V. Mémoire fur la mortalité des Moutons, dans le
Boulonnois , dans les années 1761 & 1762 , par M. Demars, Médecin. Paris, chez la Veuve d'Houry, 1767,
in-12 & in-8°.

An. de J. C. geux, tels que les terreins de *Bainctum*, *Carly*, *Isques*, & en général, dans tous ceux qui avoient été inondés au mois de Mai 1761, les pertes furent les plus considérables ; tandis que dans les lieux élevés, secs & sablonneux, sur-tout le long des Dunes de *Camiers*, *Danes*, *Ambleteuse*, les troupeaux avoient été généralement à l'abri de la maladie : 4°. que les agneaux furent plus sujets, en général, à ses attaques que les meres : 5°. que de tous ceux qui furent manifestement attaqués, il n'en réchappa aucun : 6°. que les autres Bestiaux, tels que les chevaux, vaches, porcs, &c. ne furent point attaqués de la maladie, mais que les avortemens furent très-fréquens parmi ces derniers, & que plusieurs avoient été attaqués de *feux opiniâtres* : 7°. qu'on ne remarqua rien d'extraordinaire dans les maladies des hommes : 8°. que les moutons périssoient tous par *hydropisie* & *pourriture*, & que la maladie se manifestoit par les symptômes suivans.

Elle s'annonçoit d'abord par des poches pleines d'eau, qui se formoient sous la mâchoire inférieure. Ces animaux continuoient jusqu'à la fin, de boire & de manger, même avec assez d'avidité. Ils léchoient les parois des bergeries &

mangeoient la terre. Le bas-ventre se remplissoit d'eau : on en trouvoit souvent à la tête entre cuir & chair. Leur embonpoint diminuoit peu à peu. On trouvoit, après leur mort, les principaux visceres du bas-ventre corrompus ; le foie surtout étoit le plus maltraité. On y observoit une grande quantité de ces vers plats, connus sous le nom de *Dogues* dans le Boulonnois. Les chairs de ces animaux étoient pâles & n'avoient point leur saveur ordinaire : & en général toutes celles des moutons, tant sains que malades, qu'on avoit mangé pendant l'automne & l'hiver, étoient fort insipides. On essaya peu de remédes ; aucun ne réussit.

Tels sont les faits rapportés unanimement dans les Lettres & Mémoires envoyés par MM. les Curés, & qui ont servi de base aux réflexions de M. Demars sur les causes de cette maladie.

Cet Auteur fait observer que les pluies commencerent dès le mois d'Août 1760 ; que les vents du sud-ouest dominerent jusqu'au mois de Mars, & furent peu interrompus par ceux du nord. A peine gêla-t-il pendant tout l'hiver ; aux mois de Mars & Avril 1761 les vents du nord reprirent le dessus : mais ceux du sud, qui succéderent en Mai, amenerent des orages, avec

An. de J. C. des pluies si abondantes, que tous les vallons furent inondés, & la crue des eaux fut plus considérable qu'elle n'avoit été de mémoire d'homme. Presque tout l'été fut pluvieux. Dans les mois d'Août & de Septembre, il y eut des jours très-chauds ; les vents du nord soufflerent rarement. Les orages & les tonnerres furent plus fréquents que dans les années précédentes. L'Automne & l'Hiver furent derechef pluvieux avec des vents méridionaux. M. Demars est persuadé que si le froid & la sécheresse des mois de Mars & d'Avril n'eussent modéré les causes de putridité, cette année ne pouvoit manquer de devenir funeste par des épidémies malignes. Les animaux & les végétaux éprouverent les effets de cette influence : on remarqua que les jeunes animaux sur-tout, ainsi que l'avoit observé M. Fromann en 1663, s'en ressentirent plus que les autres. Les veaux & les agneaux furent généralement plus rares, plus foibles & plus petits que dans les années communes. Les ovipares, tels que les perdrix, s'en ressentirent aussi : le gibier fut peu commun ; les épis avorterent, & la moisson fut médiocre. Il n'y eut presque point de fruits à pepin. Cependant les maladies des hommes ne devinrent épidémiques qu'au mois

d'Août & pendant la plus grande partie de l'Au- An de J. C.
tomne : les Campagnes & sur-tout les lieux bas
& marécageux en furent principalement affligés.
C'étoient des fiévres ardentes ou doubles-tier-
ces continues : mais elles furent généralement
bénignes. Un très-petit nombre dégénéra en
phtisie ou en hydropisie.

Maintenant, ajoute M. Demars, si l'on demande quelle est l'espece parmi les animaux qui
a dû souffrir le plus des vices de la constitution,
il répond que c'est l'espece qui par sa nature,
son tempérament, son régime & le lieu de son
habitation, seconde davantage l'action des intempéries de la constitution ; & c'est de la réunion de ces causes particulieres que résulte la
cause complette des maladies. Cet Auteur, après
avoir considéré la foiblesse naturelle du tempérament de la brebis, qui ne lui permet pas de
soutenir des voyages de long cours, la fatigue,
l'excès du froid & du chaud ; après avoir rapporté les effets du froid & de la sécheresse, qui
leur sont également contraires & qui en firent
périr un grand nombre en 1740, aux environs
de Plymouth, au rapport d'Huxham; la meilleure
maniere de les gouverner *, qui ne fut point sui-

* Cette maniere consiste à les faire paître sur des cô-

 vie dans le Boulonnois, (pays, à l'exception des Dunes, naturellement humide & privé de plantes odoriférantes ;) enfin, après avoir parcouru les caufes particulieres qui avoient pu contribuer à la maladie, telle que l'ufage qui fut pratiqué alors, de mener paître de bonne-heure & de ramener tard les brebis en Automne, comme en Eté, la plupart du temps, toutes mouillées, & remplies d'une nourriture trop chargée d'humidité ; après avoir expofé les caufes générales, telles que la modicité des fourrages, leur mauvaife qualité, de cette année, celle de tous les grains, la plupart dévorés par les limaçons, ou gâtés par la nielle qu'on obferva en Juillet & Août, à la fuite

---

teaux, & non dans les lieux bas & humides : à les nourrir, pendant l'hiver, de fon, de navets, de foin, de paille, de luzerne, de fainfoin, de feuilles d'orme, de frêne, &c. à les promener tous les beaux jours une fois en Hiver, pour leur faire prendre l'air : à ne les faire fortir au Printemps & en Automne, qu'après que le foleil a diffipé la gelée & l'humidité, & à ne les laiffer que quatre ou cinq heures, après quoi on les fait boire une fois : à les mener aux champs, deux fois le jour en Eté, en attendant que la rofée foit tombée ; & à les ramener à l'ombre ou dans la bergerie pendant les fortes chaleurs : à les faire boire alors deux fois dans la journée, & à les faire rentrer à la fin du jour.

d'un brouillard de plusieurs jours, qui laissa sur
les pailles une poussiere qui est un poison pour les
bestiaux ; il conclut que toutes ces circonstances
réunies furent incontestablement les causes de la
mortalité des moutons ; & que c'est de la réunion,
du degré, de la modification de ces causes que
dépendit l'inégalité des progrès de cette maladie,
dans différens cantons.

Quelque mérite, quelque degré de probabi-
lité que puisse avoir la conclusion de M. Demars, quelque satisfaisante qu'elle paroisse aux
yeux de ceux qui se contentent des vraisemblan-
ces ; il reste toujours des faits fort difficiles à
expliquer. Pourquoi, en 1674, cette maladie
n'attaqua-t-elle que les bêtes à cornes & les liévres ? Pourquoi en 1663 & 1761, elle n'attaqua que les brebis & plutôt les jeunes animaux
que les vieux ? Pourquoi plutôt une espece
qu'une autre dans différens temps, mais dans les
mêmes circonstances ? Ce sont encore autant
de problêmes à résoudre pour les Physiciens,
& qui resteront vraisemblablement insolubles,
jusqu'à ce qu'on ait réuni plus de faits &
d'observations. On a fait cette réflexion ici,
où les causes paroissent les mieux prouvées &
les plus claires, afin de faire connoître com-

 bien il eſt dangereux de précipiter ſes concluſions , & de vouloir tout expliquer , quand il
s'agit des cauſes des maladies & des conſéquences dangereuſes où elles entraînent quelquefois ,
lorſqu'elles ſont fauſſes. Pour les admettre en
Phyſique , & les rendre de quelque utilité , il
faudroit qu'elles fuſſent toujours démontrées ;
ſans quoi , on ſe trouve continuellement dans un
labyrinthe d'incertitudes , de doutes & de contra-
dictions. On ne ſauroit douter , par exemple ,
que cette maladie , rare dans les climats chauds ,
ne doive ſa naiſſance à un excès d'humidité , qui
corrompt les eaux , les grains , les fruits ou l'herbe
des pâturages , ou l'une ou l'autre de ces productions. Mais outre cette cauſe , n'eſt-il pas néceſſaire d'avoir recours à quelque autre principe , au
moyen duquel on puiſſe répondre aux queſtions
propoſées & expliquer le phénomène de l'unité de
l'eſpece attaquée ? Combien de fois n'a-t-on pas
été obligé de revenir ſur ſes pas & de renoncer
à ce qui paroiſſoit le plus inconteſtable ? Avant
les expériences de M. Parmentier , de cet homme
ineſtimable , qui pour démontrer une vérité utile
au genre humain & l'abus qu'on en fait tous les
jours , raſſemble des animaux de différente eſpece qu'il nourrit , a le courage de ſe nourrir lui-
même

même d'un seigle ergoté , auquel on a tant de An. de J. C.
fois , & toujours fauffement , attribué tant de
maux. Mais ce prétendu coupable vient d'être
juftifié pleinement. Ce n'eft qu'à des hommes,
tels que Rhedi , Storck , Parmentier , &c. qui
ont l'intrépidité de braver les erreurs les plus
accréditées , en s'expofant eux-mêmes au danger ,
qu'on fera redevable un jour de quelques découvertes utiles , de quelques vérités précieufes , &
obligé de brûler une infinité de Livres. Pour
épargner , s'il fe peut , un pareil fort à celui-ci ,
n'admettons que des chofes démontrées.

Pour avoir une conviction parfaite que la maladie dont on parle , doit être uniquement attribuée
à l'humidité , il faudroit s'affurer , avant , s'il
n'y auroit pas quelque plante , quelque infecte
particulier , quelque qualité , quelque altération
malfaifante dans les eaux , les herbes , les grains ,
&c. qui furvient dans cette circonftance , dont les
Beftiaux , en général , ou , peut-être , une efpece
en particulier fait ufage de préférence , & qui produit fur elle la maladie dont on parle.

M. Demars , après avoir conclu , comme on
vient de voir , cherche à expliquer , d'après les
Anciens , comment , après un hiver tiéde & humide , & un printemps froid & fec , les lienteries ,

Z

 les hydropifies ne manquent pas de furvenir aux hommes, & la raifon en eft, felon eux, que les corps, après avoir contracté, dans un hiver doux & pluvieux, une humidité exceffive, font refferrés tout-à-coup par le froid & la féchereffe du printemps; mais les chaleurs de l'été qui fuccédent immédiatement après, avec les vents humides du fud, ne produifant pas un defféchement fuffifant, il s'enfuit néceffairement des lienteries & des dyffenteries, à la fuite des maladies d'été. Cette explication de l'efprit des Anciens peut être bonne & appliquable, peut-être, à quelques cas, en Europe, mais elle ne fauroit convenir à tous, & fur-tout dans ceux où les caufes de ces maladies font toutes différentes, ni à tous les climats, où elles régnent, indépendamment des mêmes viciffitudes. Le meilleur confeil qu'on puiffe donner aux gens raifonnables, c'eft de ne pas faire des prophéties, dans ce genre, d'après les Anciens, parce qu'elles font fouvent démenties par l'expérience. L'Auteur explique enfuite pourquoi les agneaux en ont été attaqués plutôt que leurs meres. D'abord à caufe de leur foibleffe, & parce que les meres étoient dans la circonftance, qui les expofe à l'avortement. Pourquoi l'hydropifie, effet immanquable, dit-il, du vice

des alimens, combiné avec celui des saisons, est
née. Pourquoi les chairs des moutons étoient
pâles, & le foie corrompu. Il attribue la pâleur
des chairs à la dissolution du sang ; la corruption du foie à sa chaleur combinée avec une humidité surabondante ; l'appétit, qui se soutenoit
dans la maladie, à la *suction* des fibres de l'estomac; l'embonpoint à l'excès d'humidité ; & il dit
à ce sujet que *le mouton n'engraisse jamais deux
fois* : cependant, dans les maladies causées par
le froid ou des sécheresses excessives, telles que
celles qui furent observées en Angleterre , en
1740, ces animaux parvenoient à une extrême
maigreur : le foie s'enfloit & durcissoit beaucoup,
& la vésicule du fiel acquéroit un volume très-
considérable.

L'Auteur donne, après, des conseils pour préserver les animaux de la *pourriture*. Quant à
l'exposition des bergeries & au choix des pâturages, il préfére les côteaux, les lieux élevés, couverts de bruyeres. Il défend de les faire paître
dans la rosée, sur-tout des lieux bas & humides;
quoiqu'on doive mener , dit-il, aux pacages les
plus frais & les plus humides, les vieilles bêtes,
avant le lever du soleil, lorsqu'on veut les engraisser. C'est à la rosée, principalement, qu'est dû cet

An. de J. C.

Z 2

effet, sur-tout, si on leur donne du sel pour les exciter à boire : mais au bout de deux ou trois mois de soins semblables, qui suffisent pour les engraisser, il faut s'en défaire ; sans quoi, elles risquent de périr de *la pourriture*. M. Demars recommande beaucoup l'usage du sel pour garantir les bêtes à laine de cette maladie, mais à des doses modérées, parce qu'il les excite à boire. Il préfére le sel gris au sel blanc, parce que la partie terreuse, avec laquelle il est combiné, a une astriction favorable aux indications qu'on se propose ici : d'ailleurs, elle fixe davantage l'action du sel & corrige sa vertu stimulante. Quant à la nourriture, il conseille de leur donner des plantes odoriférantes ; les différentes especes de pailles qui sont d'usage, *toutes sortes de feuilles d'arbres* *, même celles des sapins, en y mêlant un peu de foin. Cet Auteur, d'après

---

* Ce conseil de M. Demars est trop vague ; il y a certaines feuilles qu'on ne sauroit donner impunément aux moutons ; celles de l'if, du laurier-rose, de la coriaire &c. leur seroient très-nuisibles. Il n'en est pas de même des feuilles de chêne, de bouleau, de saule, ainsi que son écorce qui est astringente & rafraîchissante, de celles de chevrefeuille, qu'il recommande & qui peuvent être utiles.

les Anglois, recommande l'ufage des baies de
génievre, les feuilles du forbier, celles du prunier
fauvage, celles de l'orme, du frêne. En général,
toutes celles d'un goût auftere & d'un tiffu ferme
& folide, lui paroiffent propres à corriger l'intempérie qui domine dans cette maladie, en deff`échant
la trop grande humidité & réprimant les progrès
de la pourriture*. M. Demars confeille encore le
changement de pâturages. Il finit par annoncer la
mortalité des beftiaux, & avertit les habitans de
la Campagne de fe tenir en garde contre cette
maladie, toutes les fois que l'hiver fera doux &
pluvieux, fuivi de quelques femaines de froid
& de fécherefle au printemps, & tout-à-coup
de pluies, de vents méridionaux, & fur-tout
d'orages fréquens, avec tonnerres, chaleurs étouffantes, inondations, &c. Il termine fon Ecrit,
en propofant, d'après M. Haftfer, un reméde

---

* Avant de prendre un parti là-deffus, nous confeil-
lons à tous ceux qui font intéreffés à conferver leurs
troupeaux, d'attendre la publication d'un Ouvrage, ac-
tuellement fous preffe, fur cette matiere, fait par M.
d'Aubenton, de l'Académie Royale des Sciences, qui ne
laiffera rien à défirer, tant fur la maniere de gouverner
les brebis, que fur le choix qu'on doit faire des plantes, propres à leur nourriture.

 qui guérit en 1748 les brebis d'une Maladie épizootique, & qui leur conserva le foie sain, tandis que dans celles qui n'en firent pas usage, on leur trouva ce viscere couvert d'hydatides.

- Ce reméde consiste à prendre en automne une fourmillere, qu'on met dans un four, avec les fourmis, le mastic, le feuillage & les brins de bois, pour la faire sécher : ensuite on la réduit en poudre, que l'on conserve dans un vaisseau où il y ait eu du sel ; & pour en faire usage, on la mêle avec du sel & de l'avoine. Mais il est aisé de voir que ce reméde ne doit sa principale vertu qu'au sel marin, qui est le plus puissant secours qu'on connoisse dans ce cas, à cause de ses vertus diurétique & antiputride.

1762. On apprit, dans le cours de la même année, qu'une Maladie épizootique ravageoit les bêtes à cornes & les chevaux en Suéde. Suivant la relation qui en fut envoyée, alors, à un des membres de la Société Royale d'Agriculture de Paris, il paroît que c'étoit une maladie inflammatoire & pestilentielle, semblable à celle qui avoit été observée en France, en Hollande & en Dannemark en 1745 ; avec cette différence néanmoins, qu'il se formoit dans celle-ci des

dépôts d'un mauvais caractere aux deux dernie- An de J. C.
res articulations de la queue ; que le fang contenoit fréquemment des infectes particuliers , &
qu'il étoit très-coëneux ; ce qui n'avoit point été
obfervé dans les précédentes. Du refte , les autres fymptômes étoient conformes à ceux qu'on
avoit obfervés en 1745. Les circonftances tirées
du climat , de la faifon & des fujets (jeunes &
robuftes , comme on le fait remarquer ,) pouvoient peut-être avoir apporté quelque différence
dans la marche de la maladie. Mais pour ne pas
gêner l'opinion du Lecteur fur fon diagnoftic ,
& pour le mettre à portée de juger par lui-
même ; voici le détail de la maladie tel qu'il
fut envoyé à la Société Royale d'Agriculture de
Paris. On difoit : » la contagion fe répand avec
» beaucoup de rapidité. Les animaux les plus
» jeunes , les plus robuftes & les mieux portans ,
» en font le plutôt attaqués & en meurent le
» plus promptement. On a remarqué que dans
» la plupart des fujets , la toux eft le premier
» fymptôme du mal. Les yeux deviennent ternes ,
» humides , chaffieux : il en diftille même des
» larmes. Un ou deux jours après ce commen-
» cement , le lait tarit dans les vaches , & c'eft
» la marque la plus fûre que la maladie les a

 » gagnées. Au commencement, l'animal a froid
» jusqu'à friſſonner, à peu près, comme dans le
» premier période d'un accès de fiévre dans
» l'eſpece humaine. L'ardeur ſurvient enſuite
» & dure pluſieurs jours : elle eſt ſur-tout ſen-
» ſible à la nuque, ſoit par la chaleur même,
» ſoit par le battement du pouls. L'animal perd
» l'appétit : il boit volontiers, tant que l'inflam-
» mation ne l'empêche pas d'avaler. Il ſort abon-
» damment des narines & de la bouche une
» matiere baveuſe, accompagnée d'une puanteur
» inſupportable. Les dents s'ébranlent chez la
» plupart. La conſtipation ſurvient quelquefois :
» mais dans tous ou preſque tous les ſujets,
» il y a diarrhée dans le commencement : il ne
» ſort guere d'excrémens, mais de l'eau. Vers
» la fin de la maladie, les deux dernieres arti-
» culations de la queue ſe corrompent *, devien-
» nent mollaſſes : ſi l'on enleve la peau qui les
» couvre, il en ſort une matiere purulente &
» fétide. La corruption gagne de proche en pro-
» che juſqu'aux cornes, qui deviennent froides
» & ſe vuident. Le mal eſt à ſon dernier terme,

---

* On a vu quelque choſe de ſemblable dans l'Epizootie de 1746, décrite par Ens.

» lorsque le froid atteint les oreilles & les nari-
» nes : c'est alors que d'ordinaire l'animal meurt,
» au sixieme ou au septieme jour, depuis que la
» maladie s'est manifestée.

 » Le sang qu'on a tiré des animaux étoit d'un
» rouge clair, & décéloit en écumant & en fu-
» mant une grande inflammation. Mais après
» qu'il étoit réfroidi, on ne trouvoit plus rien
» de liquide. Le tout n'étoit plus qu'une masse
» coëneuse, qui pouvoit être tranchée comme
» une gelée. L'ouverture des cadavres montre la
» vésicule du fiel excessivement grande & pleine
» d'une liqueur plus semblable à de l'urine qu'à
» de la bile. Dans quelques-uns, on a trouvé
» dans cette poche jusqu'à trois livres pesant de
» cette liqueur. Dans beaucoup de sujets, l'esto-
» mac & les intestins se sont trouvés remplis
» de vers, qui vivoient encore à l'ouverture de
» leurs corps. Il y avoit aussi dans les vaisseaux
» sanguins certains infectes qu'on nomme *Plies*,
» à cause de leur figure, qui ressemble à celle de
» ce poisson. Quelquefois, le cerveau a paru en-
» tiérement dissout en pus & en eau. En plu-
» sieurs sujets, les veines étoient remplies d'un
» sang noir. Beaucoup avoient le cou enflammé.
» Dans d'autres, l'inflammation se jettoit sur les

An de J. C. » entrailles. Après la mort, on a vu l'une ou
» l'autre de ces parties gangrenée. Les esto-
» macs étoient remplis d'alimens non digérés :
» ces alimens étoient si desséchés & si compac-
» tes, qu'on ne les divisoit qu'avec beaucoup de
» peine. Les vaisseaux qui tapissoient la mem-
» brane des estomacs & des intestins étoient mar-
» qués de taches noires, livides, qui indiquoient
» évidemment la gangrene. Dans certains sujets,
» le foie & la rate étoient couverts de petites
» tumeurs, si dures, qu'on ne pouvoit les écraser,
» & elles ressembloient, au toucher, à des grains
» de menu sable : le reste de la substance de ces
» visceres étoit au contraire si mollasse, qu'on la
» pénétroit sans effort, en la pressant. Quelques
» cadavres n'ont fourni aucun indice de maladie.

Cette Epizootie fut très-meurtriere dans la
Suéde : elle s'étendit même jusqu'aux frontieres
d'Allemagne. Tandis que les bestiaux du Nord
étoient ravagés par ce fléau, la France en avoit
plusieurs autres à combattre.

1762. Vers la fin de l'année, une maladie formidable
attaqua les bestiaux de la Paroisse de *Mezieux*,
Province du Dauphiné. Les bœufs & les vaches
en furent principalement frappés. Il n'y eut qu'un
très-petit nombre de chevaux & de mulets, qui
en furent atteints.

Un dégoût univerſel, une tête appéſantie, des yeux larmoyants, des oreilles pendantes, un poil terne, une conſtipation décidée ; une enflure douloureuſe aux environs de la ganache & le long du cou, un pouls concentré, un flux d'une humeur écumeuſe par la bouche, quelquefois par les nazeaux, étoient les ſymptômes qui ſe manifeſtoient en vingt-quatre heures, & qui ſe ſoutenoient pendant deux, trois, quatre jours, au bout deſquels un grand battement de flancs & la foibleſſe des malades annonçoient une mort prompte & inévitable.

Dans les cadavres, un premier dégré de putréfaction ſe manifeſtoit dans l'arriere-bouche, dans tous les muſcles du pharinx & du larynx ; dans le tiſſu cellulaire voiſin, dans l'éſophage, la trachée artere par une lividité réelle, & par plus ou moins d'engorgement. Dans quelques-uns l'épiploon étoit affecté, dans d'autres les inteſtins : dans pluſieurs la rate étoit engorgée. Dans tous, la *digeſtion dépravée*.

On conjectura que la couleur livide des parties de la gorge étoit la ſuite de quelque inflammation ſourde, d'un engorgement produit par une extravaſation de ſucs, comme on l'obſerve dans les *ſquinancies malignes, gangreneuſes,* dont celle-ci fut regardée comme une espece. Ce même engorgement s'étendoit à toutes les glandes de la ganache, de l'encolure, ce qui formoit des tumeurs considérables au dehors, qui dans plusieurs parvinrent à suppuration, ou spontanément ou par le secours de l'art. Il y eut des animaux dont la gorge ne fut point dans un état si fâcheux, & sur le corps desquels il survenoit des tumeurs indistinctement dans toutes les parties, mais qui furent toutes regardées comme des dépôts critiques.

Les chaleurs excessives, la mauvaise nature de l'herbe, & surtout la mauvaise qualité des eaux stagnantes, dont ces bêtes s'abreuvoient, furent regardées comme les principales causes du mal.

On s'occupa d'abord du soin, le plus important, dans ces fatales conjonctures, de celui d'interdire toute communication entre les bêtes saines & les malades. Les saines furent conduites hors des étables infectées, après avoir été fortement bouchonnées avec des bouchons de paille qu'on avoit auparavant exposés à la fumée de plusieurs plantes aromatiques, sur lesquels on avoit répandu un peu de vinaigre. Les écuries dans lesquelles on les plaça furent bien nétoyées & parfumées avec des baies de genievre & de laurier, écrasées

& macerées dans du vinaigre , qu'on fit brûler An de J. C.
fur des charbons ardents. On circonfcrivit, pour
ainfi dire , la maladie , pour la renfermer comme
dans une enceinte & en arrêter les progrès.

On faigna d'abord à la jugulaire tous les animaux qui habitoient les confins du village de
Mezieux. Cette opération fut faite également fur
les malades , au commencement de la maladie:
mais on eut garde de la faire fur ceux en qui
les fignes de putridité ou de coction fe manifeftoient. L'eau du Rhône , légerement aiguifée avec
du vinaigre fervit de boiffon aux malades , toute
leur nourriture fe réduifit à une eau blanchie avec
du fon de froment , dont on met une jointée fur
un feau d'eau. On y ajoutoit une once de cryftal
minéral. Les lavemens émolliens ne furent point
oubliés , on en donnoit deux par jour à chaque
malade. On prend feuilles de mauve , de parié-
taire , de mercuriale, de chaque une poignée, qu'on
fait bouillir dans cinq livres d'eau , jufqu'à diminution d'un quart ; on délaye dans la colature
deux onces de miel , autant d'huile d'olive &
une once de cryftal minéral pour un lavement.

On fit des injections antiputrides , que l'on
pouffoit deux ou trois fois par jour dans les nazeaux & dans la bouche , avec les feuilles d'ai-

 gremoine, de plantain & de ronce, une poignée
de chaque, qu'on faifoit bouillir dans quatre livres
d'eau, à laquelle on ajoutoit deux gros de fel
ammoniac, autant d'oximel fcillitique. On leur
faifoit humer de temps en temps l'efprit volatil
de fel ammoniac, pour folliciter le jeu des parties affectées & engourdies par le mal.

On accélera la fuppuration des dépôts formés
à l'extérieur, avec des cataplafmes maturatifs,
faits avec le vieux levain, le bafilicum, les
oignons de lys, cuits fous la cendre, mêlés &
pilés avec de l'ofeille bouillie. On employa le
biftouri & plus fouvent un bouton de feu, pour
ouvrir ces tumeurs, lorfqu'on s'appercevoit de
la fluctuation. Lorfqu'elles étoient purgées de
leurs humeurs, pour prévenir les fuites de la
réforption dans la maffe du fang, on purgeoit
les malades avec une infufion de fenné, à la
dofe d'une once fur une livre d'eau : on y ajoutoit une once d'aloës fuccotrin, qu'on laiffoit
infufer toute la nuit, fur les cendres chaudes.
On les préparoit la veille avec un lavement émol-
lient, auquel on ajoutoit trois onces de catholicum double : enfin, par ce traitement & par
l'attention qu'on eut de donner une eau pure,
des alimens fains à toutes les bêtes, de tenir

leurs demeures propres , & d'empêcher toute An. de J. C.
communication entre les faines & les malades ,
on compta plus de trois cent bêtes préfervées,
& cinquante-trois malades guéries fur foixante-
deux ; tandis que de quarante-neuf, qui avoient été
traitées précédemment par une routine aveugle , il
n'y en eut pas une qui en rechappât. Cela prouve
l'avantage & la fupériorité d'un traitement méthodique fur tout ce que peut prefcrire l'empirifme. La maniere dont on s'y prit, foit pour
arrêter les progrès de l'épizootie , foit pour
fecourir les malades , fit une honneur infini à M.
Bourgelat , qui avoit indiqué le plan de traitement & celui des précautions.

Si l'on compare les circonftances dans lefquelles cette maladie parut , qui font les mêmes
que celles de 1757 & 1758 , fes fymptômes
avec ceux qui accompagnerent les épizooties
décrites par MM. de Chaignebrun & Hartmann,
on trouve beaucoup de rapport entr'elles ; & on
feroit porté à croire que c'étoit la même maladie , qui reparut , à peu près , avec le même ap-
pareil de fymptômes , en 1762 , mais dont le
fiége étoit principalement aux environs de la ganache. La péfanteur de tête , l'enflure douloureufe,
l'état du tiffu cellulaire, l'épiploon affecté , &c. tout

 sembleroit le confirmer ; mais le siége fixe de la tumeur , l'état inflammatoire & constant des muscles du larynx & du pharynx , celui des dépôts formés à l'extérieur , qui venoient aisément à suppuration , enfin l'absence d'un caractere gangreneux , ne doivent laisser aucun doute sur le diagnostic de la maladie & prouvent que c'étoit une squinancie inflammatoire - maligne , soit que le même principe qui avoit agi en 1757 l'eut produite , & qu'elle eut pris cette fois la forme d'une squinancie , soit qu'elle eut pour cause un principe tout différent.

On en peut dire autant de l'Epizootie qui attaqua, à peu près, dans le même temps, les Bestiaux d'Auvergne , d'une partie de la Généralité de Moulins , du Limousin , de la Province du Bugey , de la Champagne , du Forez , du Dauphiné , &c. Quoiqu'il parut également des tumeurs à la surface du corps , comme dans les précédentes ; il y avoit en outre des symptômes particuliers qui sembloient constituer une nouvelle espece & qui exigeoient aussi des secours différens. Voici le détail de cette derniere , tel qu'on le trouve dans les notes ajoutées au Mémoire de M. Barberet *.

* V. Mémoire de M. Barberet , deja cité.

Dès

Dès qu'un animal en étoit atteint, il refuſoit An de J. C.
de manger ; la rumination ceſſoit ; le poil étoit
terne & hériſſé ; il avoit la tête baſſe, les yeux
larmoyans, il battoit des flancs ; la bouche, les
cornes, les oreilles étoient dans une chaleur ardente : il y avoit une douleur conſidérable tout le
long de l'épine ; une crépitation en cet endroit,
ou un bruit ſemblable à celui que fait un parchemin ſec qu'on comprime, pour peu que l'on paſ-
ſât les doigts ſur cette partie. Il ſurvenoit des
tumeurs indiſtinctement ſur toute la ſurface du
corps, qui diſparoiſſoient quelquefois ſubitement,
ce qui aſſuroit toujours la perte de ces animaux.
Il y avoit proſtration générale de forces ; un froid
exceſſif ſuccédoit à la chaleur ardente dont on a
parlé ; le ventre étoit tendu ; la douleur regnant
tout le long de l'épine, s'évanouiſſoit ſouvent,
ſoit par les révolutions intérieures, ſoit par l'effet des remedes ; des plaintes continuelles pré-
cédoient la mort ; enfin les cadavres ouverts offroient des marques évidentes de gangrene & de
putréfaction.

On établit le diagnoſtic de la maladie principalement ſur cette crépitation, qui quoique ſymptôma-
tique & accidentelle, formoit néanmoins un caractere frappant, capable de la faire diſtinguer

A 2

des autres du même genre ; le défaut d'écoulement de morve, la chaleur des oreilles, des cornes & de la bouche, & la présence des tumeurs constituent un genre particulier pestilentiel des plus graves.

Le prognostic s'assure principalement sur l'état de ces tumeurs, dont la disparition subite, & sans retour, annonçoit une perte prochaine & inévitable, & sur le dégré d'abattement des forces de l'animal, &c.

Pour le traitement, on considéra deux états, qui exigeoient tous deux des remédes différens ; celui de tension, de douleur, d'inflammation, qui n'exigeoit que des tempérans, des rafraîchissans, des antiphlogistiques ; & celui de coction, de putridité & de relâchement, qui ne demandoit que des remédes antiputrides & stimulans.

On ordonna donc, dans le premier, l'ouverture de la jugulaire, dès les premiers mouvemens de l'inflammation, des lavémens émolliens, à donner deux ou trois fois par jour, composés d'une décoction de mauve, d'une once d'huile d'olive, d'une once de miel commun, & d'une once de crystal minéral. On tint les malades au son & à l'eau blanche ; on ne donna que très-

peu de nourriture aux chevaux & encore moins
aux bœufs, en qui la digestion est toujours viciée,
lorsque la rumination cesse. On formoit des billots, pour mettre dans la bouche de l'animal,
avec des racines de zedoaire & d'angélique, de
chaque demi-once, trois gros de myrrhe, deux
gros de sel ammoniac, un gros de camphre, qu'on
pulvérisoit & qu'on broyoit dans suffisante quantité de miel bouilli dans du vinaigre ; on mettoit
le tout dans un linge roulé, en maniere de billot, ou de frein qu'on contenoit dans la bouche
de l'animal.

On donnoit soir & matin la valeur d'une livre
d'un breuvage fait avec demi-once de nitre dans
une infusion de parietaire. On ajoutoit à l'eau
blanche, du vinaigre jusqu'à une certaine acidité.
Deux heures après le breuvage nitreux, on donnoit soir & matin un verre d'eau-de-vie cam-
phrée, dans un demi-septier d'eau blanche, avec
la corne, & ensuite une fois seulement le matin,
jusqu'à diminution notable des symptômes.

Voilà pour le premier temps ou période de
la maladie ; dans le second, on employa les suivans.

On faisoit bouillir une poignée de racines de
grande chélidoine nétoyée, dans une livre de

vinaigre rofat , jufqu'à diminution d'un tiers , on ajoutoit à la colature une once de thériaque , qu'on donnoit en deux fois , & en deux jours , le matin à jeun , on avoit foin de bien couvrir le malade & de le garantir , pendant l'effet du re- méde , de toute impreffion de froid : une once de racine d'angélique en poudre , dans une demi- livre de vin rouge , produifoit le même effet , mais d'une maniere plus douce.

Dans la diminution des fymptômes , on don- noit le quinquina trois fois par jour , à la dofe de deux dragmes , chaque fois , dans une décoc- tion de racine d'énula campana. On traita les tumeurs de la maniere ci-deffus indiquée , dans l'épidémie de la Paroiffe de Mézieux.

M. Vitet (a) remarque au fujet de ces tu- meurs inflammatoires , qui tenoient , felon lui , de la nature du charbon , qu'il eft plus avantageux de les extirper , en laiffant faigner la plaie , & la lavant avec une infufion de feuilles de rhue dans le vinaigre faturé de fel marin , &c. que de les conduire à fuppuration par des cataplaf- mes maturatifs , & de les ouvrir avec le biftouri ou un bouton de feu , &c.

____

(a) Médecine Vétérinaire , tom. 2. p. 306.

Au moyen de ces remédes, on parvint, soit à préserver, soit à guérir plus de cinq mille animaux, dans toutes ces Généralités; sans avoir recours aux sections, qu'on pratique dans les Campagnes, dans le cas de crépitation & de douleur qui l'accompagne, qu'on ne regarda que comme des accidens symptômatiques, qui se dissipoient par l'action des remédes propres à la maladie. Celle-ci fut caractérisée de *fiévre putride, inflammatoire & gangreneuse.*

En 1763 une autre Maladie épizootique fit périr la plus grande partie des bestiaux du pays Brouageois, Election de Marennes, Généralité de la Rochelle. Elle fit tant de ravages, qu'elle mérita toute l'attention des Magistrats de ce canton. M. Nicolau, Docteur en Médecine, chargé d'en faire le rapport, en donna dans le temps un détail circonstancié, qui fut communiqué à l'Ecole vétérinaire de Paris, & qui ne laisse rien à désirer sur sa nature & son prognostic.

Cet Observateur fait remarquer d'abord que les Paroisses où la maladie exerçoit sa fureur, sont situées aux environs d'un terrein bas, de près de trois lieues d'étendue, qui formoit autrefois une belle saline, où la mer s'introduisoit par

An de J. C.

1763.

An de J. C. un canal , appellé le *havre de Brouage*. Cette
saline & ce canal n'exiftant plus aujourd'hui ,
il ne refte à leur place qu'un fol inégal , entre-
coupé , rempli d'enfoncemens , de marres, de
terres élevées , entre lefquelles les eaux pluviales
féjournent, croupiffent & s'altérent. Ne pouvant
s'écouler , elles forment autant de bourbiers aqua-
tiques. C'eft de ces eaux que le bétail eft obligé
de boire. Le tout forme une vafte prairie , couverte de troupeaux de bœufs , de vaches , de
jumens , &c. En Eté , ces marres échauffées par
l'ardeur du foleil , répandent au loin des exhalaifons putrides , & les habitans y font fujets à des
fiévres intermittentes , putrides , malignes , à la
fin de l'Eté , fur-tout.

L'année 1763 fut très-pluvieufe. Les prairies
fournirent un pâturage abondant. Les pluies gâ-
terent les foins : ceux qui en recueillirent ne
purent les conferver. Tous les fruits d'Eté &
d'Automne manquerent. Les herbes , examinées
avec attention , ne parurent cependant pas mal
faines. On obferva que des brebis qui avoient
pacagé ailleurs ; des chevaux & des cochons qui
n'en avoient point fait ufage , étoient également
attaqués de la maladie. La mortalité s'étendit
encore fur les animaux domeftiques , tels que les

chiens, sur-tout ceux qui s'étoient nourris des chairs des malades, & jusqu'à la volaille, dans un hameau de S. Symphorien.

Au mois de Mai, il parut sur les bêtes à cornes quelques maux de langue, qui ne firent pas de progrès. En Juin & en Juillet, la forte Epizootie se manifesta sur les brebis, qui mouroient presqu'aussi-tôt qu'elles étoient attaquées. Les bœufs & les jumens en ressentirent les attaques au mois de Juillet ; & elle duroit encore au mois de Septembre, temps où M. Nicolau en donna la relation.

Le premier symptôme qu'on leur reconnoît, dit-il, est le refus de toute nourriture : on les voit tristes ; ils ont la tête basse, les oreilles froides & pendantes ; le poil redressé, sans lustre ; les flancs retirés & battans ; le bas-ventre plein & tendu ; tout le corps tiraillé & semblant faire des efforts pour uriner ; les urines qu'ils rendent sont souvent claires comme de l'eau : la rumination cesse ; l'évacuation des excrémens est plus rare que celle de l'urine. Quelques heures après ces premiers symptômes, s'il ne survient point de tumeurs à la surface du corps, ils frissonnent, tremblent, leurs yeux se ternissent & deviennent larmoyans ; il sort une bave tenace de la bouche & des naseaux : ils se couchent, & meurent tranquillemeut ou agités de convulsions. Ces symptômes viennent souvent avec tant de rapidité, que la bête périt sans qu'on les ait vus. On a vu des bœufs mourir sous le joug.

Tel est l'exposé succinct des symptômes de la maladie, donné par M. Nicolau. Elle a quelque ressemblance avec celle qui fut observée aux environs d'Ausbourg, en 1712, & qui s'étendit sur le gros & le menu bétail. Elle en a encore avec celle qui fut observée en Italie par Lancisi, la même année, sur les chevaux, avec celle qui désola l'Auvergne, le Bourbonnois, &c. & dont on vient de rendre compte. Elle en diffère néanmoins par le genre de fièvre, qui étoit plus aiguë, par la froideur des cornes, des oreilles, & sur-tout par le défaut de crépitation au bas de l'épine, qui ne fut point observée dans celle-ci. Mais elle a tant de rapport avec celle dont MM. Hartmann & de Chaignebrun ont donné la description, & qui parut dans de semblables circonstances, qu'on ne peut douter que ce ne soit la même maladie. L'écoulement accidentel & momentané d'une bave ou d'une autre humeur qui sortoit du nez, dont M. Nicolau a fait mention, ne forme point un symptôme essentiel à cette maladie : cela s'observe presque toujours avant la mort , on voit une humeur mousseuse qui sort de la bouche : & Hartmann l'avoit observé de même.

Quant au prognostic, il est détaillé avec exactitude, & se trouve conforme à celui des deux Auteurs qu'on vient de citer.

La violence des frissons , dit M. Nicolau , est toujours funeste. Lorsque les symptômes se déclarent avec plus de lenteur , il n'y a point ordinairement de frissons, & le degré du danger se mesure toujours par leur véhémence. En mourant, ces animaux sont essoufflés, poussent des soupirs, & toussent quelquefois. Lorsque les signes se développent avec moins de danger, il paroît souvent dans leur cours, des tumeurs qui se manifestent indistinctement sur toute la surface du corps. Elles sont quelquefois fixes : d'autres fois, elles disparoissent, pour reparoître ailleurs. Si elles s'évanouissent entiérement, l'animal périt. Si au contraire, elles se multiplient ; on a lieu d'attendre la guérison , qui dépend essentiellement de leur bonne issue & de leur nature phlegmoneuse. Elles sont ordinairement œdémateuses par infiltration. Si on ne se hâte de donner issue à la matiere extravasée , elle

produit bientôt la gangrene à la partie, qui se
communique bientôt aux parties voisines; & si
le mal est près de quelque viscere essentiel à la
vie, & qu'il l'attaque, la bête meurt. Il sort de
ces tumeurs molles, une sérosité rousse & sanieuse. S'il s'y établit une suppuration louable, tout
va au mieux: les forces de l'animal ne manquent pas de revenir; ce qui annonce leur rétablissement. Le prognostic s'assure toujours sur
l'état de ces tumeurs: plus elles sont molles,
flasques, plus il y a de danger: plus elles sont
dures, rouges, sensibles, circonscrites, plus
elles approchent de l'état phlegmoneux, plus il
y a d'espoir de guérison. L'humeur contenue
dans les tumeurs est souvent si âcre, si caustique,
qu'en coulant, elle détache le poil, vingt-quatre
heures après, comme si la partie avoit été trempée dans l'eau bouillante. La peau ainsi dépouil-
lée paroît fort rouge & enflammée. Les tumeurs
qui se forment au poitrail des chevaux, à l'endroit que les Maréchaux appellent *l'avant cœur*,
sont les plus mauvais; (ce qui est conforme au
prognostic donné par M. de Chaignebrun,)
mais ceux qui paroissent au fanon des bœufs,
sont les moins dangereux: ceux qui viennent au
museau, à la bouche, ou à l'anus, sont d'un pré-

sage funeste. Le sang, avant ou après la mort, An. de J. C.
sort à quelques-uns par une de ces parties ainsi
affectées.

Le principal symptôme intérieur est, dit-on,
le *défaut de digestion*. On trouve le plus souvent, le canal intestinal vuide, les estomacs pleins.
Le sang qu'on leur tire, devient bientôt coëneux.
L'ouverture d'un bœuf, fit voir la rate couverte
de quelques taches de gangrene, du côté qui
touche au livret & à *l'abomasus* : la bile parut
un peu claire. *L'abomasus* totalement sphacelé ;
le pseautier ne l'étoit pas tant. Toutes les autres
parties du corps parurent saines. Le sang de la
poitrine étoit dissous, & non coagulé.

Dans une vache, les visceres de la poitrine
& de la tête parurent sains. Il sortit de la poitrine
& du bas-ventre quelques vents, point puants :
(M. de Chaignebrun avoit fait la même observation.) Les estomacs étoient distendus, pleins
d'herbes, excepté l'abomasus, qui contenoit une
liqueur boueuse, brune, en petite quantité. L'intérieur de l'omasus *, du reticulum, du liber,
& de l'abomasus, étoit dépouillé de leur mem-

---

* M. Nicolau entend par *omasus*, le premier estomac
ou la panse.

 brane interne, qui se trouvoit confondue avec les alimens. Le livret avoit des marques visibles de sphacéle, & contenoit une masse de foin plus ou moins dure. Tout le tuyau intestinal étoit enflammé, ainsi que le mesentere; l'épiploon étoit sphacelé. Il y avoit néanmoins des visceres parfaitement sains. Plusieurs cadavres donnoient bientôt des marques de putréfaction, & presque tous des traces d'inflammation ou de gangrene intérieurement.

Dans un cheval, mort à la fin d'Août, après quatre jours de maladie, & sur lequel il s'étoit manifesté d'abord à la partie latérale gauche du poitrail, ensuite sur tout le dessous du cou, une tumeur qui avoit été cautérisée par un fer rouge, sans que l'animal eût donné aucun signe de sensibilité, quoiqu'il fût d'ailleurs très-sensible à la piquûre des mouches; on trouva l'intérieur de la tumeur rempli d'un amas de fibres, dont les unes étoient blanches, les autres livides, toutes macerées & abreuvées d'une lymphe mucilagineuse, semblable à de la morve un peu rousse; les chairs qui étoient dessous, très-humides & livides; le ventre enflé & rempli de vents très-puants; quelques taches d'inflammation sur les visceres; l'estomac plein de foin, quoiqu'il n'eût rien mangé dans sa maladie ; les An de J. C. intestins vuides ; le péricarde rempli d'une grande quantité de lymphe sanguinolente , dans laquelle le cœur étoit noyé , abreuvé & comme maceré à sa pointe.

Les brebis offroient quelques phénomènes particuliers. Dans une qu'on trouva morte & qui étoit encore chaude , on remarqua que la peau qui est dépourvue de laine , entre les quatre jambes , étoit parsemée de taches rouges & pourprées : il y avoit sous la gorge, entre les deux branches de la mâchoire inférieure, une tumeur plus grosse que le poing, qui étant ouverte répandit beaucoup de sérosités rousses , dont tout le tissu cellulaire étoit infiltré sous la peau , aux environs & dans l'intérieur des muscles. Cette humeur n'étoit autre chose qu'un amas de sérosités & de fibres macerées, qui s'étendoit depuis le dessous de la gorge jusqu'à la base du cerveau , qui en étoit aussi abreuvé. D'ailleurs, le reste du corps étoit sain , tant en dehors qu'en dedans. Dans une autre brebis , on n'apperçut extérieurement que des taches pourpreuses aux parties dénuées de laines ; en outre, le sang lui sortoit par les narines & le fondement : on ne trouva que le trajet intestinal de vicié ; tous les

 autres viſceres étoient ſains ; la panſe étoit remplie d'herbes & diſtendue ; le rézeau en contenoit moins à proportion ; le livret en avoit une
petite quantité un peu durcie ; la caillette contenoit une liqueur bourbeuſe de couleur verd-
brun ; ſes parois étoient rouges & ſes rides un
peu gangrenées ; les bords de l'anus infiltrés de
ſéroſités , & ſes veines gorgées de ſang.

M. Nicolau , ſans s'attacher à la recherche
de la cauſe de cette Epizootie , ce qui eſt ſouvent , dit-il , un temps perdu , paroît néanmoins
porté à croire qu'elle dut ſa naiſſance à l'humidité de l'air de cette année , qui n'avoit ceſſé de
troubler la végétation & la fructification : mais ,
ennemi des hypothèſes , il abandonne ce ſentiment , comme une ſimple conjecture ou une ſup-
poſition. Il veut , en outre , donner à penſer que
la maladie n'étoit pas contagieuſe. Si cela eſt ,
il falloit néceſſairement qu'une cauſe générale
eût agi ſur tous ces animaux dans ce canton ,
indépendamment des effets contagieux. On ne
peut chercher cette cauſe , que dans les choſes
dont l'uſage étoit le plus commun , le plus ordinaire , telles que l'air , les eaux , ou les alimens.
L'état ſain dans lequel on trouvoit les poumons ,
paroît exclure celle qui auroit pu dépendre de

l'action de l'air. La dépravation des liquides & des folides des premieres voies, fait conjecturer, avec raifon, qu'elle venoit plutôt des alimens, des boiffons, &c. La différence des alimens, dont les diverfes efpeces d'animaux s'étoient nourris, & qui ne les empêchoit pas d'en être attaqués, exclut celle qui auroit pu dépendre exclufivement de leur ufage. Il ne refte donc que les eaux, dont ils s'abreuvoient tous, qui auroient pu agir comme caufe générale; & dans l'hypothèfe, que la communication ou les effets contagieux n'aient point fervi à la répandre, (ce qui eft fort douteux & directement oppofé aux obfervations de MM. de Chaignebrun & Hartmann dans la même maladie,) il peut fe faire, comme dans l'Epizootie de 1757, que la mauvaife qualité des herbes, ou bien celle des eaux, l'eût d'abord produite fur les animaux qui en firent ufage, fur les herbivores, par exemple, comme les plus expofés, & que de ceux-ci, elle eût paffé, foit par la voie des alimens, aux animaux carnaciers, tels que les chiens, les porcs, les chats, &c. foit par communication à d'autres; & alors, le phénomène rapporté par M. Nicolau, s'explique. Mais, de quelque maniere que la chofe foit arrivée, ce qu'il y a de plus effentiel à connoître & à ftatuer ; c'eft qu'une maladie, qui n'exiftoit pas, d'abord, puiffe fe former tout-à-coup dans nos climats, & dans telle ou telle circonftance. Quant à la faculté de fe communiquer, quand bien même on ne pourroit pas la démontrer, il faut la fuppofer toujours, fur-tout, lorfqu'il eft prouvé qu'elle a exifté dans un cas femblable.

M. Nicolau trouva tant de rapport entre cette maladie & celle qu'on appelle dans l'homme, *fiévre putride, maligne, pourprée & peftilentielle*, qu'il ne balança pas à lui donner le même nom. Mais, M. Nicolau nous permettra de lui dire, que les taches qu'on apperçoit quelquefois fur la peau tendre & délicate des brebis, ne conftituent pas toujours une fiévre pourpreufe. Ces taches s'obfervent fouvent dans l'efpece humaine, avant & après la mort, fur-tout, chez les femmes, qui ont la peau fine & délicate, fans qu'il y ait eu auparavant le moindre foupçon de fcorbut ou de fiévre pourpreufe. Un fang altéré, qui perd fa confiftance, dont les globules rouges fe trouvent diffoutes par l'action d'un ferment qui corrompt les humeurs, qui les gangrene, pour ainfi dire, les met dans un état de putréfaction, paffe fort aifément dans les vaiffeaux lymphatiques,

ques, sur-tout, lorsque la lymphe elle-même est An. de J. C.
dépravée, brisée, confondue & dissoute avec la
partie rouge du sang, ou extravasée : alors, il
n'est pas rare d'observer qu'à la place de la lymphe, ou bien avec elle le sang passe dans les vaisseaux capillaires, qui étoient destinés à la recevoir. Cela arrive, sur-tout, si à l'effort d'un
mouvement de fiévre inflammatoire, se joint la
circonstance d'une peau dont le tissu est tendre &
délicat, & celle d'un air ambiant, chaud, qui
n'oppose aucun obstacle à la dilatation des vaisseaux, au contraire, qui la favorise. Dans tous
les cas, plus la couleur de ces taches approche
du brun & du noir, plus elles annoncent de dissolution dans le sang, ou plutôt son état gangreneux. Mais on doit bien distinguer ces taches,
du véritable *pourpre*, qui a toujours une marche réglée & ses symptômes particuliers.

Il y a peu d'exemples, dans l'espece humaine, de maladies semblables à celle qui a été
observée sur les animaux par MM. de Chaignebrun & Nicolau. Les maladies pestilentielles, ordinaires à l'homme, offrent souvent des exanthêmes de différente espece, des bubons aux aînes,
sous les aisselles, des gonflemens des glandes parotides, des charbons, des érésypeles malignes,

B b

&c. mais ces fortes de tumeurs œdémateufes font très-rares. Les dépôts laiteux chez les femmes, à la fuite des couches, & après la fiévre de lait, font-ce qui en approche le plus. Celles-ci font formées par un empâtement œdémateux dans le tiffu cellulaire, accompagné de douleurs lancinantes & de fiévre aiguë, qui a prefque autant de danger que la maladie des animaux, fur-tout, s'il fe fait une difparition fubite ou métaftafe fur le cerveau, ou fur la poitrine. Cela forme alors ou une apoplexie, ou une péripneumonie laiteufe, ordinairement mortelle, fur-tout, lorfqu'on a épargné les faignées, foit avant, foit après, qui font le feul moyen d'y remédier. Une autre maladie chez les hommes qui a le plus grand rapport avec celle des animaux, eft celle qui fut obfervée fur quelques perfonnes, en Allemagne, dans un temps de pefte, par Camerarius, l'an 1562 (a). Elle étoit accompagnée de fiévre, de toux, de foif, de douleur de tête, d'affoupiffement, & d'une tumeur œdémateufe, qui fe manifeftoit ordinairement le quatrieme jour, aux environs de la clavicule droite, fans douleur, & dont la difparition fubite oppreffoit & fuffoquoit bientôt le malade.

(a) Schenckii Obfervat. Medecin. p. 876.

M. Nicolau fait une remarque, au sujet de la An. de J. C. gangrene qui survenoit dans les tumeurs, qui n'est point indifférente. Il fait observer qu'elle étoit d'une espece singuliere; les chairs & le tissu cellulaire étant plutôt macérés que pourris. Les chairs étoient d'une couleur pâle, presque livide, & conservoient une consistance assez ferme, quoique leurs fibres fussent désunies; ensorte qu'on pouvoit dire que c'étoit plutôt une macération qu'une putréfaction. Il n'en étoit pas de même de l'escarre qui tomboit avant la cicatrisation des plaies, elle étoit noire, tout-à-fait corrompue & fétide. Cet Auteur fait observer encore, que le hazard lui fournit la connoissance de l'état de forces & d'accélération du pouls des bœufs, avant qu'ils fussent sensiblement atteints de la maladie; ce qui est très-essentiel à observer, soit pour le traitement, soit pour les secours préservatifs; & ce qui échappe, la plupart du tems, aux Observateurs.

L'inspection du sang coëneux qu'on tiroit des veines de ces animaux, porta M. Nicolau à croire que les humeurs tendoient plutôt à se coaguler qu'à s'épaissir. Il pensa que pour bien traiter cette maladie, il falloit distinguer trois temps, & les bien saisir: savoir, le premier ou celui d'invasion,

An. de J. C. qui étoit le plus difficile à connoître ; le fort ou l'état de la maladie ; & le déclin ou la fin. Pour s'assurer du premier , il n'y avoit que l'exploration du pouls qui en pût donner connoissance : alors, il étoit fort & accéleré. L'inertie des solides & la dépravation des huméurs faisoient connoître le second ou l'état de la maladie. Le troisieme état se manifestoit par l'affaissement des solides , la putridité décidée des humeurs , &c. Dans le premier dégré , il conseilla de mettre en usage ce que l'Ecole Vétérinaire avoit déja prescrit , c'est-à-dire , les breuvages acidulés & nitreux , les lavemens émolliens , la saignée , & une diete sévere. Dans le temps où la nature faisoit ses efforts pour se débarrasser des humeurs infectées , les jettoit de toutes parts , & formoit des dépôts , qui étoient toujours d'un mauvais caractere & plus ou moins gangreneux , il conseilla de réveiller ses forces & de les soutenir par des stimulans , pas trop âcres ; par des cordiaux , des antigangreneux qu'on ajouteroit aux breuvages. Il auroit souhaité qu'on eût pu placer les émétiques ou les purgatifs , après la diete tempérante & humectante, comme on le fait avantageusement chez les hommes , avant que l'affaissement ne fût venu : mais la structure des esto-

macs des animaux ruminans, qui rend le vomis-
sement impossible, & la difficulté de les purger
promptement, furent des obstacles qui empêche-
rent de remplir cette indication. Il fait remarquer que les animaux qui ont l'estomac formé
comme celui de l'homme, tels que les chiens &
les porcs, attaqués de l'épidémie, furent guéris,
à l'aide des émétiques.

Il fut d'avis d'ouvrir les tumeurs aussi-tôt qu'elles paroissoient, & de faire autant d'ouvertures,
qu'il y en avoit de nouvelles. On attira l'humeur
dans les parties les moins dangereuses, au moyen
des cauteres & des sétons, avant même qu'il y
eût des tumeurs : on fortifioit en même temps
toutes les chairs par des fomentations anti-gan-
greneuses, telles que les décoctions de scordium,
faites avec le vin & aiguisées d'un peu de sel,
ou marin ou ammoniac. On pansa les plaies
avec du suppuratif, dont on enveloppoit un morceau de plante, plus ou moins âcre, selon qu'il
étoit nécessaire d'attirer l'écoulement de l'humeur ou de la favoriser. On employa pour cet
usage l'herbe aux gueux, l'hellebore noir, la
racine d'iris, &c. Lorsque la plaie étoit belle,
on la pansoit avec une mêche garnie de suppuratif ou de térébenthine. M. Nicolau assure que

 cette méthode, aisée & facile à pratiquer par les personnes les moins intelligentes, sauva beaucoup de bétail. Il finit par dire que les bestiaux n'avoient jamais paru en meilleur état que cette année, & que l'épidémie sembloit attaquer les plus beaux & les plus gras. Ce qu'on remarque dans presque toutes les Epizooties.

L'Ecole Vétérinaire de Paris ayant été consultée, au commencement de celle-ci, sur un exposé bien moins étendu & bien moins circonstancié que celui de M. Nicolau, envisagea la maladie dans son principe, comme une forte & violente inflammation, & dans ses progrès, comme une putréfaction générale des humeurs. On prescrivit alors ce qui avoit été pratiqué avec le plus grand succès contre les maladies qui avoient désolé l'Auvergne, une partie de la Généralité de Moulins, du Limousin, &c. & qu'on a déja rapporté ci-dessus (p. 370.) Quelque prompte que parût cette dégénération d'un état inflammatoire en celui de putridité, on recommanda expressément d'observer deux temps ou deux périodes de la maladie, dont le premier ne différoit vraisemblablement de l'autre, qu'en ce qu'on ne devoit pas remarquer, au commencement, l'affaissement & la foiblesse, qui en étoient les sui-

tés. On pensa que le premier exigeoit la saignée, les acidules, les nitreux ; & le second,
des remédes antiputrides & stimulans, &c. (*voy.*
la page 372.) Mais le Mémoire de M. Nicolau
exigeant une consultation plus raisonnée, & sug-
gérant d'autres vues, on donna de nouveaux
avis.

La nouvelle consultation envisagea la cause
prochaine de la maladie, à peu près comme M.
Nicolau, & la fit consister dans une perversion
totale des humeurs, ainsi que dans le relâchement, la stupeur & l'inertie des solides : ajoutant
que le changement arrivé aux solides pouvoit être
primitivement l'effet du vice du climat, & que
cet effet pouvoit avoir été augmenté par la dépravation des fluides. On regarda le fonds du
tempérament comme essentiellement affecté, &
toute l'économie animale altérée dans son principe. On développe dans cette consultation tous
les symptômes de la maladie, & on la caractérise
de *fièvre putride & gangreneuse*. On considéra
les tumeurs comme des dépôts critiques très-
salutaires, sur-tout lorsque les fluides conservoient encore assez de force pour les former com-
plets aux lieux où l'engorgement avoit commencé.

On pensa que la perversion totale des fluides,

(qu'on avoit supposé) consistoit plutôt dans la désunion & la dissolution des parties, que dans leur coagulation, &c. Ce qui étoit directement opposé au sentiment de M. Nicolau, mais prouvé par l'ouverture des cadavres, qui démontroit l'état des humeurs.

D'après ces principes, on ne vit qu'un plan de traitement pour triompher du fléau. Les remédes capables de rappeller les solides à leur ton primitif, de fournir au sang des parties balsamiques, propres à lui donner de la consistance, à empêcher la désunion de ses principes, furent jugés les ressources principales. On conseilla de conduire les tumeurs critiques à une heureuse terminaison, & d'achever la cure par des évacuans. On regarda tous les animaux de cette contrée, même ceux qui paroissoient les plus sains, comme portant en eux le germe du mal : en conséquence, on proposa de les soumettre à un traitement préservatif.

On conseilla de brûler des plantes aromatiques, sur-tout le génevrier, pour purifier l'air; de corriger le vice des eaux par toute sorte de moyens ; de brûler du soufre, de la poudre à canon, pour obtenir le premier effet ; d'avoir la plus grande attention à la propreté des lieux qui servoient d'habitation à ces animaux , & de les parfumer avec des plantes aromatiques , &c : de séparer les sains des malades ; d'enterrer les morts dans des fosses très-profondes & de les couvrir de chaux * ; d'avoir des fourrages de quelque autre contrée , si c'étoit possible ; de n'abreuver les bestiaux que d'une eau courante ; & dans le cas où cela fût impraticable , de corriger celle qu'ils buvoient avec du vinaigre , jusqu'à une agréable acidité , ou du moins, en y plongeant un fer rougi au feu , & en l'y éteignant plusieurs fois ; de la faire bouillir ou de la blanchir , & de bouchonner les animaux plusieurs fois dans le jour avec des bouchons de paille.

An. de J. C.

---

* On doit observer au sujet de la chaux , qu'elle ne remplit pas les vues qu'on se propose , dans ce cas , qui sont d'empêcher les exhalaisons putrides qui peuvent s'élever des cadavres. La chaux , au contraire , est un moyen d'accélérer ce développement , en s'unissant avec l'acide animal & les autres qui peuvent se trouver dans les cadavres : l'alkali volatil devient alors plus libre & entraîne également avec lui les parties huileuses du corps en putréfaction , ce qui forme la fétidité des vapeurs. D'ailleurs , quand il n'y auroit pas même d'union de la chaux, qui agit comme alkali fixe , avec aucun acide , l'alkali volatil , par ce mélange , en devient plus libre , & l'exhalaison plus prompte & plus fétide.

Les médicamens préservatifs, d'après l'idée qu'on s'étoit formée de la maladie, furent les baies de génievre, macerées dans du vinaigre de vin. On prend deux poignées de ces baies qu'on fait infuser vingt-quatre heures dans une pinte de vinaigre, dont on fait quatre prises pour deux jours, matin & soir. On répéte ce reméde de huit en huit jours. Voilà pour les bêtes saines.

A l'égard des animaux dans lesquels on appercevroit les moindres signes d'abattement, on conseille de leur donner, soir & matin, pendant huit jours, avec la corne, un breuvage fait avec le quinquina en poudre, & la limaille de fer, de chaque deux gros ; un gros de sel ammoniac dans un demi-septier de vin, ou une décoction de baies de génievre dans l'eau.

La saignée parut plutôt contre-indiquée qu'indiquée ; la ressource des émétiques interdite pour les animaux ruminans & le cheval. On récommanda de priver les malades de tout aliment solide ; de faire dissoudre dans leur boisson l'eau blanche ordinaire & de l'alun de roche, de maniere qu'ils en puissent prendre la valeur de demie-once par jour ; & de leur donner, le plutôt possible, une dissolution de gomme ammoniac & d'assa fœtida, à la dose de demie-once de chaque ;

dans une chopine de vinaigre. Dans le cas où le An de J. C.
mal seroit plus grave, on conseilla l'esprit volatil
de sel ammoniac, à la dose d'une demi‑cuille‑
rée à bouche dans un demi‑septier de vin ou
d'infusion de genièvre, & cela trois fois le jour.
En cas de sueur, on dit de la soutenir avec une
once de thériaque ou d'orviétan dans les mêmes
véhicules, ayant soin de couvrir l'animal, d'a‑
battre ensuite la matiere de la sueur avec un
couteau, & enfin de le bouchonner avec force.

Au moindre signe de tumeurs critiques, on
recommanda de ne rien négliger pour attirer l'hu‑
meur au dehors; de tâcher de fondre & de faire
suppurer celles qui seroient dures avec des épis‑
pastiques & des vésicatoires, faits avec les mouches
cantharides, & l'euphorbe, sur du vieux levain,
qu'on laisse douze heures sur la partie, & que
l'on réitere, s'il le faut, jusqu'à ce qu'elle vienne
à suppuration; au premier signe de fluctuation ou
de mollesse, de faire une ouverture avec le cau‑
tere actuel. Le cautere cutellaire fut jugé pré‑
férable au bouton de feu. On doit l'appliquer
rouge sur la tumeur, d'une extrêmité à l'autre,
& jusqu'au foyer de la matiere. On panse avec
l'onguent ægyptiac, & le suppuratif, mêlés à par‑
ties égales, & à chaque pansement on ordonne

 de faire des lotions avec de l'eau salée, mêlée à l'eau-de-vie. Lorsque la suppuration s'établit, que le pus est louable, on panse la playe avec le digestif ordinaire, fait avec la térebenthine, les jaunes-d'œufs, l'huile d'hypericum & l'eau-de-vie. Enfin après la suppuration, on doit employer nécessairement & réitérer même les purgatifs; ce qui est indispensable pour terminer heureusement la cure. On indiqua les mêmes purgatifs, donnés dans l'épidémie de Mezieux, & par intervalles des lavemens simples, exceptés dans le temps des sueurs.

Tels sont les secours qui furent indiquées par l'École Vétérinaire pour cette fatale épidémie. On peut voir le détail curieux & intéressant de tout ce qui y a rapport dans les notes savantes, ajoutées au Mémoire de M. Barberet sur les maladies épizootiques, couronné en 1765 par la Société Royale d'Agriculture (a).

 Les années 1763 & 1764 furent funestes aux chiens, aux pigeons &c. à toute la volaille : leur

______

(a) V. Mémoire sur les Maladies épidémiq. des bestiaux, &c. par M. Barberet. A Paris, 1765, chez la Veuve d'Houry.

mortalité fut affez générale en Europe. L'Espagne
furtout perdit une quantité prodigieufe de poules.
Par l'ouverture qu'on fit du corps de ces oifeaux,
on jugea que leur mort étoit principalement cau-
fée par des amas de férofités répandues & extra-
vafées dans différentes cavités. Les chiens éprouverent auffi plufieurs maladies graves, une péripneumonie, des fièvres malignes : les pigeons
une mortalité contre laquelle on trouva un fecours
efficace. Mais on quitte ici la volaille, & tous
les autres animaux moins intéreffans que le
bétail, pour revenir à leurs maladies, dans des
articles particuliers.

Pendant le cours de l'année 1764, on obferva
à Nordhonfen & fes environs, dans le Holftein,
une maladie contagieufe, qui attaqua les bêtes
à cornes, les chevaux, les moutons, les cochons,
&c. On voyoit fortir une matiere putride & purulente de deffous leurs ongles : le grouin des cochons & la furface de leur corps fe peloient en
même temps ; aucun de ces animaux n'en mourut.

Cette defcription imparfaite, qu'on trouve dans
les papiers publics, ne mérite pas qu'on s'y arrête;
elle ne doit fervir qu'à indiquer les lieux où elle
regnoit. La même maladie fut obfervée dans le

 même temps, dans le cercle d'Iglaw en Moravie, & elle se trouve décrite avec beaucoup d'exactitude dans un écrit de Michel Sagard Médecin (*a*). Elle attaqua généralement tous les bestiaux. C'étoit une maladie très-contagieuse, qui se communiquoit même aux hommes. Elle a quelque rapport avec celle de 1695 , observée dans la Hesse. Mais le symptôme le plus essentiel de celle-ci étoit des aphtes. Elle s'annonçoit d'abord par la tristesse, & la chaleur du corps : les yeux étoient plus ou moins rouges : l'intérieur de la bouche offroit une couleur d'un rouge plus vif que dans l'état naturel : l'haleine étoit échauffée : le desir des alimens & de la boisson diminuoit souvent jusqu'à tout refuser : l'urine étoit au commencement colorée : l'excrétion des matieres fécales ne présentoit rien de particulier. Tous ces symptômes croissoient insensiblement. Le second, le troisieme, ou le quatrieme jour, il survenoit des pustules dans la bouche , le gosier & le nez qui rendoient la déglutition si difficile, que les malades pouvoient à peine avaler les substances liquides , ce qui les réduisoit à une

____

(*a*) V. Mich. Sagard Medic. libellus de aphtis pecorinis. *Viennæ*, 1765 , in-12.

maigreur extrême. Les aphtes étoient si multipliées, que souvent elles occupoient toute la face interne de la bouche & du gosier. Leur figure approchoit de celle d'une demi-sphere, quelquefois d'un
poligone : leur grandeur varioit ; les unes étoient
grandes comme un grain de froment, les autres
comme un grain de millet & d'autres comme un
pois. Elles contenoient une humeur ordinairement
transparente, rarement opaque ou rougeâtre &
jamais livide ou noirâtre. Le septieme jour de la
maladie, les aphtes tomboient en croûte ; mais
lorsque la maladie étoit dangereuse, les croûtes
tomboient ou plutôt ou plus tard. Il faut observer que le jour même où les aphtes commençoient à se dissiper, il se formoit des tumeurs
plus ou moins grandes sur la partie postérieure
de l'un ou l'autre ongle. Dès que la suppuration
y étoit bien établie, on les ouvroit avec une lancette, le malade boitoit jusqu'à ce que l'ulcere
fut détergé : lorsque l'ulcere étoit négligé, les
vers ne tardoient pas à s'y loger & prolongeoient
la guérison. Le même jour que les tumeurs critiques du pied arrivoient, les symptômes dimi-
nuoient considérablement & sensiblement ; la fiévre
disparoissoit, l'appétit revenoit peu à peu, & les
forces musculaires prenoient de jour en jour de

An de J. C.

 l'accroissement. Aussi-tôt qu'on approchoit du feu le lait des vaches malades, il se séparoit en beurre & en fromage ; il n'avoit point sa douceur & sa consistance naturelles , & il produisoit des aphtes aux animaux qui s'en nourrissoient, sans en excepter l'homme. Les bœufs furent les premiers attaqués ; mais parmi les bœufs vigoureux & les taureaux , à peine en mourut-il deux ; quelques-uns perdirent leurs ongles. Les brebis furent plus affligées que les bœufs , presque toutes perdirent leurs ongles , & elles ne cesserent de boitter que lorsqu'ils furent entierement régénérés : du reste il en périt très-peu. Les chevres éprouverent la même maladie , sans rien offrir de particulier. Les porcs furent de tous les animaux les plus malades ; il en mourut plusieurs. Il est vraisemblable que l'excès d'embonpoint en fut la cause. La plûpart de ceux qui en réchapperent perdirent leurs ongles & attendirent en boittant la régénération & la consolidation des nouveaux. Les hommes, qui furent attaqués de cette maladie , éprouverent une difficulté , & quelquefois une impossibilité d'avaler , une chaleur & une ardeur considérable dans la gorge. Le miel rosat en gargarisme , & l'électuaire lénitif avec la rhubarbe , dissiperent ces accidens & garantirent les

pieds

pieds de tout ulcere. Sagard attribue la caufe de
cette épizootie à une éclipfe de foleil, à la rouille
qui, en 1763, altéra les plantes & à l'intempérie de l'air.

Plufieurs Maréchaux n'adminiftrerent aucun
reméde, parce qu'ils avoient obfervé que la maladie n'étoit pas mortelle. Certains Laboureurs
inquiets de voir leurs beftiaux malades, fuivirent
les confeils des bonnes femmes. Les uns donnerent de la thériaque délayée dans du vinaigre,
les autres du vitriol de mars en folution dans
l'eau ; ceux-ci des remédes échauffans, tels que
l'*affa fœtida*, le caftoreum &c. ceux-là de l'alun.
Les médicamens échauffans & aftringens ne fervirent qu'à accroître les aphtes. Le reméde qui réuffit
le mieux fut le miel mêlé avec un peu de nitre.
La décoction de raves avec un peu de fel fut encore d'un grand fecours. Les taureaux & les bœufs
fanguins reffentirent de bons effets de la faignée.
Pour les ulceres du pied, l'effence de térébenthine les détergea avec affez de promptitude, elle
fit mourir les vers qui s'y étoient logés. Lorfque
la corne s'étoit féparée, elle fe régénéroit au bout
de quatorze à vingt jours & prenoit fon ancienne
dureté.

Cette maladie ne fut ni affez meurtriere ni affez

An de J. C. confidérable pour faire une grande fenfation en Europe : elle ne fut remarquable que par la fingularité de fes accidens, qui n'avoient point été encore obfervés, tels qu'ils font décrits par Sagard.

1766.   Depuis quelques années on étoit tranquille en Europe, & les animaux paroiffoient à l'abri des grands maux épizootiques, lorfqu'on apprit qu'il regnoit dans la Hollande aux environs de Harlem une maladie contagieufe des plus meurtrieres.

M. Cothenius (a) a prétendu en 1768 dans les Mémoires de l'Académie de Berlin, que la contagion de 1711 n'étoit point encore entierement éteinte en Europe, qu'elle n'avoit jamais ceffé d'exercer fes ravages, foit dans une partie du monde, foit dans l'autre, & qu'on doit regarder le bœuf emmené de Hongrie en 1711, comme l'auteur d'une infinité de maux de ce genre qu'on a effuyés depuis en Europe. Nous n'entreprendrons pas de difcuter ici fi le fentiment de Cothenius eft fondé ou non. Cela eft poffible à la vérité : mais les mêmes caufes qui ont produit la maladie en 1711, dans la Hongrie, peuvent avoir également agi dans d'autres temps. D'ail-

(a) V. Mémoire de l'Académie Royale de Berlin, ann. 1768.

leurs, les faits paroiffent contraires à cette affer- An de J. C.
tion. Le fil de continuité, néceffaire pour l'établir, paroit interrompu, ou du moins les obfervations néceffaires manquent pour la confirmer.
La maladie de 1711 a eu des intervalles confidérables en Europe. Il peut fe faire néanmoins que
les germes n'en aient jamais été radicalement détruits, furtout en Hollande & en Angleterre où
la maladie de 1745, qui eft la même que celle
de 1711, regnoit encore en 1757. Quoi qu'il en
foit, en 1766, M. de Heshuifen, Confeiller &
Echevin de la ville de Harlem, fit un rapport
de celle qu'on obfervoit alors aux environs de
cette ville, dont les fymptômes s'accordoient tous
avec ceux qu'avoit obfervé M. Leclerc en 1745
en Hollande (a).

Le Collége de Konigsberg donna, dans le même
temps, un détail de ceux qui accompagnoient la
maladie qui fut obfervée en Pruffe & dans la
petite Ruffie fur les bêtes à cornes.

Les fignes les plus ordinaires étoient le lar-
moyement, un écoulement de morve prefque
continuel; un friffon & un tremblement général

(a) V. Effai fur les maladies contagieufes du Bétail,
par M. le Clerc.

pendant lequel les oreilles étoient froides : l'animal portoit la tête baſſe, les oreilles étoient pendantes & froides, il marchoit avec peine ; il ſe plaignoit & ſoupiroit. Les uns buvoient avec avidité, les autres difficilement. La plûpart avoient des grincemens de dents, la reſpiration difficile, une conſtipation opiniâtre ou le cours de ventre. Les vaches perdoient leur lait peu après.

En 1768, la même maladie déſoloit encore le Brandebourg & les Pays voiſins. L'illuſtre Cothenius, Médecin du Roi de Pruſſe, propoſa alors à l'Académie des Sciences de Berlin, le projet d'un établiſſement d'une École Vétérinaire, d'après l'idée que lui en avoit fourni le Roi lui-même.

Cet Auteur, après avoir expoſé tout l'avantage qu'on pourroit retirer d'un ſemblable établiſſement, & les moyens de perfectionner l'Art Vétérinaire, entre enſuite dans le détail des cauſes qui avoient rendu les ſecours employés juſqu'alors contre la maladie, ou inefficaces ou infructueux, & fait connoître pluſieurs voies de communication auxquelles on ne prenoit pas garde en Pruſſe. » Ici, dit-il, on doit beaucoup impu- » ter à la témérité des hommes, qui ont por- » té imprudemment la contagion de tous côtés,

>> par des moyens innombrables , dans leurs ha-
>> bits , avec le fourrage , les uftenfiles , &c. ce qui
>> a perpétué le mal.

Quant à ce qui concerne la connoiſſance des
maladies ou celle de leurs cauſes , il s'éleve avec
raiſon contre cet abus ou plutôt cette fureur qu'on
a en général , de vouloir tout expliquer , de rendre
raiſon de tous les phénomenes que préſente une
maladie ; de former des concluſions , de tirer des
conſéquences avant d'avoir poſé des principes certains ; ajoutant que ceux à qui on devroit défendre d'en former , font ordinairement les plus
prompts à en faire de précipitées , préſumant trop
de leur ſçavoir , & n'étant pas encore aſſez inf-
truits de tout ce qui peut concourir à former
une cauſe de maladie , pour être en droit de la
déterminer. Il fait voir combien il faut être réſer-
vé dans ce cas ; combien il eſt eſſentiel d'avoir
auparavant examiné, peſé , comparé , refléchi toutes les circonſtances qui peuvent lui donner lieu, &
finit par dire qu'il n'y a qu'un Phyſicien éclairé
& fans préjugés qui ſoit en état de faire quelque
bonne obſervation ſur ce point. En effet , n'eſt-on
pas inondé tous les jours d'une foule d'écrits ſur
cette matiere , où à peine on peut trouver un ſeul
fait bien conſtaté , capable d'éclairer , de diſſiper

An. de J. C. les doutes qu'on a toujours sur les causes de ces maladies ; & dans lesquels néanmoins on explique tout ? Il n'y a pas jusqu'au plus petit Eleve en Chirurgie, qui ne veuille rendre raison de tous les phénomenes d'une maladie, l'expliquer à sa maniere, en développer toutes les causes avec le même ton d'assurance, la même conviction qu'il auroit s'il avoit reçu la clé de la nature, ou si cette bonne mere lui avoit confié son secret : sans sçavoir que, pour parvenir à la science des causes, il faudroit commencer d'abord par celle des faits, & qu'au lieu de répéter sans cesse tout ce que les autres ont dit, il faudroit s'assurer une fois si ce qu'ils ont dit est vrai ? Que ne dit-on, par exemple, au sujet de l'air, qu'on voit toujours rempli de miasmes, d'atomes pestilentiels, formant une atmosphere pestiférée, dans laquelle tout ce qui vit, tout ce qui respire est sans cesse plongé impunément ; sans fournir jamais un seul exemple qui prouve qu'une maladie contagieuse s'est communiquée une fois par cette voye ; & sans faire la distinction des maux particuliers produits, par les vapeurs méphitiques & celles qui sont l'effet des causes générales qui les produisent ou des contagions qui les répandent ? Il faut lire dans le Mémoire de Cothenius les autres abus qui s'op-

poſent aux progrès de la connoiſſance des cauſes,
à la perfection de l'Art Vétérinaire, & tout le
temps qu'on perd à ſyſtématiſer.

En 1769 une maladie épizootique d'un autre
genre, mais dont on a déja vu pluſieurs exemples,
ſe déclara en France, dans le Hainaut & la
Champagne; ſur les chevaux & ſur les bêtes à
cornes; la premiere fois à *Aveſnes*, parmi les
chevaux des Dragons d'Autichamp & de la
Rochefoucault, enſuite parmi les bêtes à cornes
de pluſieurs Paroiſſes de l'Election de Joinville,
Généralité de Champagne. Cette maladie eſt
connue en Franche-Comté ſous le nom bizar-
re de *Murie*, qui ſert au peuple de cette Province à exprimer la plûpart des maladies peſtilentielles des beſtiaux, accompagnées de toux,
mais plus particulierement celle-ci.

La toux, une fiévre ſenſible, & l'oppreſſion
ſont les premiers ſymptômes qui ſe préſentent:
ils augmentent à meſure que le mal fait des progrès. Le dégoût ſurvient; la rumination ceſſe
dans les animaux ruminans; l'haleine a une odeur
déſagréable, (ce qui annonce preſque toujours
dans tous une ſuppuration d'un mauvais caractere
dans la poitrine ou dans l'arriere-bouche.) La

 bouche, la langue, les orifices des nazeaux font presque toujours dans un état de sécherefse, surtout au commencement de la maladie ; quelquefois il se fait un écoulement par les nazeaux, de matieres plus ou moins épaifses & plus ou moins blanchâtres.

L'abattement, la foiblefse, une grande difficulté de respirer, une toux continuelle, la rougeur des yeux, la sécherefse de la langue, le râlement, la puanteur de l'haleine, font des symptômes mortels, comme l'abfence de ces mêmes symptômes, donne lieu d'espérer la guérifon, surtout si l'animal respire avec facilité.

L'ouverture des cadavres fait obferver, dans les poumons, de l'engorgement, de la lividité, comme des échimofes, des puftules ulcéreufes, des taches gangréneufes, qui en couvrent la surface ; des croûtes comme gélatineufes de diverfes couleurs, qui y tiennent légérement. On y remarque des abcès, des infiltrations purulentes, qui ont délabré l'intérieur des lobes ; & quelquefois une feule portion ; leur adhérence à la plevre, qui quelquefois paroît plus épaifse, enflammée, suppurée, ou gangrenée ; des épanchemens confidérables d'une eau roufsâtre, putride, écumeufe, & afsez souvent, de fanie, de pus &c.

On croit que les variétés de l'atmosphere, les
pluies froides & abondantes auxquelles les animaux
se trouvent souvent exposés, le passage subit d'une
étable chaude à un air froid, ou à ces mêmes
pluyes, &c. sont les causes les plus ordinaires de
cette maladie.

Tout annonce une *fièvre aiguë*, *inflammatoire*,
d'un très-mauvais caractere, c'est-à-dire, une
pleurésie ou une fausse péripneumonie maligne
qui demande les secours les plus prompts. Il est
de la plus grande importance de saigner à la jugulaire, les animaux, du premier moment qu'ils
en sont atteints, & même de leur tirer une assez
grande quantité de sang ; de répéter la saignée,
le second & le troisieme jour, s'il en est besoin ;
on en connoit la nécessité à l'inspection d'un sang
coëneux, qui forme un coagulum très-fort ; car
celui qui ne se coagule point, qui demeure au
contraire, delié & fluide, après la saignée, indique l'inutilité d'une pareille opération.

Les lavemens émolliens & rafraîchissans, donnés & réitérés deux & même trois fois, dans
la journée, pendant cinq ou six jours, & tels
qu'on les a indiqués dans l'Epizootie de Mézieux,
produisent de bons effets.

On ne donne aux malades pour tout aliment folide que la farine de froment, mêlée avec du miel, dont on forme des pilules nutritives qu'on leur adminiftre de temps en temps. Ces pilules font, dit-on, préférables à toute forte de fourrages, qu'on pourroit leur donner.

La boiffon ordinaire eft l'eau blanche; lorfque la toux eft violente, on y ajoute une infufion béchique, faite avec deux poignées de fleurs de coquelicot & de violettes, qu'on verfe fur fix livres d'eau d'orge bouillante, qu'on laiffe infufer pendant une heure, & après l'avoir paffée, on ajoute à la colature trois onces de miel commun. On mêle cela avec la boiffon, qui doit être donnée toujours tiéde. Au défaut de ce mèlange, l'eau blanche doit être miellée.

Des billots placés, une ou deux fois par jour, dans la bouche de l'animal, produifent de très-bons effets : on les garnit avec des remédes pectoraux : on prend, par exemple, fix figues graffes, cinq onces de miel commun & rofat ; on pile les figues, on mêle & on triture avec le miel : ou bien on prend quatre onces de fyrop violat, fix jaunes d'œufs, cinq onces d'eau rofe diftillée, qu'on mêle enfemble pour garnir un billot,

On leur fait respirer de temps en temps la
vapeur de l'eau chaude. Lorsque la toux est trop
forte, trop répétée, on leur donne, outre les
remédes ci-dessus, un bol fait avec trois gros
de blanc de baleine & de poudre de réglisse,
une dragme de pilules de cynoglosse, qu'on mêle
avec suffisante quantité de conserve d'althæa pour
un bol béchique anodin.

Lorsque la fiévre, l'oppression & les autres
symptômes diminuent, on donne, tous les matins
à jeun, un bol composé d'agaric en poudre, de
fleurs de soufre, d'iris de Florence, pulvérisés,
deux gros de chaque, qu'on mêle avec suffisante
quantité de miel commun.

Mais si l'affaissement, la putridité, (suites ordinaires des fortes inflammations) sont à craindre, on leur donne un bol, fait avec six dragmes de fleurs de soufre, deux dragmes de blanc
de baleine, une dragme & demie de poudre de
cloportes, & autant de gomme ammoniac; un
gros de myrrhe, le tout incorporé avec suffisante
quantité de miel blanc, pour donner en deux fois.
On peut même employer, dans ce cas, un bol fait
avec trois gros de quinquina, un gros de camphre
qu'on incorpore dans suffisante quantité d'oxi-

 miel (*a*) ; qu'on donne le matin à jeûn , en faisant
boire par-dessus une corne ou deux d'une décoction de baies de genièvre ou d'enula campana : &
dans le cas où l'animal jette par les naseaux, on lui
donne un breuvage fait avec les feuilles de per-
venche , de pied-de-lion , de véronique , de
lierre terrestre , de chaque une poignée, qu'on
fait bouillir dans l'eau commune, jusqu'à diminution d'un tiers : on ajoute à la colature quatre
onces de miel rosat, & on donne en deux fois. Alors
on ne donne le bol fait avec la fleur de soufre ,
qu'une fois le jour , c'est-à-dire , le soir. Ce dernier breuvage est sur-tout d'une nécessité abso-
lue , dans le cas d'une péripneumonie maligne ,
telle que l'est souvent celle qui se répand sur les
bestiaux. On en termine la cure par un ou deux
lavemens purgatifs , faits avec trois onces de senné
infusé dans une décoction émolliente pendant une
heure : on délaie dans la colature trois onces de
catholicum double, pour un lavement.

Mais on ne doit avoir recours à ce remede ,

______

(*a*) Cette espece d'oximel se prépare , en faisant bouillir du miel dans une suffisante quantité de vinaigre ,
jusqu'à ce qu'il ait repris sa consistance ordinaire.

que lorsque les principaux symptômes sont dissipés, & que dans les animaux ruminans, la rumination revient & annonce le rétablissement des fonctions de l'estomac. D'ailleurs, on doit éviter une métastase du côté des intestins, qui, comme chez l'homme en pareille circonstance, est toujours dangereuse ; ce qu'Hippocrate a fort bien fait entendre par cet aphorisme : *Pleuritidi aut peripneumoniæ diarrhea succedens, malum* (a).

Cette maladie, annuelle & familiere dans nos climats, souvent même épizootique, n'est point réputée contagieuse : la prudence veut néanmoins qu'on agisse, comme si elle l'étoit. On renouvelle l'air des étables & des écuries ; on purifie ces demeures avec du vinaigre qu'on y fait bouillir ou brûler. On évite les passages subits du chaud au froid ; on tient les malades dans une température d'air toujours à peu près égale, & on leur donne leurs breuvages tiédes.

Quant aux secours préservatifs, ils consistent à remédier à la cause générale de la maladie, qui peut encore exister dans les alimens solides ou liquides, dans l'air environnant, &c. pour

___

(a) Hippocrat. aphoris. §. vj. aphor. 16.

garantir les animaux fains : on les tient bien couverts, on les met à l'eau blanche, on leur donne quelques lavemens, &c.

Cette méthode, tracée par une main habile (*a*), a été pratiquée avec un fuccès étonnant, dans l'Epizootie qui défola les bêtes à cornes aux mois de Mars & d'Avril 1769, dans plufieurs Paroiffes de l'Election de Joinville, Généralité de Champagne, puifqu'il eft conftant, par des certificats authentiques, que le fieur Beauvais, Eleve de l'Ecole Royale Vétérinaire de Paris, qui y fut envoyé, en guérît cent quarante, fur cent foixante malades, & en préferva trois cent trente-neuf *;

(*a*) V. les Notes de M. Bourgelat, ajoutées au Mémoire de M. Barberet.

* On fera remarquer ici, qu'il n'y a rien de mieux que d'encourager les Eleves de l'Ecole Vétérinaire par toute forte d'éloges & de récompenfes : mais, on doit redouter tout ce qui eft outré. On peut donner au nombre des animaux préfervés une extenfion arbitraire & fans bornes. Avant de dire que tel nombre a été préfervé, il faudroit commencer par établir qu'ayant été expofé vifiblement aux attaques de la maladie, il en a été mis à couvert par des préfervatifs, qui en ont détourné l'effet ; finon, tous les animaux des environs, tant ceux qu'on a cherché à préferver, que ceux qui n'ont été fou-

tandis qu'avant son arrivée, il en étoit mort quarante-un, dans la seule Paroisse d'Echenaie. Il en
eut, à cet endroit, quarante-un à traiter, il en
sauva quarante. On ne peut se refuser à des preuves si convaincantes de la supériorité de cette
méthode sur toutes les autres.

---

mis à aucun soin particulier, & qui ont échappé au
fléau, peuvent être réputés préservés. Il n'y a qu'une opération semblable à l'inoculation, qui soit capable de
constater que tel animal qui n'a pas essuyé la maladie,
a été préservé plutôt qu'un autre qui a été dans le même
cas. Tous les certificats qu'on produit, alors, prouvent
qu'on a arrêté les progrès de la maladie, & cela fait toujours l'éloge de celui qui a donné des conseils ; mais ne
prouvent pas que tous les animaux d'un canton ont été
préservés. Nous avons ajouté cette Note, non pour diminuer le mérite ni affoiblir l'éloge que méritent ceux qui
travaillent si bien pour le bien public, mais pour éviter,
s'il se peut, cet étalage pompeux & vain de certificats
qui ne prouvent rien, & qui tendent à exclure toute autre
manière de préserver ces animaux. Quand, par des précautions sages, on met à l'abri de la contagion un troupeau environné de malades, on peut dire alors qu'il a été
préservé : & dans ce cas, on ne doit attribuer l'avantage
qu'on a obtenu, qu'au soin qu'on a pris de remédier à la
cause & d'empêcher toute espece de communication entre
les sains ou les malades : mais si, malgré la fréquentation,

On ne doit pas cependant négliger l'avis de Columelle, qui conseille les sétons dans des maladies semblables, sur-tout, si elles se terminent par une suppuration lente, & jettent l'animal dans un état de langueur ou de marasme.

---

la cohabitation, il y a eu un certain nombre d'animaux, préparés de telle maniere, qui a été mis à l'abri de la maladie ; alors, cet avantage doit certainement être attribué à la méthode employée : mais ce cas est si rare, qu'il n'existe peut-être pas.

Fin de la premiere Partie.

PRINCIPALES FAUTES A CORRIGER.

Page xv, ligne 6, dans la Province du Devonshire ; *lisez* dans le Devonshire.

Pag. 141, lig. 6, Barz ; *lis.* Bates.